Les Brutes en blanc

La maltraitance médicale en France

DU MÊME AUTEUR

Romans

La Vacation, P.O.L, 1989.
La Maladie de Sachs, P.O.L, 1998.
Touche pas à mes deux seins, coll. « Le Poulpe », Baleine, 2001.
Le Mystère Marcœur, L'Amourier éditions, 2001.
Mort in vitro, Fleuve noir et Mutualité française, 2003.
Les Trois Médecins, P.O.L, 2004.
Camisoles, Fleuve Noir, 2006.
Le Numéro 7, coll. « Néo », Le Cherche Midi, 2007.
Un pour deux (*La Trilogie Twain* : Vol. 1), Calmann-Lévy, 2008.
L'un ou l'autre (*La Trilogie Twain* : Vol. 2), Calmann-Lévy, 2009.
Deux pour tous (*La Trilogie Twain* : vol. 3), Calmann-Lévy, 2009.
Le Chœur des femmes, P.O.L, 2009.
Les Invisibles, Fleuve Noir, 2011.
En souvenir d'André, P.O.L, 2012.
Abraham et fils, P.O.L, 2016.

Essais et chroniques

En soignant, en écrivant, 2000, éd. Indigène ; rééd. J'ai lu, 2001.
C'est grave, docteur ? Ce que disent les patients, ce qu'entendent les médecins, La Martinière, 2002.
Le Corps en suspens, sur des photographies de Henri Zerdoun, Zulma, 2002.
Odyssée, une chronique radiophonique, Le Cherche-Midi, 2003.
Contraceptions, mode d'emploi, Au Diable Vauvert, 2003 ; J'ai Lu, 2007.

Suite en fin d'ouvrage

GACHET Mayse

Martin Winckler

Les Brutes en blanc

La maltraitance médicale en France

Flammarion

Ouvrage publié sous la direction de Muriel Hees.

ISBN : 978-2-0813-9033-1

« Celui qui ne connaît pas la vérité
n'est qu'un imbécile. Mais celui
qui connaît la vérité et la qualifie
de mensonge est un criminel. »

Bertolt Brecht, *La Vie de Galilée.*

Avertissement

Je n'ai de leçons à donner à personne. En revanche, j'ai des expériences et des réflexions à partager, des opinions et des valeurs à défendre. À commencer par la vision que j'ai de mon métier et des obligations qui en découlent.

Depuis mes études de médecine, en 1973, j'ai assisté à bon nombre de méfaits commis par des médecins. Très naturellement, j'en parle dans mes livres. Régulièrement, j'entends des praticiens offusqués me reprocher de n'être « que » généraliste ou (depuis 2009) de « ne plus pratiquer la médecine ». Les deux reproches sont équivalents. Ils signifient : « De quel droit nous critiquez-vous, alors que vous n'êtes pas (ou plus) des nôtres ? Vous ne savez pas en quoi consiste notre travail ! Vous n'avez pas le droit de nous juger ! Vous n'êtes pas (plus) un *vrai* médecin. » En suggérant que mon professionnalisme serait *insuffisant* pour que mes critiques soient crédibles, ils pensent me disqualifier. Et cela me fait sourire.

Car, quand on y réfléchit : pourquoi serait-il indispensable d'être médecin pour pointer du doigt les failles de la profession ? Faut-il être député, policier, avocat ou militaire pour énoncer un jugement à l'égard des corps concernés ? Non, bien entendu. Dans un pays qui se dit démocratique, lorsqu'un groupe est censé servir le public, *tout citoyen* est en droit de le critiquer. A fortiori lorsque certains membres de ce groupe sont d'authentiques malfaiteurs.

Je préciserai donc que ce n'est jamais en « confrère » que j'énonce mes reproches, mais en parent, conjoint, ami, fils, frère de patients et patient lui-même – c'est-à-dire en *citoyen*.

Ma légitimité à les blâmer n'est donc pas discutable. (Si certains se considèrent comme inattaquables *parce qu'ils sont médecins,* ils se fourrent le doigt dans l'œil.)

L'autre reproche que l'on m'a souvent adressé était de « trahir la profession » par mon attitude « anti-confraternelle ». Il me semble donc indispensable de rappeler sans ambiguïté quelles valeurs je défends : soigner, ce n'est pas seulement prescrire des médicaments à ceux qui souffrent, c'est aussi les épauler et, le cas échéant, prendre la parole haut et fort à leurs côtés face à celles et ceux qui les maltraitent – qu'il s'agisse de l'État, des institutions, des membres de leur famille ou de certains médecins !

Ma loyauté première va *toujours* aux patients, *car c'est ce que dictent mes obligations professionnelles*. La « trahison », à mon sens, consisterait à les faire passer en second.

Si la confraternité consiste à apporter une aide professionnelle ou un soutien moral, rien n'est plus respectable. Si elle consiste à défendre les intérêts des médecins *contre ceux des patients,* c'est une attitude crapuleuse et indéfendable.

Ce point étant éclairci, passons à l'essentiel.

Préambule

À celles et ceux qui n'ont pas la parole

J'ai toujours pensé que soigner, c'est faire du bien ; que l'on devient médecin pour soigner ; et que, pour cette raison, un médecin a un rôle important à tenir dans la cité.

C'était naïf, mais j'avais de bonnes raisons d'y croire : le premier médecin que j'ai rencontré, mon père, était un homme bon, et un bon médecin.

Son cabinet de consultation était au rez-de-chaussée de la maison. Jusqu'à l'âge de dix-sept ans, il m'est arrivé plus d'une fois de l'accompagner dans sa voiture quand il partait en visite, de prendre les appels ou d'ouvrir la porte aux patients, et j'ai pu observer de près son comportement et les relations qu'il établissait avec eux. Il parlait volontiers de son métier, de ses études, des situations qu'il avait rencontrées, et très tôt, j'ai compris qu'il était guidé par des idées simples : quand les gens souffrent, il faut faire de son mieux pour atténuer leur mal ; le rôle d'un soignant, c'est faire en sorte que la personne qui entre se sente mieux en sortant.

Plus tard, j'ai été aide-soignant dans le service dont il était le responsable, à l'hôpital local de Pithiviers, et j'ai vu qu'on ne soigne pas tout seul, mais en équipe, et qu'une équipe soigne bien quand chacun de ses membres y est respecté.

Plus tard encore, j'ai compris que, pour soigner, *il importe d'abord et avant tout de ne pas nuire.* C'est du simple bon sens : quand quelqu'un se casse une jambe, le premier geste de soin consiste à l'immobiliser afin que les mouvements ne le fassent pas hurler de douleur. Par conséquent, ce qui doit guider le soignant, c'est ce que ressent la personne qui souffre.

Depuis l'adolescence, j'essayais par écrit d'exprimer mes propres tourments. D'expérience, je savais qu'il n'est pas toujours facile de formuler ce qu'on ressent. Et qu'on ne se confie pas à n'importe qui, de crainte de voir ses émotions tournées en dérision ou prises à la légère.

Alors quand, sur le pas de la porte, j'entendais un patient murmurer : « Merci, docteur, ça m'a fait beaucoup de bien de vous parler », je mesurais combien l'écoute *soigne* celui qui en a gros sur le cœur.

J'en ai déduit que, pour soigner sans nuire, il est important avant tout d'avoir le souci de l'autre et de ce qu'il éprouve. Que la confiance du patient naît du respect que le soignant lui témoigne, et non de l'autorité de l'un et de la déférence de l'autre. Et enfin, que celui ou celle qui souffre sait très bien *qui* lui fait du bien. Ce sont ces idées simples qui m'ont donné envie de devenir médecin.

*

En 1983, mon diplôme en poche, je crée un cabinet de médecine générale rural à Joué-l'Abbé, dans la Sarthe. Au bout de quelques mois, je me mets aussi à travailler comme médecin vacataire à l'hôpital du Mans, où j'ai achevé ma formation clinique. Je pratiquerai des interruptions de grossesse au centre d'IVG jusqu'à la fin des années quatre-vingt-dix et j'assurerai des consultations au centre de planification jusqu'en décembre 2008.

Pendant toute ma carrière, je m'occuperai de la santé des femmes.

Dans ces centres discrets, tout comme dans mon cabinet rural, ma formation et mes principes seront mis à rude épreuve : j'apprendrai qu'écouter, *ce n'est pas simplement* « traduire » les plaintes en symptômes répertoriés et que soigner ne se résume pas à « traiter ». Je comprendrai peu à peu que la confiance d'un patient met parfois beaucoup de temps à s'installer. Et surtout, je m'acclimaterai à l'idée, dérangeante pour les médecins formés en France, que soigner, *ce n'est pas décider à la place du patient,* mais l'accompagner et l'épauler dans ses décisions.

Lentement, j'apprends à redéfinir mon rôle : un soignant n'est pas un sauveur de vies, mais quelqu'un qui aide la plupart des patients à vivre le moins mal possible. Son objectif : *faire en sorte qu'on ait besoin de lui le moins possible.*

*

Comme je n'ai pas cessé d'écrire depuis l'adolescence, ma pratique médicale nourrit mon activité d'écriture. Et en particulier mes deux premiers romans : *La Vacation* (1989), qui se déroule dans un centre d'interruption de grossesse ; *La Maladie de Sachs* (1998), chronique de la vie d'un médecin de campagne. Le succès inespéré de ce dernier me donne les moyens de me consacrer à un projet auquel je tiens beaucoup : *Contraceptions mode d'emploi*, le premier livre grand public consacré à la contraception, est publié en 2001 par Le Diable Vauvert. Il sera très bien accueilli, tant par les professionnel.le.s de santé que dans le lectorat le plus large.

En 2002, France Inter me confie une chronique matinale de trois minutes qui s'avère rapidement très suivie – et très controversée. C'est une chronique scientifique, et j'en profite pour aborder certains thèmes qui me tiennent à cœur – le rôle des médecins, l'influence de l'industrie pharmaceutique et, bien sûr, la santé des femmes.

Pendant l'été 2003, après la cessation un peu brutale de la chronique, et avec l'aide inestimable d'un jeune webmestre, Vincent Berville, je me mets à animer un site Internet, *Winckler's Webzine*. Tout naturellement, j'y publie des informations sur la contraception.

Le site, à son tour, reçoit un accueil très chaleureux : les messages pleuvent. Ils viennent de partout en France, de femmes de tous les âges, de milieux aussi divers que possible ; certaines emploient leur ordinateur personnel ou celui de leur bureau, d'autres m'écrivent depuis une bibliothèque municipale, et c'est leur fille de douze ans qui transcrit à l'écran ce qu'elles veulent me demander.

En 2009, alors que je viens de m'installer au Québec, je rédige *Le Chœur des femmes*, un roman qui transpose et synthétise vingt-cinq années d'expérience dans ce que j'appellerai désormais la « santé des femmes ».

C'est au Québec que j'ai choisi d'adopter ce terme plutôt que celui de « gynécologie courante », car les femmes m'ont parlé de beaucoup d'autres choses que de leur appareil reproductif. Pour rédiger l'un des chapitres du roman, je retourne à mes boîtes courriel. Je découvre avec stupéfaction que, depuis l'ouverture de mon site en 2003, j'ai reçu près de dix mille messages.

Bon nombre de ces courriels me posent des questions sur la contraception, me demandent des précisions sur les articles que j'ai postés et en profitent pour me raconter leur expérience. Beaucoup de ces témoignages sont terribles et brossent un tableau assez effrayant des relations de soin en France. Ils décrivent le comportement de praticien.ne.s « spécialisé.e.s » dans la santé des femmes (gynécologues, obstétriciens, généralistes, sages-femmes), mais aussi de professionnels de tous les domaines de la santé, libéraux ou membres du service public. Des paroles, attitudes, gestes et postures le plus souvent à mille lieues de ce qu'on est en droit d'attendre d'eux.

Je n'étais pas vraiment surpris : j'avais fait l'expérience, directe ou indirecte, de la maltraitance médicale française dès mon arrivée en faculté de médecine. Je l'avais observée à chaque étape de ma formation et, pendant toute ma carrière de praticien, j'avais pu constater que nombre de missions étaient ignorées ou bafouées, voire tournées en ridicule, par ceux-là mêmes qui disaient œuvrer « pour le bien des malades ». Et les transgressions que j'avais observées, les courriels les rapportaient depuis toutes les régions de France.

Certes, il y a partout en France de très bons soignants, de très bons services, de très bonnes équipes – mais il y a aussi *beaucoup trop* de professionnels de santé et de comportements maltraitants.

Malheureusement, jusqu'à ces dernières années, les palmarès internationaux désignaient le système de santé français comme l'un des meilleurs du monde. Il était donc impossible de faire entendre la moindre critique sur une profession que « le monde entier nous enviait ».

C'était confondre le gros bout et le petit bout de la lorgnette. L'excellence que les enquêtes internationales reconnaissent à la France réside dans la notion, avérée mais partielle, qu'il est très facile d'y consulter un médecin et d'y être admis dans un service de soins.

Mais ça ne veut nullement dire qu'on y est *bien* traité. Ni même soigné, tout court.

*

En 1998, dans mon roman *La Maladie de Sachs*, le protagoniste retrouve un tract rédigé pendant ses années d'études. Fidèle à l'esprit provocateur des années soixante-dix, je l'avais intitulé : « Nous sommes tous des médecins nazis ! »

J'y écrivais, en particulier :

> Choisir d'être médecin, ce n'est pas choisir entre deux spécialités ou deux modes d'exercice, mais d'abord entre deux attitudes, entre deux positions. Celle de « Docteur » ou celle de soignant. Les médecins sont plus souvent docteurs que soignants. C'est plus confortable, c'est plus gratifiant, ça fait mieux dans les soirées et dans les dîners, ça fait mieux dans le tableau.
>
> Le Docteur « sait », et son savoir prévaut sur tout le reste.
>
> Le soignant cherche avant tout à apaiser les souffrances.
>
> Le Docteur attend des patients et des symptômes qu'ils se conforment aux grilles d'analyse que la faculté lui a inculquées ;
>
> Le soignant fait de son mieux (en questionnant ses maigres certitudes) pour comprendre un tant soit peu ce qui arrive aux gens.
>
> Le Docteur prescrit.
>
> Le soignant panse.
>
> Le Docteur cultive le verbe et le pouvoir.
>
> Le soignant dérouille.
>
> Quant au malade, qu'il ait affaire à l'un ou à l'autre, il crèvera de toute façon. Mais à quelle sauce ?

Je ne cherchais pas alors à argumenter ou à démontrer, mais à exprimer les émotions et les colères accumulées au fil des années. Il s'agissait d'un roman, non d'un essai critique. L'heure est venue pour moi de décrire la réalité. Comme on va le voir, elle dépasse largement la fiction.

J'ai eu beaucoup de chance : le succès d'un livre m'a donné du jour au lendemain la possibilité d'exprimer publiquement des idées, des colères, des incompréhensions. Et, pendant plusieurs années, j'étais l'un des rares médecins qui exprimaient ces idées-là.

En dix-huit ans, les choses ont changé. L'accès à Internet, en particulier, s'est beaucoup développé. Les réseaux sociaux grouillent de forums d'échange et bruissent de milliers d'alertes rapides. Les blogs donnent à tout un chacun la possibilité de s'exprimer. En court-circuitant journaux, radio et télévision, ces nouveaux médias ont aujourd'hui un effet révolutionnaire : ils permettent de communiquer horizontalement. Cette nouvelle liberté de partager, d'échanger et de témoigner a modifié la relation des citoyen.ne.s avec toutes les institutions – à commencer par le monde de la santé. Aujourd'hui, chacune et chacun peut témoigner des maltraitances, petites et grandes, institutionnelles et privées, ponctuelles ou continues qu'on inflige aux malades, à leur entourage et, il faut le dire, à nombre de soignants de bonne volonté.

Pour autant, beaucoup de personnes maltraitées n'ont toujours pas la possibilité de se faire entendre.

C'est à ces sans-voix que ce livre est dédié.

Première partie

Ce que soigner veut dire

Dans la rue, la personne qui marche devant moi trébuche et tombe. Je me précipite. Je lui demande si elle s'est fait mal, je lui tends la main, je l'aide à s'asseoir ou à se relever, à ramasser les affaires éparpillées par sa chute. Je m'assure qu'elle va bien et, si elle le désire, je fais un bout de chemin à ses côtés. Elle me remercie avant que nous nous séparions.

Quelqu'un tombe, je l'aide à se relever. C'est un soin.

J'ai agi sans réfléchir : l'incident a déclenché en moi un comportement spontané, comme l'est celui de reculer si on lève la main sur moi ou de chercher à attraper le ballon qu'on vient de me lancer. Mais alors que le recul est un geste de protection, et le lancer de ballon un jeu, proposer son aide est un acte porteur d'empathie et d'altruisme.

Une relation est, d'après le TLFI [1], « un rapport de dépendance, d'interdépendance ou d'influence réciproque qui lie une personne à une autre ». Je nommerai ici « relation de soin » le lien qui s'installe entre un soigné et un ou

1. Trésor de la langue française informatisé, dictionnaire en ligne coordonné par l'université de Lorraine et le CNRS.

des soignants professionnels. (Bien entendu, nombre des caractéristiques de la relation de soin s'appliquent aussi aux non-professionnels.)

Lorsqu'un patient fait appel à un professionnel de santé, la relation qui s'installe est, inévitablement, asymétrique : l'un a besoin de l'autre ; l'inverse n'est pas vrai. Le premier attend au moins de l'écoute, du soulagement, de la réassurance, un soutien. Le second agit, on peut le souhaiter, par altruisme. Mais aider ou soigner n'est jamais désintéressé ; on le fait par goût pour le soin : faire du bien, ça fait souvent du bien à celles et ceux qui en font. On soigne aussi par intérêt personnel. Tout travail mérite salaire et gratifications.

À condition, bien sûr, que le travail soit fait.

Soigner, enseigner : similitudes et différences

Enfants, nous grandissons en attendant des adultes des soins – nourriture, réconfort, protection – et des repères. Ceux qui nous soignent nous enseignent toujours quelque chose – ne serait-ce que ce qui nous réconforte. Et quand ils nous éduquent, ils nous donnent des outils pour survivre et éviter ce qui peut nous nuire ; autrement dit : ils nous soignent préventivement. Soigner et enseigner sont donc, dans la vie des humains, deux activités si proches et si intriquées qu'il est difficile de les différencier.

Quand nous sommes malades ou souffrants, nous ne demandons pas seulement aux soignants de nous soigner (ou de nous réconforter), mais aussi de *nous expliquer ce qui se passe*. Pour comprendre et faire face, pour prendre des décisions qui nous permettront d'aller mieux ou, au moins, de ne pas aller plus mal. Et cette intrication entre soin et savoir ne fait qu'augmenter avec le temps, précisément parce qu'à mesure que nous avançons dans la vie la plupart d'entre nous désirent non seulement se soigner (ou rester en bonne santé), mais aussi soigner leurs proches.

Quand je ne souffre pas – physiquement ou moralement –, mon regard est plus clair, mes actes sont plus libres, je peux m'ouvrir au monde. Et chaque fois que j'apprends et comprends quelque chose, mon regard sur le monde se nuance un peu plus et ma liberté s'accroît.

À l'inverse, l'absence de soin et le manque d'éducation ont les mêmes effets délétères : souffrir, être dans l'ignorance, c'est être dépendant et vulnérable au monde.

L'amélioration de la santé humaine, du diagnostic des maladies et des méthodes thérapeutiques est directement liée à l'acquisition des connaissances scientifiques. Ainsi, la mortalité s'est considérablement réduite dès qu'on a connu et fait connaître la place des micro-organismes dans la survenue de maladies mortelles – la variole, la tuberculose ou le choléra. Faire bouillir de l'eau pour détruire bactéries et amibes est une mesure sanitaire simple, et très efficace. Elle n'en demande pas moins une certaine connaissance du monde, empirique ou scientifique. Elle demande aussi que ce savoir soit partagé.

La double asymétrie du soin

À première vue, relation d'apprentissage et relation de soin sont toutes deux asymétriques. Dans les deux cas, l'enseignant et le soignant en savent plus que l'étudiant et le patient.

L'asymétrie entre enseignant et étudiant est liée au savoir dont le premier dispose et qu'il a pour mission de transmettre au second. Enseigner, c'est transmettre des connaissances ou un savoir-faire à quelqu'un qui – en théorie – veut s'en servir pour aller de l'avant.

Dans la relation de soin, en revanche, l'asymétrie de savoir est redoublée par la *situation respective* des deux protagonistes : le soignant est en bonne santé ; le patient est quelqu'un que la souffrance ou la maladie empêche d'aller de l'avant.

Dans un précédent livre, *Le Patient et le Médecin*[1], j'ai schématisé la relation de soin sous la forme d'un dessin reproduit ci-dessous :

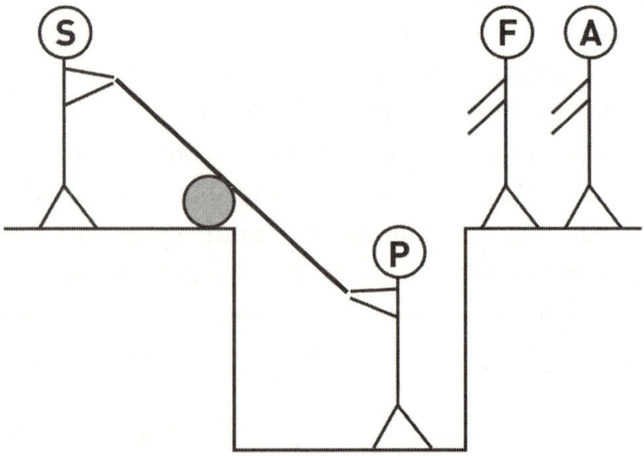

Le patient (P) a glissé dans une fosse – ou des sables mouvants – sur la route de la vie. Les membres de la famille (F), les amis (A), même s'ils sont présents, n'ont pas toujours les moyens ou les connaissances pour l'aider à en sortir. Afin de s'extraire de sa situation – qu'il s'agisse

1. Presses de l'Université de Montréal, 2014.

d'un accident ou d'une maladie grave –, le patient fait appel à un soignant (S). Celui-ci se sert d'un point d'appui (son savoir) posé au bord de la fosse et tend au patient un levier (son savoir-faire, ses instruments, ses outils) pour l'aider à remonter ou, au moins, à ne pas s'enfoncer.

Le soin et l'enseignement sont des situations d'interaction réciproque. La personne qui les reçoit n'est pas un individu passif : elle dispose de valeurs, de connaissances et d'une expérience préalable par lesquelles elle filtre ce qu'on lui transmet ; elle peut en retour exprimer des questions, des objections, voire un refus.

De son côté, la personne qui délivre un savoir ou des soins ne doit pas être rigide : questions, objections ou refus sont autant d'incitations à aller plus loin, à approfondir des connaissances incomplètes (elles le sont toujours), à explorer des domaines en friche (ils sont nombreux).

Les situations de soin et d'apprentissage ne sont pas des interactions d'échanges purement mécaniques ou utilitaires. Elles sont chargées d'émotion et d'échanges symboliques ; elles créent des liens.

Comme la relation d'apprentissage, la relation de soin est un processus dynamique et réciproque. C'est une relation positive : le patient est soulagé et rassuré ; le soignant est gratifié moralement et matériellement. Mais elle peut avoir des côtés plus sombres : le patient peut se sentir nié ou abandonné par un soignant qui le néglige ; le soignant peut se sentir remis en cause dans sa compétence par un patient dont l'état s'aggrave ou qui rejette ses conseils et ses soins.

Bref, la relation de soin n'est pas une relation de tout repos : soignant et patient en tirent tous deux des bénéfices, mais en paient aussi parfois le prix.

L'« aura » du soignant

Qu'il soit diplômé ou non, le soignant est depuis toujours investi d'une fonction sociale reconnue. Il est pour ainsi dire nimbé d'une « aura » particulière.

Un de mes premiers patients, dans le canton où j'ai exercé pendant dix ans, était un agriculteur à la retraite, déjà très âgé. Je l'ai d'abord vu pour des bricoles : vérifier sa tension, ajuster un traitement au long cours. Un jour, il me confia que lorsqu'il était plus jeune, il était « toucheux » – on dit parfois rebouteux ou guérisseur ; il « arrêtait le feu ». Lorsqu'une maman lui amenait un enfant qui s'était brûlé en renversant une casserole, il calmait la douleur avec quelques gestes de la main, une ou deux prières à voix basse et une pommade de sa confection. Je lui demandai s'il faisait ça souvent, et il me répondit que tant qu'il n'y avait pas eu de médecin dans le secteur, on avait fait appel à lui. Il soignait aussi les entorses, les torticolis, les lumbagos, les rages de dents.

Plus tard, des adultes du village m'ont raconté qu'il les avait soignés quand ils étaient enfants. Ils avaient gardé pour lui le plus grand respect. À leurs yeux, même s'il était âgé et fatigué, il avait toujours son aura de « toucheux ».

Ce que je nomme son « aura », c'est la manière dont il était perçu par ceux et celles qu'il avait soignés. C'est une construction mentale dont nous n'avons pas toujours conscience, tissée par les émotions. Quand il s'agit d'un soignant, elle est faite de reconnaissance et d'admiration, d'apaisement et, parfois, de crainte. Car nous associons au soignant la crainte de ce qui nous fait mal, et nous ne pouvons jamais nous détacher de l'idée qu'il pourrait aggraver ce mal – ou nous annoncer qu'il est irrémédiable.

L'aura du soignant, nous la ressentons comme bénéfique ou maléfique selon les circonstances.

Cette « aura », tous les soignants la portent ; elle est d'autant plus nette que la réputation du soignant est affirmée, que les attentes à son égard sont grandes et que ses aptitudes – on devrait peut-être même dire ses « pouvoirs » – semblent impressionnantes. Mais le fait que ce savoir et ces « pouvoirs » soient ancrés ou non dans des connaissances scientifiques ne change rien à l'affaire. C'est la perception des autres qui compte.

L'aura d'un soignant sera d'autant plus marquante qu'elle sera avalisée par des diplômes ou des récompenses, un poste à responsabilités, une fonction dans une institution, bref, un statut social. Elle sera aussi fonction de la manière dont le professionnel se met en valeur – en parlant en public ou non, par exemple. L'aura attire les patients vers la figure d'un professionnel (celui-là plutôt qu'un.e autre), et les incite à lui accorder leur confiance pleine et entière – au point, nous le verrons, d'accepter de sa part des comportements inacceptables : mépris, insultes, jugements humiliants, mauvais traitements.

Car il en va des professionnels de santé comme de toutes les figures d'autorité : leurs abus, quand ils se produisent, sont extrêmement difficiles à combattre, pour deux raisons au moins ; d'abord, parce que leurs « victimes » sont souvent dans l'incapacité de reconnaître qu'elles se font maltraiter ; ensuite, parce que les révélations émises par ces « victimes » rencontrent l'incrédulité, voire le déni ou le rejet par l'entourage et les pouvoirs publics.

La douleur, la peur, l'effet placebo et l'effet soignant

La douleur est un phénomène complexe et subtil, indispensable à la (sur)vie. Sans sensations douloureuses, nos corps resteraient exposés aux agressions.

La peur, elle aussi, est un phénomène protecteur indispensable à la survie. Certaines (la peur des araignées, des serpents, de l'altitude, des bruits intenses et soudains) sont innées : on peut les observer chez des nourrissons de quelques semaines. D'autres sont acquises par expérience : le nourrisson qui apprend à marcher, qui tombe et se fait mal ne veut plus se remettre debout – en tout cas, pas tout de suite.

La douleur et la peur sont intimement liées : la douleur accentue la peur, et la peur accentue la perception et l'intensité de la douleur. On en déduira donc qu'une personne a plus mal quand elle a peur que quand elle est rassurée. On en déduira aussi qu'un professionnel de santé qui rassure soulage mieux – et fait moins mal – qu'un professionnel qui fait peur.

Des phénomènes inconscients peuvent également modifier la sensation de douleur, en l'aggravant ou, au contraire, en la calmant. C'est ce qu'on appelle les effets placebo et nocebo.

L'effet placebo est un phénomène aujourd'hui bien étudié et dont la puissance est connue : si l'on administre un placebo à une personne qui souffre en lui disant qu'il s'agit d'un antidouleur puissant, on produit un effet antidouleur. Il ne dure pas, mais il est mesurable par le patient lui-même. Même si les mécanismes restent encore mal élucidés, on peut dire, en première approximation, que *l'intention* et *l'attitude* du soignant produisent dans le cerveau du patient la sécrétion d'endorphines, une « morphine naturelle ». Ce n'est pas difficile à comprendre : la peur nous fait produire de l'adrénaline qui accélère le cœur et nous met en alerte. Le rire ou l'orgasme nous emplissent d'une sensation de bien-être et de plaisir. Il n'est donc pas difficile d'admettre que notre corps est capable de s'autosoulager si on lui applique le stimulus approprié. Cette capacité à calmer nos propres douleurs, nous la mettons à l'œuvre chaque jour, par exemple en nous concentrant sur une tâche très précise, qui détourne notre attention des sensations désagréables.

Et cet effet peut être véhiculé par des artifices divers : des recherches ont montré que si on donne à des volontaires des gélules vides en leur disant qu'elles contiennent un somnifère, la couleur de la gélule participe à l'effet placebo : les gélules bleues font mieux dormir que les gélules rouges ou vertes.

L'effet nocebo agit en sens inverse : quand on donne des gélules vides à des volontaires en leur disant qu'ils auront peut-être des maux d'estomac, les gélules rouges en provoquent plus souvent que les vertes ou les bleues. Et, comme l'effet placebo, l'effet nocebo est accentué par l'attitude du soignant.

Tout le monde est sensible à ces effets. Même les médecins.

Quand j'étais adolescent, je faisais souvent des angines et mon père me traitait par une combinaison particulière de médicaments – un antibiotique et un anti-inflammatoire – qu'il me faisait prendre pendant une semaine. À l'âge adulte, alors que mon père était mort depuis plusieurs années, j'ai refait une angine carabinée. Les angines des adultes sont virales et ne nécessitent pas de prendre des antibiotiques. Je me suis donc contenté d'avaler des anti-douleur. Au bout de deux jours, comme je continuais à souffrir le martyre, j'ai ouvert ma réserve de médicaments et j'ai pris les comprimés que je prenais enfant. Vingt minutes plus tard, je n'avais plus mal. Or, en vingt minutes, l'estomac n'a même pas le temps d'*absorber* des médicaments. Ce qui avait fait disparaître la douleur – et, probablement, l'anxiété qui l'avait rendue si vive –, c'était l'effet placebo.

L'effet placebo n'est pas produit par le médicament lui-même, ni à proprement parler par la personne qui le conseille, le prescrit ou l'administre, *mais par la perception qu'en a la personne qui le prend.* Autrement dit : quand on fait confiance au soignant, tous ses gestes ont un effet placebo. Quand le soignant nous fait peur, tous ses gestes nous semblent nocifs.

*

En Grande-Bretagne, juste après la Seconde Guerre mondiale, le psychiatre hongrois Michael Balint créa des groupes de parole réunissant des professionnels de santé de première ligne – médecins généralistes, infirmier.e.s, psychologues. Dans ces « groupes Balint », encore trop peu répandus en France, mais très courants en Angleterre ou en Allemagne, des praticiens décrivent les relations complexes qu'ils ont avec certains patients. Ces rencontres mensuelles se révèlent extrêmement gratifiantes pour les participants. Ils y découvrent que tous les soignants ont les mêmes difficultés ; ils apprennent à identifier ce qui, dans leur propre personnalité, les rend vulnérables à certaines situations de soin ; ils deviennent plus détendus et moins autoritaires ; enfin, en écoutant leurs camarades, ils apprennent à mieux écouter les patients.

Dans *Le Médecin, le malade et la maladie,* livre qui expose ses conceptions du soin, Michael Balint écrit : « Le premier médicament du médecin, c'est le médecin lui-même. »

Dans toute relation de soin, l'influence du professionnel est importante, même si l'interaction se limite au strict minimum. Ainsi, on a démontré que la pression artérielle change pour une même personne, en fonction de celui qui la mesure : quand le médecin la prend, elle est plus élevée que lorsque c'est une infirmière ; et elle est encore plus basse quand le patient se la prend avec un tensiomètre automatique. Cet « effet blouse blanche » est si bien connu qu'aujourd'hui on recommande aux personnes traitées pour hypertension de la contrôler avec un appareil d'automesure. Chez le médecin, la mesure est toujours fausse. Dans les pays anglo-saxons, on le sait depuis quinze ans. En France, on l'a compris depuis peu[1].

Soigner, traiter, guérir

Soigner, c'est soulager la douleur et diminuer le malaise et l'inconfort. C'est atténuer la dépendance, l'assujettissement du patient à ce qui le mine. C'est l'aider à s'affranchir de la souffrance, en tout ou en partie.

Traiter (administrer un traitement), en revanche, consiste à effectuer un geste ou une action spécifiques visant un symptôme ou une maladie particuliers – par exemple : administrer un antidouleur ; effectuer un massage cardiaque ; retirer chirurgicalement une tumeur. Traiter n'apporte pas toujours un réconfort : un traitement impose parfois de recourir à des gestes violents et invasifs (pratiquer une injection, réduire une luxation ou une fracture, retirer un organe). Par conséquent, traiter fait partie de la démarche de soin, mais n'est pas *synonyme* de soigner : on peut soigner sans traiter ; on peut aussi, malheureusement, traiter sans soigner, et même, quand on se contente d'administrer un traitement, être tout à fait maltraitant. (J'en donnerai un exemple plus loin.)

La guérison, c'est le processus de réparation à l'issue duquel la maladie est complètement terminée et où – dans le meilleur des cas – le malade retrouve son état antérieur.

1. Chayet Delphine, « Les médecins font grimper la tension de leurs patients », *Le Figaro*, 28 mars 2014.

Toutes les maladies ont un « cours naturel », une évolution spontanée en l'absence de traitement. Les maladies bénignes évoluent le plus souvent vers la guérison sans traitement ni soin particulier ; ainsi le rhume de cerveau[1] et la majorité des infections virales de l'enfant, qui provoquent un peu de fièvre pendant une nuit et disparaissent au petit matin. On peut guérir d'un cancer, parfois au prix de traitements lourds. On ne guérit pas d'un diabète, mais on peut, en théorie, en contrôler les symptômes et éviter pendant longtemps ses conséquences néfastes pour l'organisme.

Et j'insiste sur une notion essentielle : quels que soient les soins et traitements qu'on délivre, *nul n'a le pouvoir de guérir les autres*. Qu'il s'agisse d'une pneumonie, d'une dépression ou d'une leucémie, quand la guérison survient, *c'est toujours le patient qui guérit*.

Avec ou sans l'aide des soignants.

Soigner, c'est partager

J'étais un jeune médecin généraliste installé depuis peu. Un jour, Madame A. m'appelle et me demande pourquoi, alors qu'elle vient de commencer à prendre la pilule contraceptive que je lui ai prescrite, elle ressent des symptômes de grossesse : ses seins sont douloureux, elle a des nausées le matin, elle a toujours faim et somnole. Cependant, elle n'est pas enceinte : elle a fait un test, il est négatif. Que se passe-t-il ?

Le principe de la pilule, très simple, consiste à imiter un phénomène physiologique : une femme enceinte n'ovule

1. « Un rhume bien soigné dure une semaine ; un rhume mal soigné dure sept jours », dit le vieil adage médical…

pas. Les hormones contenues dans la pilule font croire au corps de l'utilisatrice qu'une grossesse est *déjà* en cours, ce qui met l'ovulation en sommeil : et comme son ovulation est en sommeil, l'utilisatrice ne peut pas être enceinte. Mais parfois, le corps réagit un peu trop bien à cette « simulation » et tout l'organisme s'emballe, ce qui produit… des symptômes de grossesse.

Cette explication, je ne l'avais pas donnée à Madame A. en lui prescrivant sa pilule. Faute de l'avoir prévenue de l'éventualité et du sens des symptômes qu'elle risquait de ressentir, j'ai ravivé sa crainte d'être enceinte. Lorsque je les lui explique en disant que, très probablement, les symptômes vont s'atténuer au bout de quelques jours, elle est rassurée. Quand elle me demande : « Et si les symptômes ne disparaissent pas ? », je réponds : « Alors, ça voudra dire que cette pilule-là ne vous convient pas ; je vous en prescrirai une autre. »

Tout cela, j'aurais pu – et j'aurais dû – le faire lors de la première consultation. Cela faisait partie non seulement du soin, mais du partage de savoir indispensable.

En m'interrogeant, Madame A. m'a rappelé que soigner, ça n'est pas seulement écrire le nom d'un médicament sur un bout de papier ; mais elle m'a aussi appris à modifier mon attitude et à anticiper les questions. Dorénavant, je n'omettrai plus de décrire le mode d'action de la pilule. Et je saurai désormais que les vertus du partage d'informations dépassent largement le cadre étroit de la relation « thérapeutique ». Car une femme qui connaît le mécanisme et les effets indésirables de sa pilule peut les partager à son tour avec la sœur ou l'amie ou la voisine qui ressentent les mêmes symptômes.

Partager l'information avec les patients, c'est leur permettre d'informer – et, donc, de soigner – les autres.

Soigner, c'est questionner ce que l'on sait

Ce qui complique les choses, c'est qu'aucun savoir n'est définitif : dans tous les domaines de la science, chaque jour, les connaissances s'accroissent, sont revues et font l'objet de corrections minimes ou de refontes étendues. L'approche scientifique consiste à rester toujours en alerte, et à se questionner en permanence. Ce qui est vrai en astronomie, en physique, en chimie ou en biologie n'est pas moins vrai en médecine. Un médecin ne peut jamais savoir « tout ce qu'il y a à savoir ». C'est pourquoi la mise à jour des connaissances est une obligation inscrite dans tous les codes de déontologie modernes. Et, parce que la médecine est un ensemble de savoir-faire destiné à servir l'autre, tout médecin devrait, par principe, *réviser ses connaissances quand elles sont contredites par l'expérience sensible des patients*.

*

Quand j'ai commencé à travailler au centre d'IVG, j'avais une trentaine d'années ; j'avais vécu dans un milieu bourgeois, toutes mes partenaires sexuelles depuis que j'avais dix-huit ans utilisaient la pilule ; j'avais l'illusion (confortable pour moi) que la contraception était accessible à toutes les femmes. J'étais depuis toujours un fervent défenseur de la liberté d'avorter, mais je pensais, en mon for intérieur, que si certaines femmes se retrouvaient enceintes, « avec les moyens dont on dispose aujourd'hui », c'est parce qu'elles n'avaient pas fait « assez attention ». J'avais ce qu'on appelle une attitude paternaliste : je croyais en savoir plus que les femmes.

Lors d'une consultation au centre d'IVG, Madame B. entre, le visage défait, en me disant qu'elle est enceinte. Elle a déjà quatre enfants, et ni elle ni son mari n'ont le moindre désir d'en avoir un de plus. Elle a demandé à plusieurs reprises une ligature de trompes, qu'on lui a refusée. Elle est à la fois en colère et désespérée, car elle prenait la pilule et ne l'a jamais oubliée.

Ma première réaction consiste à émettre des doutes : elle a pu oublier sans s'en rendre compte ; ça peut arriver à tout le monde. En lui disant cela, je crois la déculpabiliser. Mais elle soutient mordicus qu'elle n'a pas raté un seul comprimé, elle en est certaine. Et elle ne se sent pas coupable, justement : elle est en colère. D'ailleurs, la plaquette porte les jours de la semaine. Si elle avait oublié un comprimé, *elle ne pouvait pas ne pas s'en rendre compte.*

Lorsqu'elle quitte la consultation avec son rendez-vous d'IVG, je suis ébranlé par sa certitude. Je décide d'en avoir le cœur net : peut-on être enceinte sans oublier le moindre comprimé ? Je ne trouve rien dans la littérature en langue française, mais dans plusieurs revues anglo-saxonnes, on répond clairement à la question : afin d'être efficace, une pilule contraceptive doit apporter une quantité d'hormone suffisante pour « endormir » l'ovulation ; or, le corps humain n'est pas une machine, et toutes les personnes ont une physiologie différente ; de ce fait, un certain nombre d'utilisatrices peuvent se retrouver enceintes sans avoir oublié le moindre comprimé parce que leur pilule est trop faiblement dosée pour elles.

Quand je revois Madame B. après son interruption de grossesse, je lui communique le résultat de mes recherches, je lui explique ce qui lui est arrivé, et je lui propose de changer de pilule ou d'opter pour un stérilet. Soulagée, elle éclate en sanglots : c'est la *troisième* fois qu'elle est enceinte sans oubli ; les deux premières fois, son médecin a refusé de la croire et lui a prescrit de nouveau la même pilule. Elle avait peur que je fasse la même chose.

— Pourquoi ne me l'avez-vous pas dit ?

— Mon médecin ne m'avait pas crue. Je pensais que vous ne me croiriez pas non plus.

L'humilité n'est pas seulement indispensable à la réflexion scientifique, elle est aussi le meilleur moyen de montrer au patient qu'il est respecté. Quand le médecin l'écoute, et suit les pistes qu'il lui indique, il peut bien sûr faire fausse route (le patient pointe parfois le doigt vers ce qui lui fait le plus peur, pas toujours ce qui est le plus vrai), mais au moins, il fait fausse route avec lui. S'il est prêt à entendre ses hypothèses, le respect qu'il montre au patient incitera celui-ci, en retour, à écouter les siennes. Dès lors, ce qui compte n'est pas que l'un ait raison, l'autre tort, mais que par l'examen, fait ensemble, des hypothèses de l'un et de l'autre, ils en viennent à une compréhension commune de ce qui se passe.

Que demande le patient ?

Lorsqu'une relation de soin s'installe, c'est toujours avec le consentement du patient et non parce que le professionnel « choisit » de le soigner. Au cours de mon exercice, il m'est arrivé de nombreuses fois de recevoir un parent et un.e adolescent.e, une personne âgée et l'un de ses enfants adultes, ou encore un couple dont l'un des conjoints était amené par l'autre. La demande de soins ne venait pas du patient « désigné », mais d'un proche. Quand le patient n'était pas d'accord pour me voir, la consultation s'arrêtait aussitôt commencée : sans son consentement explicite, je ne pouvais pas être son médecin.

Puisque c'est le patient qui prend l'initiative de la rencontre, il tombe sous le sens que sa requête doit retenir toute l'attention du professionnel de santé. Et celle-ci peut se synthétiser sous la forme de trois questions implicites.

« Qu'est-ce qui m'arrive ? »

C'est la question que chacun de nous se pose quand il se sent mal, et c'est évidemment à cette question qu'il aimerait qu'on réponde.

Notre imagination est sans limites et nous avons tendance à sur-expliquer tout ce qui nous arrive. Cette tendance naturelle à l'interprétation peut nous mener très loin : la plupart d'entre nous pensent d'abord au pire.

Quand il s'agit de soi ou d'un proche, les symptômes pénibles et sans explication font peur et la peur accentue la souffrance. Requérir des explications auprès de celui ou celle qui sait sur ce qui se passe est le meilleur moyen de reprendre pied. Si c'est grave, une fois que je sais, je peux agir. Et si ce n'est pas grave, le professionnel de santé est là pour me libérer de la peur qui me paralyse et m'expliquer ce qui se passe.

On sollicite des soins *parce qu'on veut savoir*. Et même si le fait de savoir ne guérit pas, il libère de l'incertitude et de la peur de l'inconnu. Il permet de faire face.

« Allez-vous m'aider ? »

Cette question est double. D'abord, je fais appel au savoir-faire du médecin. Je ne doute pas qu'il *puisse* m'aider : si j'en doutais, je n'aurais pas fait appel à lui. Je lui demande s'il *veut* m'aider, et comment il entend le faire. Même s'il partage son savoir avec moi, il est aussi détenteur d'un savoir-faire que je n'ai pas : c'est lui qui sait manier les leviers qui vont m'aider à sortir de ma fosse ou au moins à ne pas m'y enfoncer plus encore.

J'attends de lui qu'il fasse son métier (il a été formé pour ça), mais aussi qu'il m'apporte *son aide sans réserve et sans condition, sans relâche ni pression*. Qu'il me rassure sans me mentir. Qu'il entende mes plaintes et réponde à mes appels. Qu'il soit là chaque fois que j'en ai besoin. Bref, qu'il me soutienne. Dans une certaine mesure, j'attends de lui, quand je suis en sa présence, qu'il agisse comme si j'étais son seul patient.

Demander des soins, *c'est faire appel au plein engagement et à la loyauté du soignant.*

« Que vais-je faire ? »

Les deux premières questions s'adressaient au soignant. La troisième, seul le patient peut y répondre. Il la pose aussi au soignant parce qu'il a besoin de partager ses doutes, ses inquiétudes, ses espoirs. Ça ne signifie pas qu'il lui demande de décider à sa place.

Avant de tomber malade, il vivait sa vie. Il aimerait non seulement cesser de souffrir, mais surtout reprendre sa route. Il sait parfaitement que ce n'est pas toujours possible. Mais s'il est soigné et soutenu, il peut prendre des décisions, même s'il a peu de temps devant lui : parler une dernière fois à une personne chère ou se réconcilier avec une autre ; assister au mariage d'un de ses enfants, ou à la naissance d'un petit-enfant ; achever un projet ou faire un voyage.

Demander des soins, *c'est attendre du soignant qu'il nous aide à faire face.*

La maladie ne prive pas systématiquement le patient de ses capacités de jugement et elle ne le prive que très rarement de ses droits de citoyen.

Certes, pour se soigner, un patient est souvent prêt à accepter des compromis, des contraintes et des désagréments : prendre un comprimé de thyroxine chaque jour ; s'injecter de l'insuline matin, midi et soir ; subir une dialyse trois fois par semaine. Ces traitements font souvent l'objet de maintes négociations avec les patients, qui s'efforcent parfois de retarder leur mise en œuvre. Mais une négociation n'est pas un bras de fer. Les professionnels de santé n'ont pas pour rôle ou pour fonction d'entraver la liberté des patients ou de leur imposer quoi que ce soit. Et aujourd'hui, dans un pays qui se dit démocratique, un médecin n'a pas le droit d'« ordonner » purement et simplement à un patient de se soumettre à une intervention ou à une dialyse, voire la lui imposer sans avoir au préalable obtenu son consentement.

Se faire soigner, c'est recevoir des soins ; *ce n'est pas se soumettre à la volonté de ceux qui les dispensent.* D'autant que l'objectif du soignant, dans l'idéal, consiste à faire en sorte que *le patient se rétablisse complètement et n'ait plus besoin de lui.*

Soigner, c'est aider l'autre à s'affranchir de la souffrance, de la peur et – si possible – de la maladie et des soignants !

Le corollaire de cette énumération est simple : la relation de soin est une relation d'entraide. Ce n'est pas une relation de pouvoir. Et tout rapport de pouvoir est incompatible avec le soin.

Les cinq formes de coopération entre patient et médecin

Si la demande de soins n'est pas une soumission, si la relation entre patient et médecin n'est pas une relation de pouvoir, comment la définir ?

C'est d'abord un *contrat de service* : le soignant délivre des soins, le patient (ou la collectivité) le rétribue. Et les conditions de ce contrat sont encadrées par le Code de la santé publique – autrement dit : par la loi. En échange de ces services, la collectivité garantit la rémunération du médecin (enfin, en principe). Dans un article publié en 2008 dans le journal médical canadien *Canadian Family*

Physician, le docteur Marie-Thérèse Lussier et le psychologue Claude Richard, chercheurs québécois, affectent au médecin quatre rôles en fonction de la gravité décroissante de la situation du patient. À mesure que l'autonomie du patient grandit, les prérogatives du médecin se réduisent.

1° « Expert en charge » : c'est le médecin des urgences.

2° « Expert-guide » : c'est celui qui suit et traite les patients atteints de maladies graves et invalidantes.

3° « Partenaire » : c'est celui qui accompagne les personnes souffrant de maladies chroniques lourdes.

4° « Facilitateur » : c'est celui qui accompagne les patients qui se prennent en charge seuls et ont besoin d'un soutien de temps à autre.

À ces quatre catégories, j'en ajouterai une cinquième :

5° « Référent ». c'est celui qui dispense essentiellement des informations aux patient.e.s en bonne santé : l'adulte qui s'interroge sur la vaccination pour ses enfants ou pour elle-même ; la patiente qui demande une contraception ou un suivi de grossesse, mais aussi celle qui va accoucher – car l'immense majorité des accouchements se déroulent sans problème ; la personne de l'un ou l'autre sexe qui souhaite une stérilisation ; celle ou celui qui, dans les pays où elle est autorisée et soutenue par les médecins, envisage une transition d'un sexe à l'autre ; et bien sûr la personne qui désire un « bilan de santé » – et qui, jusqu'à preuve du contraire, n'est pas malade[1] !

Le rôle de « Référent » est le plus souvent assuré par les professionnels de santé primaire (généralistes). Dans la plupart des situations concernées, ce n'est pas la maladie

1. Dans une certaine mesure, c'est aussi le cas du couple qui fait une démarche de PMA (procréation médicalement assistée), situation dans laquelle l'un ou les deux sont infertiles ou de même sexe, mais pas « malades ».

qui motive leur demande, mais plutôt une action de prévention.

Le contrat moral : patient-capitaine et médecin-pilote

Quelle que soit la situation concernée, la relation de soin n'est jamais seulement un « contrat de service ». C'est aussi un *contrat moral.* Lorsqu'un patient fait appel à un soignant, lui dévoile ses sentiments, l'autorise à agir sur son corps et le fait entrer dans sa vie et dans son intimité, il lui accorde toute sa confiance. En retour, le soignant doit respecter les principes éthiques de sa profession et se comporter de manière absolument loyale.

Et ce contrat est le plus important : un médecin peut – et, dans de nombreuses circonstances, doit – délivrer des soins même s'il n'est pas sûr d'être rétribué. En revanche, *il ne peut pas soigner s'il est déloyal.*

Ce contrat moral, je le décrirai sous la forme d'une allégorie.

Chacun d'entre nous est un navigateur solitaire, capitaine d'un vaisseau – notre corps – dont nous sommes le seul occupant. Ce corps, nous ne l'avons pas choisi, nous en avons hérité. Certains d'entre nous ont un vaisseau solide, en apparence insubmersible, d'autres une coquille de noix prenant l'eau de toute part. Chacun de nous est seul propriétaire de son corps. Et comme il navigue dans ce corps-vaisseau depuis toujours, il en connaît la résistance, les zones sensibles et les limites. À partir d'un certain âge (et plus tôt qu'on ne l'imagine en général), on choisit seul.e le cap, la vitesse, les escales. On peut naviguer de conserve avec les membres de sa famille, virer de bord, jeter l'ancre ou se laisser dériver. Quand le ciel s'assombrit, on peut choisir de rentrer au port ou de braver l'orage. Sur son vaisseau, chaque personne est capitaine, et seul maître à bord.

Quand le vaisseau est pris dans la tempête, le capitaine peut décider de faire appel à un pilote et, éventuellement, à une équipe de secours.

Le pilote, c'est le médecin. Par temps calme, il n'intervient pas. Mais il connaît le mauvais temps et c'est pour l'éviter ou si la tempête fait rage que le patient-capitaine fait appel à lui. Lorsque c'est nécessaire, le pilote met – avec l'accord du patient-capitaine – le vaisseau en cale sèche et invite d'autres soignants à apprécier l'ampleur des dommages (radiologue, biologiste) ou à les réparer (infirmière, physiothérapeute, chirurgien).

Le médecin-pilote doit à tout moment indiquer ce qu'il fait, être prêt à rendre des comptes et, à la demande du capitaine, céder la barre à un autre pilote. Et si le patient-capitaine veut reprendre la mer, il ne peut pas s'y opposer.

Son éthique lui interdit de tromper ou de manipuler le capitaine, de faire pression sur lui ou d'user du corps-vaisseau contre lui, ou pour servir des intérêts autres que ceux du patient.

Cela tombe sous le sens : profiter de la situation serait un abus de confiance. Le vaisseau ne lui appartient pas ; si ce vaisseau fait naufrage, c'est le patient qui en subira les conséquences. La responsabilité du médecin-pilote n'en est que plus grande.

*

Cette allégorie me semble aujourd'hui la représentation la plus simple et la plus claire de la relation entre patient et médecin. Elle désamorce l'objection que font certains médecins à l'idée d'être dépossédés de leurs prérogatives lorsque les patients « n'en font qu'à leur tête ».

Certains médecins, en effet, protestent : « S'il ne nous est pas possible de décider de la conduite à tenir, pourquoi faire appel à nous ? » Pour eux, proposer leur expertise et laisser les patients prendre les décisions serait « déshonorant ».

Dans l'Antiquité, les Grecs faisaient parfois appel à des magistrats spéciaux, les Esymnètes, à qui ils confiaient la direction de la Cité pendant des situations urgentes (un siège, une catastrophe naturelle, une émeute). On ne leur accordait pas ces prérogatives à vie : ils passaient la main lorsque la situation revenait à la normale. En revanche, lorsqu'un homme profitait d'une catastrophe pour prendre le pouvoir, on appelait ça un Tyran.

Il me semble que, lorsqu'un patient en situation difficile fait appel à un médecin, il n'y a pas de « déshonneur » à se voir confier le rôle d'Esymnète – ou de pilote. Le déshonneur consisterait à se comporter en Tyran – ou en pirate.

Or, pour prévenir ces abus de pouvoir, la morale personnelle du médecin ne suffit pas.

Les principes de la bioéthique

Un.e soignant.e est une personne comme les autres, et non un être d'exception. Ses intérêts personnels comptent au moins autant que ceux des patients. Même quand on a *choisi* de s'engager dans une profession de santé, le fait d'avoir été formé.e au soin ne confère aucune supériorité morale sur le commun des mortels.

Si, depuis le serment d'Hippocrate jusqu'aux codes de déontologie contemporains, les sociétés ont édicté des règles interdisant aux médecins d'abuser de leur fonction, c'est bien parce que la tentation et le risque d'abus sont réels ! Rien ne garantit qu'un professionnel de santé adoptera une attitude irréprochable à l'égard des patients.

Pour l'amener à bien se comporter, il faut lui fixer des règles de conduite.

Par ailleurs, même en l'absence de tentation, les dilemmes, petits ou grands, rencontrés par les soignants sont loin d'avoir une solution simple et immédiate. Un soignant qui veut faire ce qui est juste peut être confronté à deux décisions contradictoires. Sa seule appréciation ne suffit pas – ce n'est qu'un être humain comme les autres. Pour l'aider à faire ce qui est bien, il lui faut des repères moraux.

Après la Seconde Guerre mondiale, en réaction aux multiples violations des droits humains non seulement par des médecins de l'Allemagne nazie, mais aussi par ceux de France et de nombreux pays d'Europe, des États-Unis et du Canada, l'éthique du soin fit l'objet d'une réflexion philosophique, sociologique et juridique élargie. Cette réflexion internationale et multidisciplinaire donna naissance, au cours des années soixante-dix, à une discipline nouvelle : la bioéthique.

Pour les bioéthiciens, une pratique éthique du soin repose en premier lieu sur le *consentement éclairé* du patient ou (quand il s'agit d'une expérimentation médicale) du volontaire sain. En voici les principes fondamentaux :

– la **bienfaisance** : les professionnels doivent agir dans l'intérêt du patient. Quand une personne franchit la porte d'un médecin en disant qu'elle souffre, le médecin a l'obligation de faire de son mieux pour la soulager – autrement dit : *de lui faire du bien* ;

– la **non-malfaisance** – elle est résumée par l'un des plus anciens principes connus : « D'abord, ne pas nuire. » Quand un médecin prescrit un traitement, il doit s'assurer avant tout qu'il ne s'agit pas d'un traitement dangereux ou insuffisamment éprouvé pour être administré ;

– le respect de **l'autonomie du patient** : un professionnel de santé doit faciliter, accompagner et respecter les décisions prises par le patient. C'est de son corps qu'il s'agit. Ne pas respecter son autonomie, c'est le traiter en cobaye, et non en personne. En pratique, un médecin *n'a pas le droit d'agir sans le consentement explicite du patient* et le consentement doit être vérifié sans cesse, car le patient peut s'opposer à tout geste, à tout moment ;

– la **confidentialité** (qu'on appelle aussi « secret médical ») : c'est une des conditions de l'autonomie. Elle doit être respectée entre les époux ; entre adolescents et parents ; entre frères et sœurs. (Que serait l'autonomie d'une femme si le médecin avertissait sa famille qu'elle a demandé une IVG ?) Seul le patient lui-même peut libérer le médecin du secret. En revanche, le secret ne s'applique pas au patient. *Un médecin ne peut en aucun cas cacher à un patient une information qui le concerne*, sauf si celui-ci a explicitement déclaré : « Je ne veux pas savoir. »

– la **justice** : les soins devraient être délivrés à tous les patients avec la même diligence, et les ressources (nombre de soignants, temps consacré aux soins, médicaments, lits d'hospitalisation) réparties équitablement entre tous les patients qui en ont besoin.

Ces principes doivent toujours être pris en compte simultanément, car ils peuvent se révéler contradictoires, et leur importance respective doit être soigneusement pesée. Cela peut donner lieu à des compromis : ainsi, le principe du « double effet » énonce qu'il peut parfois être éthique de faire du mal (une piqûre) pour obtenir un bien (administrer un traitement ou faire une prise de sang utile au diagnostic). Ou encore : est-il justifié de soulager la douleur (principe de bienfaisance) d'un patient au stade terminal en lui donnant de la morphine alors que celle-ci risque de hâter sa fin (principe de non-malfaisance) ? C'est au patient de le dire (principe d'autonomie).

Les principes énoncés ci-dessus ne sont pas les seuls, il s'en ajoute beaucoup d'autres, mais ils sont considérés aujourd'hui comme les fondements déontologiques des professionnels de santé.

À ces principes devraient s'ajouter deux attitudes.

D'abord, la **bienveillance**. Elle précède toute action de soin. Ce n'est pas une règle morale, c'est la posture que manifeste le soignant, et qui vise à faciliter la rencontre, les échanges au moment où le patient s'adresse à lui.

Ensuite, le **souci**. Il porte sur le confort du patient et son bien-être, pendant les soins et après. Il s'intéresse à tout ce qui n'est pas proprement « médical » : son humeur, ses inquiétudes, son chagrin.

« Guérir parfois, soulager souvent, consoler toujours »

On ne sait pas exactement d'où vient cette « devise » résumant la mission du soignant. On l'a attribuée à Hippocrate, à Ambroise Paré, à Pasteur, à Florence Nightingale, fondatrice de la profession d'infirmière en Grande-Bretagne. En réalité, on ignore qui l'a dite pour la première fois, mais elle se promène. Et elle désigne à elle seule tous les objets du soin, du plus superficiel au plus profond : la maladie, le symptôme, les émotions.

Et cependant, dans l'attitude de nombreux médecins (et peut-être de plus en plus souvent à mesure que le statut des praticiens s'élève), on peut sentir tout l'inverse d'un désir de consoler ou de réconforter.

La maltraitance médicale ordinaire commence en effet par les comportements les plus communs, les plus quotidiens :

– la désinvolture ahurissante des « patrons » qui entrent dans une chambre et consultent un dossier en s'adressant à l'interne, à la surveillante ou à l'étudiant sans même un regard au patient couché dans le lit ;

– la morgue et le mépris avec lesquelles certains répondent – ou ne répondent pas – aux familles qui leur demandent des nouvelles ;

– une manière très particulière de regarder de haut ;

– les comportements infantilisants à l'égard des patients sur leur lit d'hôpital, à qui l'on parle à la troisième personne : « Comment va-t-il aujourd'hui, le petit monsieur ? Comment va-t-elle, la p'tite dame ? » Ou pire : le fait de parler du patient, en sa présence, en disant aux étudiants : « Nous avons ici un très bel exemple de coronaropathie », comme si le diagnostic était plus intéressant que la personne ;

– les retards systématiques en consultation – sans prévenir ni jamais présenter d'excuses ; ou encore les soins suspendus parce que c'est le moment que le « patron » choisit pour faire sa visite, et parce que les soins peuvent attendre, pas lui !

– la médecine à double vitesse des praticiens hospitaliers pour qui il faut attendre des mois un rendez-vous en consultation publique (devant une tripotée d'étudiants, le plus souvent sans consentement des patients), mais qui vous accordent un rendez-vous dans la semaine en consultation privée… pour une somme colossale et, bien sûr, parfois exigée en espèces parce que non déclarée ;

– le sentiment récurrent qu'ont tant de patients de « déranger » le médecin, comme si leur raison de le consulter était à coup sûr futile, sans intérêt, indigne de son attention et de son statut…

Ces attitudes courantes montrent que nombre de médecins n'ont pas vraiment à cœur de « consoler toujours », ni même de rassurer. Leur code de conduite est pourtant bien clair, mais beaucoup semblent n'avoir jamais pris la peine de le lire.

Un code très précis

En France, le Code de déontologie des médecins fait partie intégrante du Code de la Santé publique. Chaque article est fixé par décret. La deuxième partie de ce code, « Devoirs envers les patients », regroupe à elle seule vingt-trois articles (33 à 55) ! (voir page 355)

Le contenu du code détaille sans équivoque les obligations des médecins dictées par les quatre grands principes de la bioéthique énoncés plus haut. En voici quelques exemples, qui montrent qu'un même article peut évoquer plusieurs principes.

Autonomie et justice :

> « Le médecin doit respecter le droit que possède toute personne de choisir librement son médecin. » (Art. 6.)

Justice et bienfaisance :

> « Le médecin doit écouter, examiner, conseiller ou soigner avec la même conscience toutes les personnes quels que soient leur origine, leurs mœurs et leur situation de famille, leur appartenance ou leur non-appartenance à une ethnie, une nation ou une religion déterminée, leur handicap ou leur état de santé, leur réputation ou les sentiments qu'il peut éprouver à leur égard. » (Art. 7.)
>
> « Dès lors qu'il a accepté de répondre à une demande, le médecin s'engage à assurer personnellement au patient

des soins consciencieux, dévoués et fondés sur les données acquises de la science, en faisant appel, s'il y a lieu, à l'aide de tiers compétents. » (Art. 32.)

Bienfaisance et autonomie :

« Le médecin doit à la personne qu'il examine, qu'il soigne ou qu'il conseille une information loyale, claire et appropriée sur son état, les investigations et les soins qu'il lui propose. Tout au long de la maladie, il tient compte de la personnalité du patient dans ses explications et veille à leur compréhension. » (Art. 35.)

Autonomie et non-malfaisance :

« En toutes circonstances, le médecin doit s'efforcer de soulager les souffrances du malade par des moyens appropriés à son état et l'assister moralement. Il doit s'abstenir de toute obstination déraisonnable dans les investigations ou la thérapeutique et peut renoncer à entreprendre ou poursuivre des traitements qui apparaissent inutiles, disproportionnés ou qui n'ont d'autre objet ou effet que le maintien artificiel de la vie. » (Art. 37.)

« Le médecin doit s'interdire, dans les investigations et interventions qu'il pratique comme dans les thérapeutiques qu'il prescrit, de faire courir au patient un risque injustifié. » (Art. 40.)

« Aucune intervention mutilante ne peut être pratiquée sans motif médical très sérieux et, sauf urgence ou impossibilité, sans information de l'intéressé et sans son consentement. » (Art. 41.)

Plusieurs articles visent à interdire aux médecins de tirer un profit matériel indu de leur profession (Art. 19 à

29), en particulier s'ils jouissent d'un mandat électif (Art. 27), et de recevoir des legs de leurs patients (Art. 52). D'autres insistent sur le fait qu'un médecin doit se fonder sur les *données acquises de la science* (Art. 8, Art. 32, en particulier) et se tenir constamment à jour de ses connaissances (Art. 11). L'article 39 émet une interdiction :

> « Proposer aux malades ou à leur entourage comme salutaire ou sans danger un remède ou un procédé illusoire ou insuffisamment éprouvé. »

*

Toute la deuxième partie du Code (Art. 33 à 55) est consacrée aux obligations envers le patient et vise à assurer l'autonomie de celui-ci : information loyale et claire (Art. 35) ; consentement et respect du refus des soins (Art. 36, Art. 41) ; accès au dossier médical (Art. 46).

Les modalités de rémunération énumérées à l'article 53 méritent d'être citées en détail :

> « Les honoraires du médecin doivent être déterminés avec tact et mesure, en tenant compte de la réglementation en vigueur, des actes dispensés ou de circonstances particulières. *Ils ne peuvent être réclamés qu'à l'occasion d'actes réellement effectués*, même s'ils relèvent de la télémédecine. Le simple avis ou conseil dispensé à un patient par téléphone ou par correspondance ne peut donner lieu à aucun honoraire. *Un médecin doit répondre à toute demande d'information préalable et d'explications sur ses honoraires ou le coût d'un traitement. Il ne peut refuser un acquit des sommes perçues. Aucun*

mode particulier de règlement ne peut être imposé aux malades. »

Autrement dit : *le patient n'a pas à payer un médecin pour un service non rendu* ; les « dessous-de-table » sont interdits ; toute somme versée doit donner lieu à la délivrance d'un reçu. Il en va de même pour les dépassements d'honoraires.

*

Il semble que, jusqu'à la fin du XXe siècle, ces principes n'étaient pas suffisamment clairs puisqu'en 2002 le Parlement vota une loi sur les droits des patients (ou Loi Kouchner) qui insistait sur les points suivants :

– l'égalité d'accès au système de santé,

– le respect de la confidentialité grâce au secret médical,

– le droit aux soins,

– la protection, mais aussi le respect de la volonté des mineurs,

– le droit du patient à l'information et la nécessité du consentement pour *tout* acte et exploration pratiqués sur lui,

– l'obligation pour tout professionnel de santé de fournir cette information,

– le droit d'accès au dossier médical.

La Loi Kouchner avait pour objectif la démocratie sanitaire, à savoir la possibilité pour le patient *de devenir acteur de ses soins*, ce qui impose non seulement information et consentement, mais aussi codécision et participation au traitement.

Les divers éléments de la loi ont été intégrés au Code de la santé publique en 2011. Ils en font désormais partie intégrante et fixent les obligations légales des professionnel.le.s de santé.

Tout médecin devrait donc pouvoir s'appuyer sans difficulté sur ces repères pour guider sa pratique. Dans la réalité, comme va le montrer la suite de ce livre, beaucoup de médecins français ne les respectent pas, au contraire : ils les enfreignent sans vergogne, trahissent la confiance que leur accordent la plupart des patients, manquent à leurs obligations professionnelles et violent les lois de la République.

Au lieu de soigner, ils maltraitent. Et, le plus souvent, en toute impunité. Ces médecins-là ne sont pas des soignants, mais des brutes, camouflées derrière leur blouse blanche.

Portrait d'un médecin maltraitant

Il peut être difficile d'*admettre* qu'un médecin est maltraitant, car c'est une personne importante, à qui la société tout entière accorde crédit.

Bien sûr, un patient peut se sentir insatisfait d'une rencontre avec un médecin parce qu'il est préoccupé, fatigué, soucieux, ou parce que le médecin lui a annoncé une mauvaise nouvelle ; ou encore parce que le courant n'est pas passé, ce qui est toujours possible.

Et, bien entendu, il existe des patients impossibles à satisfaire. Mais ils sont rares et cette insatisfaction tient à leur personnalité. L'immense majorité des personnes qui consultent un médecin ne sont ni hypocondriaques ni paranoïaques. Elles aspirent à ne plus (ou à moins) souffrir.

Mais lorsqu'un patient sort de plusieurs consultations successives en se sentant mal, physiquement ou moralement, ou hésite à retourner consulter son médecin parce qu'il redoute la manière dont il va se comporter à son égard, ce patient doit se poser des questions.

Pour reconnaître la maltraitance médicale, il suffit de se rappeler que le but d'une relation de soin, c'est que le patient aille mieux ou, au moins, se *sente* mieux après avoir vu le soignant.

Soigner, c'est d'abord rassurer. Pour rassurer, il faut écouter les plaintes et les examiner une à une. Et pour cela, il faut non seulement écouter, mais répondre aux questions, et donner le temps au patient de réfléchir et d'en poser d'autres. Pour soigner, il faut non seulement entendre, mais aussi respecter les patients et leurs demandes.

Est maltraitant le médecin qui, à l'inverse, reproche au patient d'« être trop exigeant », « toujours insatisfait », d'être malade parce qu'il s'est « mal comporté », de ne pas aller mieux parce qu'il « y met de la mauvaise volonté » ou parce que « c'est dans sa tête ».

Est maltraitant le médecin qui manifeste du mépris pour les croyances, les sensations ou les sentiments du patient. « Ce que vous me racontez, c'est n'importe quoi ! »

Est maltraitant le médecin qui insulte (« Vous êtes complètement folle de vouloir garder cet enfant alors qu'il est trisomique ! »), qui engueule (« Vous êtes inconscient de ne pas vouloir vous faire opérer ! Pensez à votre famille ! ») ou qui punit (« Puisque c'est comme ça, je ne vous renouvelle pas votre prescription ! »).

Est maltraitant le médecin qui fait mal et trouve ça normal : « Oh, comme vous êtes douillette ! » Le médecin qui impose : « Vous *devez* prendre ce traitement, c'est comme ça et pas autrement ! » Celui qui juge : « Vous n'avez aucune volonté ! Vous devriez être capable de faire ce régime ! » Celui qui pratique le chantage ou la menace : « Si vous ne faites pas ce que je vous dis, je ne réponds plus de rien ! D'ailleurs, je ne vous soignerai plus ! » « Si vous ne voulez pas vous plier à mes prescriptions, je préviendrai vos parents ! »

Une relation médicale maltraitante n'est donc pas difficile à reconnaître. C'est une relation abusive.

Et quand le patient s'en rend compte, il peut avoir beaucoup de difficultés à le faire entendre à d'autres. Tout comme l'abus commis par un instituteur, un officier de police ou un prêtre.

Deuxième partie

De la maltraitance médicale en France

La profession médicale française est très hétérogène. On rencontre d'excellents médecins – de vrais soignants, dévoués et aidants – partout dans l'Hexagone. Ce ne sont pas ces médecins-là dont il sera question ici, mais des praticiens qui exercent sans délivrer les soins que les patient.e.s sont en droit d'attendre. Certes, dans toutes les professions de santé, certains individus se comportent de manière inacceptable. Mais les médecins maltraitants représentent le « modèle » en quelque sorte de tous les professionnels maltraitants, pour une raison simple. En France, le principal décideur en santé, c'est le médecin. La hiérarchisation pyramidale de la délivrance des soins veut que les prérogatives, directives et décisions des médecins l'emportent sur celles de tous les autres professionnels.

Cette domination très ancienne agit comme un goulet d'étranglement en obligeant la plupart des patients à passer par un médecin pour *pouvoir* bénéficier des diverses formes de soins et accéder à ceux qui les délivrent. En imposant à tous les acteurs du système des relations verticales, cette hiérarchisation pervertit, on le verra, la formation des soignants et compromet toutes les collaborations interprofessionnelles.

Et la suprématie du médecin sur les autres professions de santé – ainsi que l'impossibilité de remettre cette suprématie en question – favorise la maltraitance. Non parce que les médecins sont seuls responsables de tout (le bon comme le mauvais), mais parce que les structures très hiérarchisées sont toujours inégalitaires et que les inégalités sont sources d'abus de pouvoir.

*

Ce que je nomme maltraitance n'est pas l'effet des maladresses, des erreurs ou des accidents imprévisibles.

Tout médecin peut commettre une erreur, en particulier quand il manque d'expérience. Il peut dire des choses maladroites, blesser sans le vouloir, s'engager dans un geste périlleux qui tourne à la catastrophe, faire souffrir un patient parce qu'il n'a pas compris ce qu'il a, ou sous-estimer un symptôme. Ce médecin-là, quand il se rend compte des conséquences de sa maladresse ou de ses erreurs, cherche à les réparer lorsque c'est possible et, chaque fois, à présenter des excuses au patient qu'il a lésé. Quand il ne peut pas le faire, il peut éprouver pendant longtemps – parfois toute sa vie – un cuisant sentiment de culpabilité.

Comme tous les médecins, j'ai à mon actif une flopée d'erreurs, alignées bien en évidence sur une des étagères de ma mémoire. Elles se rappellent régulièrement à mon bon souvenir.

Être conscient de leurs erreurs conduit les soignants à redoubler de vigilance et d'attention, à remettre en question leurs présupposés, à réexaminer leurs conduites, à s'interroger sur leurs comportements et leurs motivations. Et aussi à prendre garde au désir de trop bien faire, au souci de trop protéger, à la volonté de tout *contrôler*. Car, pour les patients, le chemin de l'enfer est pavé des bonnes intentions… des médecins.

La bienveillance maltraitante

J'étais en quatrième année de médecine. Le patron du service de chirurgie dans lequel j'avais été affecté réunissait, chaque samedi matin, étudiants, internes et chefs de clinique pour examiner collectivement le dossier des patients opérés ou sur le point de l'être.

Notre patron était un personnage respecté, mais au tempérament explosif et tout le monde, à commencer par les étudiants, redoutait ses emportements imprévisibles.

Je n'étais pas moins impressionné que mes camarades, mais j'avais compris qu'il aimait qu'on l'interpelle. D'ailleurs, il ne cessait de nous le répéter.

Un jour, il nous parle d'une femme souffrant d'un cancer du sein et décrit l'intervention extrêmement mutilante qu'il va lui faire subir : lui retirer non seulement le sein entier, mais aussi les muscles sous-jacents et tous les ganglions situés sous le bras. La patiente dont il nous parlait était-elle une amie ou une femme qu'il connaissait ? Je l'ignore, mais il semblait évoquer l'intervention à venir avec une gravité un peu plus grande que s'il s'était agi d'une inconnue.

On était à la fin des années soixante-dix et je dévorais déjà les revues médicales anglophones à la bibliothèque. Pensant à un article que je venais de lire, je levai la main de manière un peu impulsive pour attirer son attention.

— Je t'écoute.

— Je ne comprends pas bien, monsieur. Les études faites en Grande-Bretagne montrent qu'il est possible de retirer seulement la tumeur. La survie est la même, et la qualité de vie des femmes est bien meilleure. Alors pourquoi… ?

J'ai vu l'anesthésiste blêmir et lever les yeux au ciel, l'interne sourire narquoisement en pensant à la volée de bois vert que j'allais prendre et la tête de tous mes camarades s'enfoncer entre leurs épaules.

Le chirurgien m'a regardé sans rien dire et puis, en soupirant, a répondu :

« Tu as tout à fait raison, et j'ai lu les études moi aussi. Mais vois-tu… Ma nièce vivait en Angleterre. Elle a eu un cancer du sein. On lui a fait une tumorectomie simple, et elle est morte. Alors je continue à faire des interventions élargies. »

Aujourd'hui, je mesure le courage qu'il a fallu à cet homme pour exprimer si simplement la profondeur du dilemme qui l'habitait. Il m'avait répondu sans me prendre de haut, sans m'opposer son expérience ou des arguments autoritaires, sur le même ton que s'il s'était adressé à un de ses pairs. Mais j'ai bien vu qu'il n'avait pas l'esprit tout à fait tranquille. S'il persistait à pratiquer des interventions mutilantes, ce n'était pas par conviction obtuse, mais parce qu'il espérait sauver les femmes qu'il opérait. En énonçant ainsi ses motifs, il m'indiquait plusieurs choses : qu'il était scrupuleux au point de répondre sans sourciller aux questions gênantes d'un étudiant impulsif ; qu'il avait pris une décision réfléchie ; qu'il n'était pas tout à fait sûr que c'était le bon choix ; qu'il était conscient de son caractère arbitraire ; qu'il avait choisi sa manière d'opérer pour des raisons émotionnelles et non scientifiques…

Cette histoire est un exemple typique de ce qu'on peut appeler le paternalisme médical. Un praticien réputé, plutôt bienveillant, mutilait des patientes parce que son sentiment lui semblait préférable aux données de la science. Et cela, sans états d'âme, souverainement, et bien sûr *sans demander leur avis aux premières concernées*.

1.

La maltraitance médicale ordinaire

Soigner c'est partager. Et pour partager, l'écrit est la méthode la plus simple.

En 2001, j'ai publié *Contraceptions mode d'emploi*. C'était un ouvrage pratique adressé au plus grand nombre, intelligible et destiné à être partagé. Deux nouvelles éditions ont suivi, en 2003 et en 2007, ainsi qu'un livre plus condensé : *Choisir sa contraception*. À partir de 2003, sur mon site *Winckler's Webzine*, j'ai repris de nombreuses informations parues dans le livre [1].

À l'époque où j'ai commencé à animer ce site, les forums féminins étaient rares. Un très grand nombre de messages envoyés commençaient en substance de la manière suivante : « Je ne parviens pas à obtenir de réponses de mon/ma gynécologue, pouvez-vous m'en donner ? » D'autres, très nombreux, me racontaient des histoires de maltraitance médicale.

1. En mai 2016, ce site vieux de treize ans reçoit en moyenne 8 000 visites par jour ; il propose un millier d'articles, et j'ai reçu via sa messagerie des milliers de messages d'internautes.

Les femmes, premières victimes

Treize ans après que j'ai commencé cette activité de partage des connaissances en ligne, les réseaux sociaux se sont développés et multipliés. Sur Facebook, les échanges vont bon train et dénoncent sans cesse les maltraitances vécues par les femmes dans tous les domaines de la santé – en particulier les violences obstétricales, les refus de contraception et le rejet des demandes de stérilisation volontaire. Mais il y en a bien d'autres.

Certains critiques pourraient être tentés de dire que les maltraitances en gynécologie ne sont pas représentatives de l'ensemble de la pratique médicale. Ce serait de la mauvaise foi, et pour deux raisons.

La première est que tous les médecins sont – pendant plusieurs années – formés ensemble. Ils reçoivent les mêmes cours et fréquentent les mêmes services. La maltraitance n'est pas spécifique d'une spécialité, elle est propre à toute la formation et endémique dans tous ses champs d'activité, car elle est l'expression d'un *mode de pensée diffus*, que je décrirai dans la troisième partie de ce livre.

La seconde est que, dans *tous* les pays développés – et probablement dans beaucoup de pays en développement – *les femmes sont les principales usagères du système de santé*, à tous les stades de leur existence : pour des situations physiologiques (de la puberté à la ménopause) comme pour des maladies spécifiquement ou majoritairement féminines (de la migraine à la fibromyalgie). Et elles ne sont pas seulement « consommatrices », mais aussi médiatrices et prescriptrices de soins, car elles consultent pour leurs enfants, leurs parents, leurs conjoints. Qu'il s'agisse d'opérer un nouveau-né prématuré ou de mettre fin à la réanimation d'un proche en soins intensifs, leur investissement constant fait d'elles les témoins, les actrices – et, parfois, les otages –

de l'immense majorité des décisions médicales. Quand elles n'en sont pas les victimes.

Elles sont, pour cette raison, les premières « cibles » des campagnes de publicité ou d'information de grande envergure : qu'il s'agisse de diagnostiquer les troubles du comportement des enfants, de vacciner les filles contre les papillomavirus (HPV), de dépister le cancer de la prostate ou d'identifier les premiers signes de la maladie d'Alzheimer, c'est toujours aux femmes (mères, compagnes, filles des premiers intéressés) qu'on s'adresse.

Conscientes de cet état des choses, et soucieuses de ne pas se laisser manipuler, beaucoup de femmes – et ça ne date pas d'hier – sont aussi les premières critiques des comportements médicaux. Depuis le début du XXe siècle en Angleterre et aux États-Unis, depuis les années soixante en France, individuellement ou en groupes constitués, elles revendiquent, entre autres, la maîtrise de leur corps et de leur santé, la liberté d'avoir des enfants *si elles veulent, quand elles veulent,* le respect de leur sexualité et la démédicalisation de la grossesse et de l'accouchement.

Quand on s'intéresse à la santé des femmes, on comprend très vite que la frontière entre le physiologique (le fonctionnement « normal » du corps humain) et le pathologique (le trouble, le dysfonctionnement, la maladie) est une construction artificielle. Prenez le cycle menstruel et sa durée « normale » de vingt-huit jours. Saviez-vous qu'il s'agit d'une valeur arbitraire fixée par les médecins au début du XXe siècle ? En réalité, sa durée est variable d'une femme à une autre, et parfois chez une même femme tout au long de sa vie ; il peut durer de vingt-trois à trente-cinq jours sans que cela soit une anomalie – ou que cela compromette la fertilité. Or, cette variabilité n'est presque jamais considérée comme « naturelle » par les médecins, mais comme une anomalie – et conduit à la prescription de « traitements pour régulariser le cycle » toujours anxiogènes et souvent inutiles.

En revanche, les douleurs des règles ont longtemps été considérées comme « normales » par bon nombre de médecins, alors qu'il n'est *jamais* « normal » de souffrir ; des douleurs menstruelles intenses, on le sait aujourd'hui, peuvent être le premier signe d'une endométriose, maladie responsable de souffrances durables et, très souvent, de troubles de la fertilité. Ces deux exemples à eux seuls permettent de comprendre que beaucoup de femmes se sentent frustrées par l'attitude autoritaire ou insensible des médecins à qui elles s'adressent.

Cette frustration est d'autant plus vive – et d'autant plus compréhensible – que, comme je l'ai dit, les femmes sont les premières utilisatrices du système de santé, mais aussi celles qui – souvent à leur insu, en sont les plus ardentes porte-parole.

La vie des femmes pourrait et devrait servir de modèle à toute la réflexion en santé, parce qu'elle résume toute la continuité de la vie humaine, et les incessantes variations entre le physiologique et le pathologique.

*

Frustration et colère sont palpables quand on explore les pages Facebook consacrées aux problèmes de santé. Un réseau social est, pour une association, un moyen de communication interactif et beaucoup plus facile à entretenir qu'un bulletin (et gratuit, en plus !). C'est un forum, qui regroupe des personnes ayant les mêmes intérêts – et, en l'occurrence, les mêmes aspirations et les mêmes exigences. Qu'il s'agisse de partager des ressources sur l'endométriose, de dénoncer les violences obstétricales, de défendre l'accouchement à domicile ou d'échanger les adresses de gynécologues qui acceptent de pratiquer des ligatures de trompes, les informations circulent en temps réel et sont disponibles pour un très grand nombre de femmes.

Beaucoup d'exemples présentés dans ce livre concernent donc la santé de ces dernières.

Les lecteurs pourraient avoir le sentiment que la maltraitance médicale porte surtout sur les consultations gynécologiques. Ils auraient tort. Toutes les spécialités sont impliquées. Je donnerai un certain nombre d'exemples au fil du texte.

Les situations vécues par les femmes illustrent un phénomène plus général.

Et cela commence dès la prise de rendez-vous.

Comment « sélectionner » les patient.e.s

Le lieu d'exercice du médecin peut à lui seul être hostile aux patients, et ce, du simple fait de sa configuration.

Au début des années quatre-vingt, alors que je terminais mon résidanat à l'hôpital du Mans, j'ai remplacé très brièvement trois médecins généralistes sarthois. Le premier exerçait à la campagne depuis plusieurs années. Il m'avait contacté par téléphone et n'avait pas jugé utile de me rencontrer avant de me confier son cabinet pour la journée. Quand j'étais entré dans la salle d'attente humide et mal chauffée, j'avais été pris à la gorge par l'odeur de moisi. Le papier mural se décollait un peu partout. Les chaises en plastique étaient étroites et inconfortables. Dans l'armoire à dossiers suspendus, les fiches des patients étaient vides. Dans la salle de soins, le drap du lit d'examen n'avait pas été lavé depuis plusieurs semaines et, sur les étagères, les instruments étaient couverts de poussière.

Côté consultation, le médecin s'était installé un bureau et un fauteuil anciens, mais les patients devaient s'asseoir sur des chaises thermoformées.

Le deuxième généraliste occupait un cabinet minuscule au milieu d'un petit bourg. Il m'avait dit tout de suite : « C'est petit, mais c'est ce que j'ai trouvé de moins cher. » Il avait si peu de place qu'il ne pouvait faire asseoir face à lui qu'un seul patient à la fois, et que sa table d'examen était coincée en position semi-assise, pour qu'il puisse fermer la porte.

Le troisième partageait un cabinet de groupe récent, clair et accueillant. Quand on entrait dans ce lieu de travail au matériel flambant neuf, on avait le sentiment d'être chez un professionnel digne de confiance. Jusqu'au moment où on découvrait son bureau. C'était un meuble ancien, là aussi : un magnifique – et haut – comptoir de pharmacien datant du XIXe siècle, derrière lequel l'apothicaire d'autrefois se tenait debout. Au lieu de l'installer contre le mur, le praticien l'avait placé au centre de la pièce, avec son fauteuil d'un côté, les chaises des patients de l'autre. Quand il s'asseyait, il était caché par le haut comptoir et les patients ne pouvaient plus le voir. Il n'avait probablement aucun désir de les regarder en face.

Je ne suis jamais retourné chez ces trois médecins et je me suis juré de ne jamais exercer en pareilles conditions.

Heureusement pour moi, j'ai remplacé par la suite deux autres généralistes, qui exerçaient dans des lieux agréables pour les patients, à l'image de leur pratique, et je me suis inspiré de leur exemple. Grâce à eux, j'ai su comment faire d'un cabinet médical un lieu accueillant. Trente-cinq ans plus tard, je me demande encore comment les trois praticiens mentionnés plus haut pouvaient exercer ainsi sans honte. Il me semble en effet indiscutable qu'un lieu d'exercice insalubre et peu propice à la communication est incompatible avec des soins de qualité. Et cela témoigne, à mon sens, d'un grand manque de respect à l'égard d'autrui.

*

Tout praticien sélectionne, consciemment ou non, les patients qu'il va soigner : en choisissant la médecine générale ou une spécialité, l'hôpital ou l'exercice libéral, la zone – rurale ou urbaine – où il s'installe, le type de pratique (biomédicale ou « alternative »).

Il y a quelques années, tout médecin pouvait aussi choisir d'être au secteur 1 (honoraires fixés par la Sécurité sociale) ou 2 (honoraires « libres »). Ce n'est plus possible aujourd'hui (seuls les anciens praticiens hospitaliers peuvent demander à exercer en secteur 2), mais beaucoup de praticiens sont encore en honoraires libres. En principe, tous les médecins doivent afficher leurs tarifs en salle d'attente. Beaucoup ne le font toujours pas.

Certaines « sélections » sont inévitables : un pédiatre de ville verra essentiellement des enfants – même s'il peut parfaitement accepter de continuer à suivre ses patients à l'adolescence. Mais d'autres formes de sélection sont indéfendables.

Madame C. veut prendre rendez-vous avec un médecin spécialiste. Au téléphone, la secrétaire lui demande si elle est titulaire d'une aide sociale (CMU, par exemple). Madame C. répond que non. On lui donne un rendez-vous quinze jours plus tard. Intriguée, elle demande à l'une de ses amies de prendre rendez-vous par téléphone à son tour et de répondre « Oui » à la question sur la CMU. La secrétaire lui dit qu'il y a huit mois d'attente. Deux poids, deux mesures.

Cette histoire que m'a racontée une internaute n'est pas unique. En 2014, une enquête menée auprès de cent cinquante professionnels de santé à Paris et à Nantes par le Défenseur des droits montrait que 11 % des patients titulaires de la CMU avaient été confrontés à un refus de soins du simple fait qu'ils étaient bénéficiaires de cette aide sociale[1]. Quels que soient les motifs invoqués par les praticiens incriminés, ce type de refus est illégal. L'article L. 1110-3 du Code de la santé publique précise en effet : « aucune personne ne peut faire l'objet de discriminations dans l'accès à la prévention ou aux soins ».

Des discriminations, on en voit cependant beaucoup.

Lorsque j'exerçais au centre d'orthogénie de l'hôpital du Mans, je recevais régulièrement des femmes réfugiées de Turquie ou de Tchétchénie, des patientes roms ou tsiganes, des personnes handicapées. Beaucoup consultaient à l'hôpital car il leur était difficile, voire impossible, d'obtenir un rendez-vous chez un gynécologue de ville – parce qu'elles ne parlaient pas bien le français ou en raison de leur statut socioéconomique.

Quand elles entraient dans le service, elles étaient souvent surprises d'être reçues avec le sourire : elles avaient pris l'habitude que des professionnels de santé leur ferment la porte de manière assez brutale. L'une d'elles voulait faire suivre sa deuxième grossesse parce que la première s'était mal passée. N'ayant pas de téléphone, elle s'était présentée à l'accueil d'un cabinet privé de gynécologie-obstétrique. La secrétaire avait secoué la tête d'un air à la fois embarrassé et désolé : « Le docteur m'a demandé de ne pas donner de rendez-vous aux gens du voyage. » Une autre femme, paraplégique depuis un accident de voiture, avait fini par

1. « Les refus de soins opposés aux bénéficiaires de la CMU-C, de l'ACS et de l'AME », rapport remis au Premier ministre, mars 2014 – www.defenseurdesdroits.fr.

trouver un cabinet accessible en fauteuil roulant. Mais, en la voyant, le praticien avait refusé de l'examiner.

*

Début 2016, une internaute m'a raconté l'histoire suivante, stupéfiante.

> « Il y a quelques années, notre ophtalmologiste décréta que, pour prendre rendez-vous avec lui, il fallait se déplacer jusqu'à son secrétariat lors d'une journée "spéciale pour rendez-vous", *une fois par an*. Ce jour-là, une immense file d'attente serpente dans tous les locaux (et sur le parking !), bien avant l'heure d'ouverture et jusqu'à la fermeture.
>
> Le parking étant complètement bloqué par la file d'attente, les patients des autres médecins du cabinet doivent se garer très, très loin. Ses collègues ont râlé, en vain.
>
> Beaucoup de patients doivent attendre plusieurs heures avant de passer devant la secrétaire. Ceux qui travaillent doivent prendre une journée sans solde. Lorsque certains en ont fait état au spécialiste, sa réponse a été : "Ce n'est pas mon problème."
>
> Enfin, comme on peut s'en douter, tout le monde n'est pas capable de tenir debout pendant des heures et des heures.
>
> C'est le cas de ma mère, atteinte d'une maladie grave, et handicapée à 80 % ; elle a donc demandé par téléphone comment elle devait faire. On lui a répondu que si elle ne se présentait pas au secrétariat comme tout le monde, le jour défini par le médecin, elle n'aurait pas de rendez-vous. »

On peut se demander ce qui est passé dans la tête de ce médecin pour infliger une épreuve pareille. En édictant des règles aussi absurdes, il s'assurait de ne voir aucun patient ayant une maladie chronique. Autrement dit : il sélectionnait les personnes en bonne santé. Et dociles, qui plus est. Les patients auraient dû porter plainte au tribunal, car il s'agit d'une discrimination interdite par le Code pénal, et alerter l'Ordre départemental, la Sécurité sociale et le Collectif interassociatif sur la santé (ses coordonnées figurent en fin d'ouvrage)[1].

Ils auraient dû aussi boycotter son cabinet.

*

L'argent est le moyen le plus simple de discriminer les patients. Depuis la réforme Debré de 1958, qui a donné au système hospitalo-universitaire français la forme qu'il a aujourd'hui, la loi permet aux médecins hospitaliers de disposer d'un « secteur privé ». Concrètement, cela signifie que des praticiens travaillant pour le service public reçoivent dans les locaux du service public des patients choisis, qu'ils font payer ce qu'ils veulent. Même si, à l'heure actuelle, moins de 5 % des praticiens hospitaliers disposent d'un secteur privé, cette situation concerne des spécialités ayant un grand impact sur la population : cardiologie, chirurgie, radiologie. Une tribune[2] publiée dans *Le Monde* en 2012, et cosignée par plusieurs praticiens hospitaliers de renom, appelait à moraliser et à contrôler ces pratiques.

---

1. CISS (Collectif interassociatif sur la santé) : www.leciss.org. SOS Info Droits : 01 53 62 40 30.

2. Belghiti Jacques, Bousser Marie-Germaine, Bricaire François, Elias Dominique, Grimaldi André, Lyon-Caen Olivier, Vernant Jean-Paul, « Le secteur privé à l'hôpital public est un atout pour les médecins qui en usent », *Le Monde,* 12 avril 2012.

« Il n'est ainsi pas tolérable que les dépassements d'honoraires pour une simple cataracte puissent à Paris aller de 1 à 10 ; [...] les abus concernant le secteur privé à l'hôpital sont minoritaires, il faut bien sûr les condamner et faire respecter les règles du jeu. Hélas, jusqu'à ce jour, la communauté médicale hospitalière et le Conseil de l'Ordre se sont révélés incapables de faire respecter les règles éthiques, et l'administration et le ministère incapables de faire respecter la loi.

C'est pourquoi nous sommes de nombreux médecins hospitaliers à demander que cette activité privée soit limitée, encadrée et transparente (tout comme d'ailleurs les travaux privés réalisés pour l'industrie ou pour des expertises). Il faut mettre fin à l'arbitraire du "tact et de la mesure", relevant d'un paternalisme médical d'un autre âge, et instaurer des tarifs plafonnés. Il serait souhaitable que le contrôle de cette activité se fasse de façon indépendante, avec la participation des représentants des associations de patients et des usagers. »

Ce que ces praticiens dénoncent à mots couverts, c'est le fait qu'un certain nombre de praticiens disposant d'un secteur privé demandent non seulement des dépassements d'honoraires exorbitants, mais qu'en plus ils ne les déclarent pas. Quand un patient consulte l'un de ces praticiens pour une intervention grave ou pour être pris en charge dans un service de pointe, il n'a guère le choix. D'autant que certains de ces « professionnels » reçoivent plus tôt et plus vite les patients qui payent que ceux des consultations publiques.

Et ils les reçoivent seuls, sans être entourés par une flopée d'étudiants.

Escroqueries et petits cadeaux

L'argent tient un rôle très important dans la relation de soin. Il occupe aussi une grande place *entre* médecins.

Au cours des années quatre-vingt, alors que j'apprenais à poser des DIU[1] en dix minutes au centre d'orthogénie, certains gynécologues du Mans imposaient aux femmes qui demandaient cette contraception de passer une nuit dans leur clinique pour le leur poser… sous anesthésie générale ! Ils ne pouvaient le faire, bien entendu, qu'en profitant du manque d'information de la population. L'un des problèmes soulevés par la médecine libérale, c'est que les praticiens ne rendent de comptes à personne. Si le patient ne sait pas que son médecin lui impose une procédure inutile et abusive, comment pourrait-il s'en plaindre ? Et à qui, d'ailleurs ?

C'était une pratique courante dans certaines cliniques du Mans, tout porte à croire que ça l'était aussi ailleurs.

L'escroquerie caractérisée ne concerne bien sûr pas seulement les gynécologues. L'un des généralistes que je remplaçais me montra un jour la lettre que lui avait envoyée un cardiologue de ville. Le spécialiste proposait de lui confier un appareil d'électrocardiographie portatif, à faire porter par ses patients. Après avoir récupéré l'appareil, le cardiologue en ferait l'interprétation et convoquerait le patient pour lui en donner le compte rendu et, bien entendu, lui facturer le tout. Il reverserait ensuite au généraliste une partie des sommes perçues. Mon confrère n'a pas donné suite, car ce que lui proposait le cardiologue n'était pas seulement contraire à la déontologie, c'était aussi une escroquerie envers l'assurance-maladie : il se

1. DIU : dispositif intra-utérin ; nom scientifique du « stérilet ». Comme il ne rend pas stérile, il vaudrait mieux dire « DIU ».

servait des généralistes (plusieurs avaient reçu la même lettre) pour « rabattre des patients » qui n'avaient rien demandé et ne souffraient de rien.

Quelques années auparavant, un biologiste, ami de mon père, m'avait raconté que, lorsqu'il avait ouvert un laboratoire d'analyses dans une grande ville du Sud-Ouest, à une époque où il y en avait peu, il avait été surpris de ne voir aucun patient pendant plusieurs semaines. Un confrère lui avait demandé s'il était allé « se présenter » aux médecins de la ville, en leur proposant un « intéressement ». Le biologiste tomba des nues. Mais il fit le tour des praticiens, en leur laissant entendre qu'il ne les oublierait pas. Et les patients se mirent à affluer.

Ces deux formes de racket – car il s'agit de ça – portent, dans le jargon médical, le doux nom de « dichotomie ». Les articles 22 et 23 du Code de déontologie français les interdisent formellement. Mais ces pratiques sont si ancrées dans l'esprit de nombreux médecins français qu'elles perdurent même quand personne ne demande rien.

Deux années de suite, à la période des fêtes, j'ai reçu du vin ou du foie gras d'un des radiologues du Mans. Comme je le connaissais vaguement, j'ai pris le premier envoi comme une marque d'amitié. L'année suivante, tout de même, je me suis posé des questions et je lui ai demandé ce qui motivait ces largesses. Il me déclara : « Comme vous m'envoyez beaucoup de patients, il faut bien que je vous en fasse profiter. » J'ai répondu : « C'est gentil, mais je ne vous envoie personne en particulier. Quand les patients me demandent où passer leur radio, je leur suggère d'aller à l'hôpital. J'imagine qu'ils préfèrent s'arrêter chez vous parce que votre cabinet est à mi-chemin. »

J'aurais peut-être dû me la boucler, car il n'a jamais renouvelé son geste.

Surdité, condescendance… et impatience

En principe, chaque consultation commence par une écoute : le patient exprime les motifs de sa venue, le médecin prend des notes, fait préciser, s'assure qu'il a bien compris.

« Écoutez bien ce que le patient vous dit en entrant, car il vous donne le diagnostic. » Cette phrase de William Osler, praticien canadien qui influença toute la médecine anglo-saxonne au début du XXe siècle, certains chercheurs l'ont prise au mot.

En 1989, un neurologue britannique publiait dans le *British Medical Journal* un court article dans lequel il décrivait une expérience personnelle. Lors de cent consultations successives, il avait laissé le patient parler sans l'interrompre jusqu'à ce qu'il s'arrête spontanément. Pendant ce temps, il écoutait et prenait des notes. Soixante-dix pour cent d'entre eux s'étaient interrompus spontanément en moins de deux minutes. Bien entendu, la brièveté et la concision étaient proportionnelles aux capacités de s'exprimer de chacun.e. L'auteur en concluait qu'on pouvait, sans crainte d'être débordé, écouter les patients sans leur couper la parole.

Il se demandait si cela n'était pas encore plus important en médecine générale[1].

Treize ans plus tard, une équipe médicale de l'hôpital de Bâle, en Suisse, reproduisait la même expérience avec plusieurs centaines de patients et quatorze médecins différents. Les trois quarts (78 %) des patients avaient parlé moins de deux minutes. Sept seulement avaient parlé plus de cinq minutes[2].

1. Blau JN., « Time to let the patient speak », *British Medical Journal*, 7 janvier 1989.

2. Langewitz W., « Spontaneous Talking Time at Start of Consultation in Outpatient Clinic : Cohort Study », *British Medical Journal*, 28 septembre 2002.

D'autres recherches (elles se comptent par dizaines) ont donné des résultats similaires et ont également interrogé les patients sur les différences entre les médecins qui les interrompent et ceux qui les laissent parler. C'est simple : quand on les laisse parler, ils sont plus satisfaits en sortant de consultation – et cela, quel que soit le problème pour lequel ils sont venus.

Conclusion des chercheurs : laissez s'exprimer les patients. Certaines études attirent l'attention sur le sexisme inconscient des médecins, qui coupent la parole aux femmes plus souvent qu'aux hommes…

*

En France, les choses ne sont pas très différentes. Début 2016, deux médecins, Anne Révah-Lévy et Laurence Verneuil, ont publié *Docteur, écoutez !* (Albin Michel) pour souligner le manque d'attention des médecins français, qui consacrent en moyenne… vingt-trois secondes à écouter ce que les patients disent avant de les interrompre.

Que les médecins généralistes ou de nombreux praticiens hospitaliers aient moins que jamais le temps d'écouter, ce n'est pas douteux : les uns sont surchargés par la désertification médicale, les autres par les exigences de rentabilité imposées par l'administration hospitalière. Il n'en va pas de même pour les spécialistes de ville, qui reçoivent sur rendez-vous, n'ont pas d'urgences à assurer et n'ont de comptes à rendre à personne. Ils devraient pouvoir consacrer du temps d'écoute aux patients. En principe, ils sont là pour ça. Le plus souvent, malheureusement, il n'en est rien.

Madame D. – c'est la première fois qu'elle fait appel à moi – me décrit les symptômes qu'elle ressent. Ils ne ressemblent à rien que je connaisse ou aie déjà vu, mais je note consciencieusement ce qu'elle me dit et je m'interroge tout haut sur les explorations à faire pour identifier ce qui la fait souffrir. Je la vois glisser la main dans son sac et en ressortir une feuille pliée en quatre qu'elle me tend en tremblant. C'est un article découpé dans une revue de santé grand public. On y décrit la maladie qu'elle redoute d'avoir.

J'ouvre l'article et je le lis devant elle. Il ne s'agit pas d'une maladie exotique, mais de la maladie de Lyme, une infection dont on parle peu en France à l'époque. J'en ai entendu parler pendant mes études, et ce que dit l'article semble tout à fait solide. Je lui déclare : « Vous avez raison, ça pourrait être ça ; je vais ajouter la sérologie de la maladie de Lyme à la prise de sang. » Elle se met à pleurer. Je lui demande pourquoi. Elle me répond : « Vous êtes le premier qui me dit ça. Les autres médecins se sont moqués de moi. » Je n'avais pas le sentiment d'avoir fait quelque chose d'exceptionnel. Elle m'avait apporté quelque chose à lire, j'étais intrigué, j'avais lu en me disant que c'était une information de plus. Et que, puisque c'était important pour elle, il fallait que j'en tienne compte.

Mais ce n'est pas ce qu'on enseigne dans les facultés de médecine : pendant longtemps – et c'est encore vrai aujourd'hui – les médecins ont été formés non pas à écouter, mais à *interpréter* ce que les patients leur apportent, à transformer les symptômes (ce que le patient ressent) en signes et en syndromes (les manifestations d'une maladie) et à tout faire rentrer dans des cases diagnostiques. On leur a longtemps enseigné que ce que le patient raconte n'a d'intérêt que si cela correspond à l'idée que le médecin a en tête.

À ce refus d'écoute peut s'ajouter une attitude franchement hautaine. Les réactions des trois autres médecins que cette femme avait vus en sont l'illustration. Le premier avait grommelé : « Ne venez pas m'emmerder avec ces conneries. » Le deuxième avait à peine regardé l'article et le lui avait rendu sans un mot. Le troisième avait souri de manière assez méprisante et dit : « Vous ne devriez pas lire des choses que vous ne comprenez pas. »

Beaucoup de patients sont ainsi confrontés à la condescendance, voire au mépris des praticiens à qui ils se confient. Tout se passe comme si ce que le patient avait à dire était, par définition, nul et non avenu.

Il est d'ailleurs assez caractéristique que, dans les pays anglo-saxons, le recueil des informations par le médecin soit désigné sous les termes de *patient history* (récit du patient). En France, on parle… d'*interrogatoire* et d'*histoire de la maladie*. On ne saurait mieux dire qui dirige l'entretien, et dans quel but.

De la méfiance à l'interrogatoire inquisiteur

Non contents de balayer d'un revers de main les informations qu'on leur apporte, beaucoup de médecins pressent les patients, avec une certaine impatience, « d'en venir aux faits ». Plus grave encore, un grand nombre semble penser que ce que dit le patient est *suspect*, et s'en méfient comme de la peste. L'une des phrases que j'ai le plus entendues pendant mes études, mais aussi plus tard, est : « Faut surtout pas croire tout ce que les gens te racontent. » À l'entendre, quand la parole du patient n'est pas un bavardage intempestif, c'est un tissu de mensonges.

Cette méfiance peut devenir caricaturale quand elle reflète les inquiétudes propres du médecin. À la fin des années soixante-dix, j'étais en stage chez un généraliste du sud de la Sarthe. Un matin, une femme entre dans le cabinet et, utilisant une expression courante de la région, elle déclare : « J'ai pas vu [mes règles] depuis deux mois. » Du tac au tac, le médecin répond : « Vous le gardez, ou non ? »

Ébahie, la femme ouvre de grands yeux. Elle est venue pour déclarer une grossesse désirée, pas pour demander une IVG. Le médecin, lui, avait sauté aux conclusions qu'il redoutait le plus. Afficher ainsi ses préjugés était à la fois indélicat et rédhibitoire. Si cette femme avait un jour besoin d'une interruption de grossesse, elle n'aurait probablement pas envie de faire appel à lui ou de le recommander.

*

À l'hôpital, on enseigne aux étudiants, le plus souvent de très jeunes gens, à recueillir un très grand nombre d'informations sur les patients dont ils ont la charge. L'interrogatoire doit être aussi complet que possible – ce qui signifie en particulier de poser parfois des questions intimes, sur l'activité sexuelle. Cette « tâche » est confiée aux étudiants sans préparation, sans ménager leur propre sensibilité, leur propre pudeur. Et, a fortiori, sans se préoccuper de l'impact que leurs questions auront sur les patients.

Il y a une dizaine d'années, au cours d'un enseignement dirigé, je demande à des résidents quelles questions poser à une adolescente qui vient chercher une contraception ; une jeune femme me lance :

— On lui demande si elle a des relations sexuelles !

— Certainement pas !

— Pourquoi ? C'est une question importante, non ?

— La vie sexuelle des gens ne nous regarde pas, sauf s'ils en parlent spontanément ou si c'est médicalement pertinent. Or, dans ce cas précis, ça ne changera rien à ta prescription : ou bien elle en a déjà, ou bien elle a *l'intention* d'en avoir, et dans les deux cas on ne peut que la féliciter de se protéger. En revanche, poser les questions de manière aussi directe peut faire plus de mal que de bien.

Et je leur raconte l'histoire suivante.

Un jeune médecin fraîchement installé reçoit Mlle E., une adolescente de quatorze ans, qui, avec beaucoup de difficulté, lui demande la pilule. Le médecin, surpris par le jeune âge de la patiente, lui demande depuis quand elle a des relations sexuelles. La jeune fille se ferme comme une huître et ne dit plus un mot. Le jeune praticien cherche à la faire parler, sans succès. Au bout de quelques minutes, l'adolescente quitte le cabinet sans avoir desserré les dents. Deux mois plus tard, le même jeune médecin se rend au centre d'interruption de grossesse où il assure des vacations. En entrant dans le service, il aperçoit Mlle E. dans une chambre. Voyant son dossier dans le bureau de la secrétaire, il comprend qu'elle vient de subir une IVG le matin même. Il confie à la conseillère de planification qu'il se sent très coupable de ne pas avoir réussi à lui prescrire une contraception, quelques semaines plus tôt.

— Je n'ai pas su lui parler.

— Tu as peut-être *trop* parlé, répond la conseillère. Tu lui as demandé depuis quand elle avait des relations sexuelles. Elle ne pouvait pas te répondre : c'étaient des relations imposées par un membre de sa famille.

« Tout le monde ment », les médecins en premier

L'une des premières obligations morales d'un soignant consiste à tenir le patient informé de son état à tout moment, sans jamais mentir sur sa maladie même si elle est très grave et le menace à court ou à long terme. Dans bien des pays développés, c'est une attitude courante chez les professionnels, acceptée par tous, et toujours attendue par les patients. Ça fait partie du métier.

Lorsque je travaillais à *La revue Prescrire*, au cours des années quatre-vingt, je me rappelle avoir eu une discussion avec l'un des rédacteurs, médecin généraliste lui aussi, à propos de l'annonce du diagnostic de sclérose en plaques (SEP). Les premiers symptômes de cette maladie, qui évolue par poussées successives, sont parfois très fugaces et il n'est pas toujours facile de l'identifier à coup sûr. C'était d'autant plus problématique qu'il s'agissait alors (et encore aujourd'hui) d'une maladie pour laquelle il n'existe aucun traitement susceptible de la guérir ou d'arrêter son évolution. Celle-ci est par ailleurs très variable et imprévisible d'une personne à une autre : certains patients sont peu gênés et restent longtemps valides. D'autres se retrouvent rapidement très handicapés.

Mon interlocuteur était d'avis que, en cas de première poussée de sclérose en plaques, il ne fallait pas donner le diagnostic à la personne concernée. Il fondait son opinion sur la conviction qu'une telle annonce serait source, pour une personne désarmée, d'inquiétudes injustifiées (les poussées pouvaient rester espacées), d'un sentiment d'impuissance (il n'y avait pas de traitement), de désespoir (le diagnostic pouvait apparaître comme une condamnation), etc.

Cette position m'a mis très mal à l'aise.

D'un côté, j'étais un jeune médecin bienveillant et je pouvais comprendre la décision de ne pas pourrir la vie d'une patiente (c'est une maladie qui touche plus souvent les femmes) en lui annonçant une nouvelle dont elle ne saurait que faire, sinon se ronger les sangs.

D'un autre côté, je trouvais indéfendable de cacher au premier intéressé une vérité qui le concerne. Ne pas savoir, c'est rester dans l'impuissance. Savoir, c'est accéder aux possibilités de prendre des décisions. *Et il y a toujours des décisions à prendre.*

Quelques années plus tard, S., un ami américain très proche, m'apprit qu'il était atteint de sclérose en plaques. Nous avions le même âge – une quarantaine d'années, à l'époque – et je pouvais tout à fait m'identifier à sa situation. Quand S. me raconta la manière dont le diagnostic lui avait été annoncé, ce fut avec une perspective très différente de celle de mon confrère français. Dès la première poussée, le médecin de S. avait évoqué plusieurs diagnostics possibles, parmi lesquels la SEP semblait le candidat le plus probable. Quelque temps plus tard, il le lui avait confirmé de vive voix, au cours d'une consultation qui avait permis à S., ainsi qu'à sa compagne, de poser toutes les questions qu'ils voulaient. S. en avait retenu essentiellement trois choses : que l'évolution de sa maladie était imprévisible ; que les traitements des poussées n'étaient pas toujours efficaces, mais pouvaient soulager ses symptômes ; que son médecin était à sa disposition pour lui répondre et le recevoir à tout moment. Mon ami conclut : « C'est un sale coup, mais au moins je me sens soutenu, ça m'a permis d'ajuster mes projets. » Comme je lui demandais lesquels, il me répondit : « J'avais prévu d'acheter une maison. Si je dois me retrouver en fauteuil roulant, je vais opter pour une maison de plain-pied. »

Ce qui m'a le plus frappé dans le récit de S., c'est que jamais le médecin n'avait présumé qu'il ne saurait pas faire face. Il lui avait parlé de manière à la fois factuelle et encourageante (il l'avait mis en contact avec une association de patients souffrant de SEP) et se tenait à ses côtés. Plus tard, on avait proposé à mon ami de participer à l'expérimentation d'un médicament susceptible d'agir sur l'évolution des poussées ; on lui avait expliqué clairement qu'il s'agissait d'un essai en double aveugle (ce qui voulait dire qu'il recevrait peut-être un placebo, et non le médicament actif) et que les effets secondaires pouvaient être marqués (ce qui signifiait qu'il souffrirait peut-être plus du traitement qu'il n'en tirerait bénéfice) ; il avait pesé le pour et le contre et avait décidé de ne pas s'enrôler dans l'essai. Son médecin n'en avait pas moins continué à s'occuper de lui avec le même soin.

Ces deux histoires pour illustrer une notion qui me semble fondamentale : si soigner, c'est aider l'autre à s'affranchir au mieux de la maladie, ou au moins à lui faire face, alors tout travestissement de la vérité, même pour des raisons « bienveillantes », n'est pas seulement immoral, mais aussi incompatible avec le soin.

Les médecins qui cachent aux patients des informations qui les concernent violent le Code de déontologie, purement et simplement. C'est un comportement paternaliste qui entrave gravement la liberté des patients de décider en connaissance de cause.

*

Je conseille à tous les étudiants en médecine de regarder attentivement (en VO sous-titrée, tant la VF est calamiteuse et truffée d'idioties) la première saison de la série *Dr House.* Dès le premier épisode, le personnage principal déclare : « Tout le monde ment. » Et il précise : « À commencer par les médecins ». Ce qui apparaît clairement au fil des épisodes, c'est que les patients mentent pour se protéger – des jugements des médecins ou des réactions de leur entourage.

Les médecins, quand ils mentent, le font tantôt pour « ménager le patient », tantôt pour *se* ménager, et toujours pour garder le contrôle de la situation. Autrement dit, pour conserver le pouvoir.

*

Quand je me suis installé, je ne regardais pas *Dr House,* mais je me suis peu à peu rendu compte que certains patients mentaient pour me manipuler. Ces patients-là sont très peu nombreux (je n'en ai croisé que quatre ou cinq en vingt-cinq ans de pratique), et très mal dans leur tête, mais ils me pompaient beaucoup d'énergie. Ils sont dotés d'une personnalité manipulatrice et la maladie leur donne un avantage redoutable sur leur soignant : ils peuvent toujours se poser en victimes. Ils ont, de plus, l'intelligence de s'adresser aux médecins les plus jeunes et les plus inexpérimentés. Car beaucoup de jeunes praticiens sont bienveillants et animés d'un désir de sauver le monde, mais aussi très crédules et très influençables.

J'ai eu de la chance : des collègues médecins et psychologues ainsi que la pratique des groupes Balint m'ont aidé à comprendre ce qui, dans les traits de ma personnalité, me rendait sensible aux arguments des patients… et me poussait, de mon côté, à me méfier et à douter de ce que le patient disait. Pour *me* protéger.

Après plusieurs années de participation à un groupe Balint, j'ai fini par comprendre que, pour un soignant, il n'est pas essentiel de savoir « tout » sur un patient. Chacun a des secrets à préserver ; pour soigner, il n'est pas indispensable de les connaître. Parfois, il suffit de subodorer que, dans l'histoire d'un patient, il y a une « zone sensible », et de garder son existence à l'esprit, afin d'éviter de s'y engouffrer comme un éléphant dans un magasin de porcelaine. En gardant une distance respectueuse, on signifie au patient qu'on ne cherche pas à prendre le pouvoir.

*

Mme X., qui m'amenait régulièrement ses deux enfants en consultation, n'évoquait jamais sa situation conjugale. Lorsque j'avais voulu en savoir plus sur leur père, et sur le mode de vie de la famille, elle m'avait répondu qu'elle préférait ne pas en parler. J'avais respecté son souhait, et bien m'en a pris. Au fil des mois, j'ai reçu tous les membres de la famille, et j'ai découvert qu'ils formaient une tribu à l'équilibre très complexe et aux relations souvent très douloureuses pour plusieurs d'entre eux. Certains aspects des relations entre les adultes de la famille me choquaient profondément, mais j'ai vite compris que, parce que je ne portais aucun jugement, chacun d'eux pouvait venir me demander de l'aide. Si je m'étais risqué à vouloir « réparer » la famille de Mme X. (ou tout simplement, me mêler de ses affaires), elle m'aurait fui et elle aurait bien fait. Au lieu de quoi, alors même que je ne posais aucune question, chacun savait m'apporter, le moment venu, l'information qu'il me fallait pour comprendre, et seulement celle-là.

Au bout de six ou huit ans d'exercice, je ne me demandais plus du tout si un.e patient.e me disait la vérité ou non, car je ne me focalisais plus sur les faits, mais sur les émotions et les sensations. La pratique du Balint m'avait appris, en outre, que derrière une déclaration qui me semblait bizarre, il y en avait peut-être une autre, que le patient ne pouvait exprimer par peur, par honte, par chagrin, par colère – ou en raison de sentiments encore plus confus.

L'exemple le plus éclairant, je l'ai trouvé dans une phrase qu'on entend fréquemment en consultation de contraception : « Docteur, je ne supporte plus ma pilule. »

Au début, bien entendu, je réagissais de manière un peu automatique en disant : « Eh bien, je vais vous en prescrire une autre. »

Certaines patientes repartaient avec une ordonnance... et je les voyais revenir quelques semaines plus tard pour la même raison.

D'autres secouaient la tête, et je sentais que ça n'était pas la bonne réponse, parce que leur demande en cachait une autre. Ce qu'elles voulaient dire, c'était plutôt : « Ça fait dix ans que je la prends et j'aimerais me sentir à nouveau moi-même, comme quand je ne la prenais pas. » Ou bien : « J'en ai marre de prendre la pilule chaque soir avant d'aller me coucher avec un homme que je n'aime plus. » Ou encore : « Je ne veux plus de contraception, je veux être enceinte, mais ça n'est pas possible pour telle ou telle raison. » Ou même : « J'ai peur d'oublier ma pilule, parce que depuis quelques mois j'ai un amant, et je ne veux pas me retrouver enceinte sans savoir de qui sera l'enfant. »

Bien entendu, plus le problème était compliqué – et sensible – plus il fallait de patience et de délicatesse pour que la patiente parvienne à le formuler.

À mesure que le temps passait, j'ai appris à écouter plus attentivement. Et j'ai vu peu à peu les « demandes-prétextes » disparaître, et un nombre de plus en plus grand de patient.e.s énoncer d'emblée, en toute confiance, les motifs qui les amenaient à consulter, même quand ils étaient très difficiles à exprimer.

Les médecins qui ne prennent pas la peine d'écouter ne savent pas à quel point il est gratifiant de le faire.

Mais il y a pire que de n'être pas écouté : c'est voir le médecin balayer d'un revers de main ce qu'on lui a confié.

« C'est dans votre tête »

Contrairement à ce que beaucoup de praticiens français imaginent, la confiance du patient n'est pas un « dû » qu'ils sont en droit d'attendre. Elle est, d'abord, un *risque* que prend le patient en s'adressant à un étranger. Ce risque est certes calculé : tout patient « évalue » inconsciemment le médecin qu'il a en face de lui, à travers son comportement, ses réactions, ses attitudes. Et, en théorie, chacun peut librement décider de ne plus consulter un médecin dont il n'est pas satisfait. Mais cette liberté est entravée par d'autres considérations : la peur de la maladie ; l'« aura » du médecin, sa réputation et l'ascendant qu'il a sur le patient ; la durée de la relation ; les pressions de l'entourage ; l'impossibilité de consulter un autre praticien.

La plupart des patients font confiance aux médecins, mais faire confiance, ce n'est pas s'exposer tout de suite entièrement. La confiance du patient s'installe peu à peu. À la mesure du respect qu'on lui porte.

Or ce respect n'est pas du tout le même selon le pays où on vit.

Dans les pays anglo-saxons, les médecins acceptent parfaitement qu'un patient prenne l'avis d'un autre praticien. En France, beaucoup de médecins se voient comme une figure d'autorité exclusive : « Quand on fait appel à moi, c'est moi qu'il faut écouter, et personne d'autre. »

Cette attente de soumission implicite est l'un des traits les plus saillants de la culture médicale hexagonale. Elle a longtemps fait partie de la manière dont les enseignants formaient les étudiants en médecine : « C'est comme ça et pas autrement. » Ce n'est plus toujours le cas, mais il reste malheureusement beaucoup d'enseignants en médecine qui se comportent ainsi. Et il faut avoir beaucoup de personnalité et d'assurance pour braver les injonctions de ces « maîtres ».

Or, aujourd'hui, beaucoup de patients attendent des médecins autre chose qu'une posture paternaliste et des décisions unilatérales. Quand ils se présentent dans un cabinet médical, ce n'est pas pour se soumettre, mais pour échanger, questionner, s'informer, envisager toutes les options.

Face à un médecin dont l'attitude est fermée, paternaliste, archaïque, la plupart des patients se sentent très mal parce que le refus de les prendre au sérieux équivaut à nier leur sincérité.

Prenez deux effets secondaires, extrêmement fréquents, des contraceptions hormonales : la prise de poids et la diminution (quand ce n'est pas la disparition) de la libido.

Comme je l'ai mentionné p. 33, les contraceptions hormonales (pilules, implant et dans une certaine mesure le SIU, ou « stérilet hormonal ») endorment l'ovulation en simulant une grossesse en cours. Pour certaines utilisatrices, ça peut tout à fait favoriser une prise de poids (soit en augmentant légèrement l'appétit, soit en accentuant le « stockage » des calories) et « assoupir » la libido, comme le décrivent un certain nombre de femmes enceintes.

Bien sûr, ces effets ne concernent pas *toutes* les utilisatrices, en raison du grand nombre de méthodes existantes et de la sensibilité aux hormones, variable d'une personne à une autre. Mais celles qui sont concernées par ces effets secondaires en souffrent beaucoup. Nombre de médecins accueillent leur plainte avec incrédulité, quand ils ne leur décochent pas des commentaires méprisants et déplacés.

Madame F. vint me voir un jour en me racontant qu'à la suite de sa troisième grossesse le gynécologue avait refusé de lui poser de nouveau un DIU au cuivre, méthode qu'elle utilisait depuis des années, et lui avait imposé un SIU hormonal. En quelques mois, elle avait pris dix kilos et avait perdu tout désir d'avoir des relations sexuelles. Au bout de six mois, elle était allée demander à son gynécologue de lui retirer le SIU ; il avait refusé tout net. « Pour le poids, vous n'avez qu'à faire attention ! Et puis cette histoire de libido, c'est dans votre tête ! Vous êtes sûre que ça va bien, dans votre couple ? »

Elle avait décidé de changer de praticien et, comme le centre de planification donnait des rendez-vous dans la semaine, elle venait me demander de lui enlever son SIU.

— Je suis tout de même capable de faire la différence entre l'amour et le désir ! me dit-elle avec un mélange de colère et de désespoir. Je n'ai pas de désir, mais j'aime mon mari. Mais une fois que vous allez me retirer cette cochonnerie, qu'est-ce que je vais faire ? Je ne veux pas être enceinte encore une fois !

— Eh bien, si vous voulez, je vous retire le SIU et je vous pose un DIU au cuivre.

— Vous voulez dire… quand j'aurai mes prochaines règles ?

— Non, aujourd'hui ! Comme ça, lorsque votre libido sera réveillée, vous serez protégée…

— Mais… Mon gynéco m'a dit que si j'insistais vraiment, il me l'enlèverait, mais que de toute manière, avant de me mettre un stérilet, il me fallait attendre ! Moi, je ne voulais pas prendre de pilule, et je ne voulais pas non plus me retrouver sans contraception !

— Non, changer de DIU, ça se fait en une fois.

Quelques semaines plus tard, Madame F. m'appelle pour me demander quand elle doit venir en consultation

« de contrôle ». Je lui réponds que si elle va bien, elle n'a pas besoin de venir. Comment se sent-elle ? Très bien : elle a perdu du poids et retrouvé sa libido, son mari et sa joie de vivre. Mais elle est très en colère contre le médecin qui l'a traitée de folle et, en plus, lui a menti.

*

Le « C'est dans votre tête ! » que trop de praticiens (des deux sexes) décochent aux patients invoquant un symptôme « non répertorié » est l'une des expressions les plus manifestes de l'obscurantisme médical français. D'abord parce qu'il disqualifie ce que ressent la personne, en laissant entendre que ses symptômes n'ont pas de réalité. Or, un symptôme est *toujours* subjectif. Un mal de tête ou de ventre, un vertige, des brûlures d'estomac, un lumbago, le sentiment d'oppression de l'infarctus, la douleur fantôme d'un membre amputé ne peuvent être ni observés ni mesurés, car seul le patient les perçoit. Ça ne veut pas dire qu'il les imagine ! Rejeter la réalité d'un symptôme est une première violence qui laisse entendre que le patient se trompe sur ses propres perceptions ou, pire, qu'il ment délibérément. La seconde violence consiste à refuser de chercher une solution. Dans le cas de Madame F., son médecin était d'autant plus impardonnable que la solution m'avait pris cinq minutes. La troisième violence avait consisté à lui mentir en lui disant qu'elle devait attendre pour se faire poser le DIU qu'elle demandait.

Pourquoi lui mentir ? Pour une raison vénale, inexcusable : cela obligeait Madame F. à payer deux consultations au lieu d'une. Et ce gynécologue-là n'était pas le seul à le faire : nombre de patientes qui venaient au centre d'orthogénie « en dépannage » étaient très surprises de m'entendre dire qu'elles pouvaient garder leur DIU au cuivre dix ans, qu'il n'était pas utile de venir chaque année en consultation de contrôle et que si elles allaient bien, elles n'avaient pas besoin de médecin. Et beaucoup me disaient que leur gynécologue leur faisait changer de DIU au bout de trois ans, en deux consultations : l'une pour retirer le premier, l'autre pour insérer le second.

Ce comportement vénal, indécent de la part de professionnels qui ne sont pas obligés de faire revenir des patientes tous les quatre matins pour gagner leur vie, provoque des catastrophes.

Je me souviens, en particulier, d'avoir vu le même mois au centre d'IVG deux femmes d'une quarantaine d'années qui m'avaient raconté la même histoire : au cours d'une consultation annuelle, leur gynécologue (elles avaient le même) leur avait retiré leur DIU au cuivre sans les prévenir, en disant qu'il fallait le changer. Il leur en avait prescrit un autre, à se faire poser « après leurs prochaines règles ». Et en attendant ? avaient-elles demandé. « En attendant, vous n'avez qu'à faire attention. De toute manière, à votre âge, vous ne risquez plus grand-chose… »

Toutes deux s'étaient retrouvées enceintes. Et toutes deux étaient partagées entre la colère d'avoir été flouées ainsi et le sentiment de culpabilité. C'était sûrement de leur faute, puisqu'elles n'avaient pas « fait assez attention ». (Il en va ainsi des maltraitants : ils parviennent à convaincre leurs victimes qu'elles sont seules responsables de leur sort. Ils culpabilisent au moyen de petites phrases humiliantes comme : « Vu votre âge, une grossesse serait surprenante… » Ou encore : « Avec votre surpoids, vous ne serez jamais enceinte… »)

Le même gynécologue, comme plusieurs de ses confrères du département, recommandait d'arrêter la pilule un mois par an « pour s'assurer que tout fonctionne bien ». Au mois d'août, de préférence, quand il prenait des vacances. On constatait les effets nocifs de ces « recommandations » quand elles passaient la porte du centre d'IVG, en septembre.

Intrusions et jugements de valeur

Quand ils entament leur parcours, les étudiants en médecine sont dans leur grande majorité des individus sensibles. Mais de leurs émotions, leurs répulsions ou leurs désirs il n'est pratiquement jamais question pendant leur apprentissage. Comme en témoignent les blogs et les courriels de jeunes médecins que j'ai l'occasion de lire (et il y en a beaucoup), tout se passe comme si, pendant leurs stages hospitaliers, on attendait d'eux qu'ils ne s'engagent pas, qu'ils restent émotionnellement aussi distants que possible des patients. Ce qui, bien entendu, est impossible.

Abandonnés à leur sort, certains font leur maximum pour éviter les questions trop intrusives, ou pour les poser avec la plus grande délicatesse. D'autres décident plutôt de les asséner en rafale, de manière mécanique, comme si de rien n'était, ce qui leur permet de ne pas s'exposer émotionnellement et leur donne l'illusion d'avoir ainsi un comportement « professionnel ».

Or, depuis le tournant des années 2000, plusieurs études américaines et britanniques montrent qu'au fil de leurs études beaucoup d'étudiants se « désensibilisent » et perdent leur empathie. Les causes sont multiples : le stress professionnel, la tempête de sentiments devant l'intensité de la souffrance humaine et leur impression d'impuissance à la combattre sont facteurs de *burn-out*, lequel est suivi d'un repli émotionnel destiné à les protéger.

Ce phénomène aujourd'hui bien connu (hors de France, du moins) explique, sans le justifier, que de nombreux praticiens apparaissent comme « insensibles » ou « à peine concernés » par ce que les patients leur disent. Cette insensibilité affichée est, le plus souvent, une posture défensive. Réagir, c'est montrer qu'on est touché. C'est un signe de faiblesse. Or, on enseigne aux médecins qu'ils doivent être forts puisque les patients sont faibles. Ne pas réagir, c'est montrer qu'on est fort. Cela sert l'image que beaucoup de médecins veulent donner ; ça ne sert pas l'établissement d'une relation de soin.

Et même si certains affichent une « insensibilité » défensive, cela n'explique en rien, en revanche, le caractère inquisiteur et agressif que rapportent beaucoup de patient.e.s, en gynécologie[1].

*

À travers les témoignages recueillis sur mon site Internet, beaucoup de femmes disent avoir fait ou faire encore l'objet de questions nourries sur leur vie sexuelle ou leur situation socioéconomique ; et cela, sans lien avec les raisons qui les ont conduites à consulter, ou les questions qu'elles désirent aborder. Ce qui devrait être un échange se transforme alors en interrogatoire policier doublé de jugements de valeur à l'emporte-pièce.

« Vous avez vingt-cinq ans et vous prenez déjà la pilule depuis dix ans ? Vous êtes folle ! Vous voulez faire un cancer, c'est ça ? »

« Comment ? Vous avez trente ans et pas encore d'enfant ? Il serait temps d'y penser ! »

D'autres commentent sans délicatesse la situation personnelle de la femme :

1. L'obstétrique, sur laquelle je reviens p. 177, est elle aussi l'un des hauts lieux de la maltraitance médicale.

« Une jolie fille comme vous, vous vivez seule ? Quel dommage ! »

« Combien de partenaires sexuels avez-vous en ce moment ? Quoi ? Deux ? Et vous vous protégez ou vous êtes inconsciente ? »

« Ouais, ben si vous avez pas de mec, c'est pas étonnant que vous ayez décidé d'avorter ! »

Ce genre de jugements de valeur, beaucoup de patient.e.s les subissent en consultation de gynécologie. Et il peut s'agir aussi bien de remarques désagréables que de commentaires graveleux sur leur manière de s'habiller, leur coiffure, leurs sous-vêtements, le fait qu'elles portent des tatouages ou des piercings, la taille et la forme de leurs seins, de leurs fesses, les vergetures, la cellulite.

« Chaque fois que j'allais chez ce gynécologue, me racontait une internaute, il me faisait déshabiller entièrement et, avant de me faire monter sur la table, il me demandait de rester debout, nue devant lui, et il tournait autour de moi en m'examinant sous toutes les coutures. Même quand j'y allais pour renouveler ma pilule ! Au début, je n'y ai pas fait attention, mais à force, j'ai trouvé ça détestable. La dernière fois, pendant que j'allais demander un autre rendez-vous à la secrétaire, il est entré dans le bureau de son confrère et il s'est mis à lui décrire mes seins. Je les ai entendus rire. La secrétaire était pétrifiée, j'ai compris que ça n'était pas la première fois qu'elle entendait ça. Je n'y suis jamais retournée. »

Jugements « freudiens » à l'emporte-pièce

La France est l'un des rares pays au monde (avec l'Argentine, allez savoir pourquoi) où la psychanalyse occupe encore une place prépondérante dans les discours de l'élite dominante. Dans les médias, on interroge des psychanalystes à tout bout de champ pour commenter les actes des hommes politiques, des stars, des sportifs et bien sûr des comportements de Monsieur et Madame Tout-le-Monde dans les émissions de téléréalité. La psychanalyse est invoquée pour « expliquer » (plus exactement, pour commenter et juger) le succès de *Cinquante Nuances de Grey,* telle ou telle mode et, bien entendu, les effets délétères des jeux vidéo sur les enfants et les adultes de tous âges.

En revanche, on entend plus rarement les psychanalystes s'exprimer sur le comportement d'un industriel du médicament ou d'un magnat de la presse. Et on ne les entend *jamais* sur les comportements des médecins (à moins qu'ils ne soient déjà en prison pour meurtre ou pour viol), ni, surtout, au sujet des autres psychanalystes.

Longtemps, en France, seuls les médecins purent se former à la psychanalyse : Jacques Lacan et Françoise Dolto étaient médecins tous deux. En 1950, le Conseil de l'Ordre porta plainte contre Margaret Clark-Williams, psychanalyste qui n'était pas médecin, pour « exercice illégal de la médecine ». Aujourd'hui encore, il existe une rivalité non masquée entre les psychanalystes médecins et ceux qui ne le sont pas.

Pour les patients qui n'ont jamais affaire à eux, il pourrait sembler que les psychanalystes n'ont pas beaucoup d'importance en médecine. Or, c'est tout le contraire.

En effet, l'omniprésence de la psychanalyse dans la pensée médicale française a compromis gravement le développement – et surtout la vulgarisation et la diffusion – des psychologies fondées sur une approche scientifique – thérapies comportementales et cognitives, psychologie évolutionniste.

La différence principale entre la psychanalyse et les psychologies scientifiques réside dans leurs bases théoriques et leur méthode de recherche. La psychanalyse a pour fondements théoriques les écrits de Freud, et comme méthode de recherche… les commentaires qu'en font les psychanalystes d'hier et d'aujourd'hui. Le Nouveau Testament et ses exégèses, en quelque sorte.

La psychologie scientifique, elle, étudie la psyché humaine à partir des comportements et du fonctionnement observable du cerveau, soit en situation (au contact d'autres individus ou de situations expérimentales données), soit au moyen de scanners qui visualisent les zones cérébrales actives quand une personne pense à une chose ou en fait une autre, ou ressent une émotion au vu d'une image ou d'un son, par exemple.

Une autre approche scientifique, la psychologie évolutionniste, considère que les humains sont des animaux, que leur cerveau a été modelé par l'évolution, et que beaucoup de nos comportements sont très similaires à ceux des autres mammifères. Elle analyse certains comportements humains à partir de ces similitudes. Des chercheurs tel le primatologue Frans de Waal, par exemple, ont montré que des mammifères comme le chimpanzé ou l'éléphant sont doués d'empathie et ont des comportements altruistes ; que ces comportements ne sont donc pas réservés à l'espèce humaine.

Pour la psychanalyse, il n'est jamais question de remettre en cause les paroles de Freud et, en France, de Lacan. Leur parole, si impénétrable soit-elle, est un dogme qu'on peut commenter ou interpréter, non réfuter.

Les psychologies scientifiques, en revanche, formulent des hypothèses et, au moyen d'expérimentations soigneuses, cherchent à les confirmer ou non. Et quand les expériences ne sont pas concluantes, on le dit. Et on les refait.

Toutes proportions gardées, la différence entre la théorie psychanalytique et la psychologie scientifique est la même qu'entre les principes de l'homéopathie inventés par Hahnemann au XVIIIe siècle et la biologie contemporaine. Psychanalyse et théorie hahnemannienne, une fois énoncées, n'ont jamais cherché à se remettre en question[1]. La biologie et la psychologie scientifique le font en permanence.

L'effet le plus pernicieux de la suprématie psychanalytique en France apparaît dans la propension qu'ont beaucoup de médecins français (y compris quand ils ne sont pas psychanalystes) à décréter qu'*ils savent ce qu'un patient pense, même (et surtout) si ces pensées sont inconscientes.* Comme s'ils pouvaient les lire. Cette incroyable vanité – car il s'agit de ça, plus encore que d'obscurantisme – conduit ainsi des praticiens à prononcer, au sujet de chaque parole ou de chaque geste de patient, des interprétations qui sont autant d'oracles.

Une femme déclare à son médecin qu'après l'accouchement elle ne désire pas reprendre la pilule mais utiliser des préservatifs. Réaction du médecin : « Vous êtes castratrice. »

Un homme souffre d'impuissance. Pour le médecin, c'est son inconscient : il a trompé sa femme et se punit. En réalité, il souffre d'artérite des membres inférieurs, ce que le médecin aurait pu diagnostiquer rien qu'en lui prenant le pouls aux chevilles.

Une vieille dame aphasique ne veut plus manger : « Elle régresse au stade infantile. » Non, elle a un abcès dentaire. Une fois l'abcès traité, elle se remet à dévorer.

---

1. Au moins, la prescription homéopathique est dotée d'un fort effet placebo, justement apprécié par les patients. On ne peut pas toujours en dire autant des jugements émis par les psychanalystes.

Des exemples comme ceux-là, je pourrais en énumérer des centaines. Je finirai simplement par celui-ci : à une rencontre où l'on m'avait invité à parler de contraception, j'entends des médecins que je croyais bien intentionnés dire : « Oui, bon, mais quand tu prescris un stérilet ou un implant, tu te rends compte que *c'est une violence imposée au désir inconscient des femmes d'être enceintes* ? Au moins, celles qui prennent la pilule peuvent l'oublier et satisfaire leur pulsion refoulée ! »

Stupéfait, j'ai répondu qu'il ne me venait jamais à l'esprit de « deviner » les désirs *inconscients* des patientes. Lorsqu'elles me disent avoir l'esprit plus libre avec un implant ou un DIU, et qu'elles ont moins peur d'être enceintes, je me contente de les croire sur parole.

Mais bien sûr, « faut pas croire tout ce que disent les patient.e.s ».

La « posture psychanalytique » de nombreux médecins français peut être franchement désastreuse quand elle énonce des jugements arbitraires, cruels, définitifs. L'une des pires situations est celle, en particulier, des mères d'enfants autistes, qui, en plus de devoir faire face à une situation familiale et éducative extrêmement difficile, se sont longtemps entendu dire qu'elles étaient responsables (inconsciemment, bien sûr) de la souffrance de leur enfant. Beaucoup de psychanalystes disaient encore il y a peu la même chose des mères de garçons homosexuels, comme si l'homosexualité était une maladie. Les diverses formes de troubles cognitifs apparentés à l'autisme font l'objet de nombreuses recherches et s'il y a bien une chose dont on est à peu près sûr, c'est qu'il s'agit d'un trouble du développement neurologique, dont l'origine est encore inconnue, pas du résultat d'une maltraitance maternelle *in utero* !

J'ai vécu de près une situation similaire au cours de laquelle une adolescente qualifiée d'« anorexique », soupçonnée de se faire vomir en cachette (c'était faux), était accusée à mots à peine couverts d'avoir des pensées impures pour son père. Ledit père, qui ne vivait pas avec sa fille, avait eu droit aux mêmes accusations définitives. Si sa fille allait mal, c'était forcément à cause d'un comportement « séducteur » de sa part.

Les psychiatres qui avaient posé ce diagnostic audacieux ne devaient pas y croire eux-mêmes, car ils décidèrent, du jour au lendemain, que l'adolescente n'avait plus besoin de soins.

Allez comprendre.

La violence de ce type de « diagnostic » n'a d'égal que son caractère irrationnel. Dans la plupart des pays développés, psychologie et psychothérapie sont fondées sur des travaux scientifiques, constamment remises en question et réévaluées. C'est pour cette raison que les professionnels de santé britanniques et américains ont rayé l'homosexualité du registre de la psychiatrie. Si les psychanalystes avaient eu leur mot à dire, elle y serait encore.

Le plus stupéfiant dans l'attitude consistant à accuser les patients d'être les « jouets » de leur inconscient, c'est qu'elle laisse entendre que les médecins, eux, n'ont pas de pensées mauvaises ni de désirs tordus. Bref, qu'ils n'ont pas d'inconscient.

Il n'est évidemment pas possible de dire ce qu'un médecin pense. Mais quand il assène verbalement des jugements négatifs aux personnes qu'il est censé *soigner,* on est tout à fait en droit de penser et dire qu'il est malveillant et maltraitant, et qu'il trahit sa mission.

En pleine conscience, donc.

Cachez ce corps que je ne saurais voir

Les violences verbales (assorties ou non d'interprétations sauvages) sont particulièrement intenses quand le corps des patient.e.s ne correspond pas à… l'idéal esthétique (ou physiologique) des médecins, qui se posent alors en hérauts du bon goût.

Début 2016, le site de *Libération* publiait un article[1] décrivant les commentaires insultants infligés à des patient.e.s en surpoids. Ces commentaires déplacés, que les personnes en surpoids subissent parfois quotidiennement, sont d'autant plus humiliants quand ils viennent d'un professionnel de santé dont la mission, rappelons-le, est de *soigner sans discrimination.* Cette attitude n'incite pas, on le comprend, les personnes ainsi échaudées à retourner consulter des médecins qui imputent – à tort, le plus souvent – tous leurs problèmes de santé au poids et tiennent un discours constamment culpabilisant.

En 2015, sur le blog *L'école des soignants,* j'avais publié un message intitulé « Ne nous jugez pas ». Son auteure racontait les humiliations que de nombreux médecins lui avaient fait subir en parlant de son poids, et sa joie devant un praticien qui, disait-elle, « lors d'une visite de la médecine du travail, lorsque j'ai passé l'épreuve de la balance, n'a rien dit à l'annonce de mon poids. Rien. Et c'est ce silence qui a fait que deux mois après je suis allée chez un nutritionniste, parce qu'il n'y avait eu ni jugement de sa part, ni remarque idiote sur "Vous connaissez mangezbougez.fr ?", ni pitié. Rien. »

Parfois, le respect consiste à ne rien dire. Ainsi, on est sûr de ne pas blesser.

Un jugement de valeur, en revanche, est toujours l'expression d'un manque de respect. Venant d'un médecin investi de confiance, c'est déplorable et le signe d'un flagrant défaut de professionnalisme. De plus, c'est tout à fait contre-

1. Maudet Elsa, « Grossophobie médicale : "C'est une angoisse à chaque fois que je dois consulter" », *Libération.fr,* 8 janvier 2016.

productif, car cela compromet toute possibilité pour le médecin d'apporter quoi que ce soit au patient qu'il a ainsi blessé.

En 2015, toujours, le *British Medical Journal,* l'une des publications médicales les plus respectées au monde, publiait le texte d'une patiente[1] exprimant exactement ce qu'elle – et probablement l'immense majorité des patients en surpoids – attend d'un médecin[2].

« 1° Concentrez-vous sur ce que le patient est venu vous demander aujourd'hui. Si vous ne faites que ça, vous aurez déjà fait du bon travail. Réfléchissez à deux fois avant d'offrir – sans sollicitation – des conseils « éducatifs », surtout quand votre patient vous consulte pour autre chose [que son poids]. Si vos patients entendent toujours les mêmes conseils éculés à chaque consultation, ils perdront toute signification ; et si vous insistez pour aborder un sujet qu'ils trouvent douloureux, vous pourriez les dissuader de vous demander conseil dans l'avenir.

2° Il est approprié de donner des conseils diététiques ou d'exercice quand un patient vous le demande clairement. Mais essayez de vous concentrer sur les autres bénéfices d'une alimentation saine et de l'exercice, au lieu de considérer la perte de kilos comme une fin en soi. Ainsi, vos patients ne seront pas découragés d'adopter des habitudes saines même si celles-ci ne donnent pas de résultats durables en termes de perte de poids.

3° Les personnes en surpoids savent qu'elles sont en surpoids. Vous n'avez pas besoin de nous le dire. On a

1. « Why There's no Point Telling me to Loose Weight », *BMJ*, 20 janvier 2015.
2. Traduction de l'auteur.

entendu ça toute notre vie. Beaucoup d'entre nous ont été traumatisés par les appels constants à une culture de la maigreur et par la manière dont vous semblez trouver que notre corps est honteux. »

*

Parfois, les jugements se doublent de contre-vérités éhontées. À de nombreuses reprises, j'ai reçu des messages de jeunes femmes me demandant s'il était vrai qu'un médecin n'avait pas le droit de prescrire une pilule à une mineure : celui qu'elles avaient consulté la leur avait refusée en arguant que leurs parents pourraient porter plainte contre lui. C'est un mensonge : la loi de 2001 (qui a également supprimé l'obligation d'une autorisation parentale pour l'IVG et en avait rallongé les délais) stipule précisément :

> « Le consentement des titulaires de l'autorité parentale ou, le cas échéant, du représentant légal n'est pas requis pour la prescription, la délivrance ou l'administration de contraceptifs aux personnes mineures. La délivrance de contraceptifs, la réalisation d'examens de biologie médicale en vue d'une prescription contraceptive, la prescription de ces examens ou d'un contraceptif, ainsi que leur prise en charge, sont protégées par le secret pour les personnes mineures. »

Mais mentir est plus facile que refuser sans motif.

Les assureurs, défenseurs de l'éthique contre les médecins

Si des médecins pensent encore aujourd'hui s'en tirer indéfiniment après avoir maltraité verbalement les patients, ils se trompent lourdement. Et ils vont se mettre à le payer très cher.

Dès les années quatre-vingt, les assureurs américains recommandaient aux chirurgiens de respecter scrupuleusement les règles d'éthique et par exemple de toujours dire la vérité aux patients, en particulier si quelque chose tournait mal au cours d'une intervention – ce qui est rare, mais peut arriver. En effet, ils avaient constaté que les plaintes avec demandes de dommages et intérêts sont infiniment plus fréquentes quand un patient ou sa famille découvrent qu'on les a manipulés, qu'on leur a menti ou leur a caché une information. Lorsqu'un accident se produit, ou lorsqu'un décès en salle d'opération survient sans faute, l'immense majorité des gens sont prêts à accepter qu'il s'agit d'un accident ou d'un hasard malheureux *à condition qu'on le leur dise tout de suite.* Lorsque les hospitaliers américains ont pris l'habitude de toujours aller parler et d'expliquer les choses clairement aux familles, le nombre de poursuites a chuté. Et ce qui est vrai pour le mensonge vaut pour toutes les autres formes de maltraitance physique ou morale.

Il y a une dizaine d'années, lors d'une émission sur la santé animée par Michel Field sur France 3, j'ai eu l'occasion de parler de ça avec un avocat français spécialisé dans la défense de médecins poursuivis. Il a confirmé l'observation des assureurs américains en ajoutant cette anecdote : « Même quand il n'y a pas d'accident, les médecins hospitaliers, surtout ceux qui soignent des patients gravement malades et susceptibles de mourir, ont tout intérêt à parler franchement avec les patients. Je suis l'avocat de deux chirurgiens de la même spécialité. Ils ont le même âge, la même formation, les mêmes compétences. Le premier est un homme souriant, chaleureux, qui passe du temps à tenir la main des patients et à les rassurer. Le second est un type qui n'en décroche pas une et parle par monosyllabes. Il n'explique rien et dit à peine bonjour et au revoir. Ils dirigent deux services d'activité identique, et le taux de mortalité de leurs patients est le même. Le premier a eu un seul procès en dix ans d'activité. Le second en a trois par an. »

Certes, le taux de plaintes contre les médecins n'est pas du tout du même ordre en France qu'aux États-Unis. Mais l'une des raisons pour lesquelles il est très bas, c'est parce que les patients portent plainte devant l'Ordre des médecins alors qu'il est potentiellement plus efficace de déposer une plainte au pénal (voir p. 350). C'est simple, gratuit, et ça a beaucoup plus de chances de porter ses fruits, surtout si plusieurs patient.e.s agissent contre le même médecin ou la même clinique.

Alors, un conseil aux médecins maltraitants : changez de comportement. Sinon, un jour ou l'autre, vous risquez de le payer très, très cher.

« Je ne peux (plus) rien pour vous »

Dans *La Maladie de Sachs,* un chapitre relate la conversation, au petit matin, entre le protagoniste et Monsieur Deshoulières, homme âgé dont l'épouse agonise d'une maladie dont le nom n'est pas donné. Ce chapitre m'a été inspiré par plusieurs conversations similaires survenues pendant ma pratique. L'histoire était presque toujours la même : un homme ou une femme souffrant d'une maladie grave qui les faisait mourir à petit feu étaient venus me voir, en désespoir de cause, parce que leur médecin leur avait dit : « Je ne peux plus rien faire pour vous. » Ils étaient entrés en se disant : « Il est jeune, il sait peut-être des choses que l'autre ne sait pas. » C'était faux, bien sûr, et je ne le leur cachais pas : je n'avais pas de remède miracle à ce qui les faisait souffrir, et je ne leur promettais rien, mais je découvris vite que ce n'était pas ce qu'ils voulaient. Ce qu'ils attendaient de moi n'était même pas un « espoir supplémentaire », mais, tout simplement, que je les aide à rendre leurs derniers mois ou leurs dernières semaines supportables et – ils me le laissaient entendre à demi-mot – que je sois là, le jour venu, pour soutenir leur conjoint survivant.

Cela pourra surprendre, mais ces patients-là m'ont beaucoup apporté. Ils m'ont appris que même quand on est sûr qu'on ne peut rien faire, on peut faire beaucoup ; et d'abord lutter contre les petites choses qui pourrissent la vie, et la rendre un peu plus confortable : la douleur, le manque de sommeil, la nausée, la peau sèche qui démange… C'est tout le propos des soins palliatifs qui peuvent, quand on les délivre *en se souciant avant tout du confort du patient,* transformer une situation physiquement et moralement insupportable en fin de vie beaucoup plus paisible.

Grâce à ces personnes, j'ai recueilli auprès de praticiens chevronnés des recettes et des trucs que je n'avais jamais vu pratiquer dans les services hospitaliers de pointe ; j'ai appris à rassurer les familles, à convaincre les conjoints de se reposer, à permettre aux patients de retrouver des plaisirs qu'ils avaient oubliés. (Quel est, franchement, l'intérêt médical d'interdire des aliments appréciés – ou un verre de vin – à une personne qui vit ses derniers mois ?)

Grâce au travail de recherche et de rédaction auquel j'ai collaboré à *La revue Prescrire* (j'en reparlerai plus loin), j'ai également cessé d'avoir peur de mon ombre et j'ai prescrit de la morphine. Beaucoup de morphine. Au point que le pharmacien de mon secteur reçut un jour un coup de téléphone lui demandant si les ampoules qu'il me délivrait étaient bien destinées à des patients authentiques et non à mon usage personnel.

J'étais le médecin du canton qui, cette année-là, en avait le plus prescrit.

Ces notions, ces apprentissages, ces gestes nouveaux, je les aurais acquis au fil du temps, mais ces patients m'ont incité à le faire plus vite. Je ne supportais pas qu'on leur ait dit : « Je ne peux plus rien pour vous. » Je voulais montrer qu'on pouvait.

Je ne reprocherai jamais à un soignant de penser : « Je suis à court d'idées, j'ai le sentiment de ne plus rien pouvoir pour ce patient. » Car l'épuisement et le sentiment d'impuissance, tout professionnel peut les éprouver. Mais avant d'assener comme un coup de massue qu'*ils ne peuvent plus rien faire*, beaucoup de médecins devraient se dire : « Et si je demandais de l'aide à quelqu'un qui sait ? » ou encore : « Et si je regardais le problème autrement, non pas à travers mes yeux de médecin, mais à travers les yeux du patient ? »

C'est ce que j'avais fait, et j'ai vu que c'était beaucoup.

*

On peut toujours faire quelque chose, et les choses les plus utiles ne sont pas nécessairement spectaculaires. Mais beaucoup de médecins ne savent pas et surtout *n'osent* pas penser « hors des cases ». J'explique pourquoi dans la troisième partie de ce livre.

J'ai rencontré un jour une jeune femme de vingt-cinq ans en très bonne santé que beaucoup de médecins traitaient comme une enfant sous prétexte qu'elle était née sans l'un de ses avant-bras. Comme les prothèses qu'on lui avait confectionnées étaient lourdes et encombrantes, elle avait appris à s'en passer pour faire à peu près tout, sauf de la bicyclette. Quand elle avait consulté des médecins pour obtenir une contraception, ils s'étaient tous défilés. Impossible de lui prescrire la pilule « avec un bras comme le vôtre », et bien entendu : « Un stérilet ? Pas question ! »

Elle avait fini par trouver un médecin généraliste qui l'avait traitée en adulte, et qui, après avoir vérifié qu'elle n'avait aucune contre-indication *réelle*, lui avait prescrit une pilule, puis, deux ou trois ans plus tard, un DIU. Quand elle l'avait décidé.

Ce médecin-là l'avait vue comme une personne, pas comme une « handicapée », et je pensais à cette histoire quand j'ai reçu, un jour, une femme de trente-cinq ans, paraplégique et qui se déplaçait depuis peu en fauteuil roulant à la suite d'un accident de voiture.

Cette femme était mariée, et comme elle voulait de nouveau avoir des relations sexuelles avec son mari, elle souhaitait se protéger. Ils avaient trois enfants et aucune intention d'en avoir un autre, mais on lui avait sèchement refusé une ligature de trompes. (Son mari était prêt à subir une vasectomie, mais, de manière assez protectrice, elle s'y opposait.)

Comme elle ne pouvait pas prendre de pilule contenant des œstrogènes (elle risquait une phlébite en raison de son immobilisation au fauteuil), le premier médecin lui avait prescrit une « micropilule » progestative. Ces pilules étant moins efficaces avant quarante ans, elle s'était retrouvée enceinte et avait dû, la mort dans l'âme, subir une IVG médicamenteuse.

Après cette nouvelle épreuve, un autre praticien lui avait proposé et posé un implant… sans la prévenir qu'elle risquait d'avoir des saignements fréquents et réguliers (ce qui n'est pas constant, mais arrive à beaucoup d'utilisatrices). Il n'avait pas pensé que, quand on passe son temps dans un fauteuil, gérer des saignements vaginaux fréquents, ça complique la vie.

Lorsqu'elle avait voulu se faire enlever son implant, le praticien qui l'avait posé avait répondu : « Je ne peux rien pour vous. Moi, ces trucs-là, je veux pas les retirer, c'est trop merdique. »

Comme beaucoup de femmes dans sa situation, elle s'était donc retrouvée chez « le type, là-bas, qui bosse au-dessus du service d'avortement, et qui retire les implants sans discuter ».

Je l'écoutais me raconter son histoire et je la voyais s'effondrer et serrer la main de son mari, assis à ses côtés.

Quand je lui ai dit que, bien sûr, j'allais lui retirer son implant, elle a soupiré et puis elle a éclaté en sanglots en disant : « Mais après, je ne sais pas comment on va faire. »

— Eh bien, on ne vous a jamais proposé de vous poser un DIU ? Et plutôt un DIU hormonal, qui a de fortes chances de suspendre vos règles pendant plusieurs années ?

Elle a ouvert de grands yeux.

— On m'a dit qu'avec mes jambes paralysées, *on ne peut pas* me poser un DIU.

— Ah bon ? Pourquoi ?

— Parce que mes jambes ne tiennent pas écartées sur la table.

Là, c'est moi qui ai ouvert de grands yeux.

— Quand est-ce qu'on vous a fait monter sur une table d'examen gynécologique pour la dernière fois ?

— Depuis mon accident, jamais. J'ai essayé, une fois, c'était tellement compliqué, même avec l'aide de mon mari, mes jambes n'arrêtaient pas de glisser, ça me faisait mal, le médecin s'énervait, j'ai fini par dire que c'était pas la peine, je suis repartie.

— Il a essayé de vous installer sur le côté ?

— Euh… Non. On peut m'examiner, si je suis sur le côté ?

— On peut vous examiner, vous faire un frottis, vous poser un DIU… C'est moins confortable pour le médecin, mais ça le sera plus pour vous.

— Vraiment ? Il faut que je revienne quand ?

— Vous n'avez pas besoin de revenir. On peut tout faire aujourd'hui, si vous voulez : retirer l'implant et poser le DIU. On en a dans la pharmacie du service.

Pour soigner, il faut savoir penser « hors des cases ». Par exemple, en invitant les patients à s'installer autrement sur une table d'examen.

2.

Des médecins ennemis de la liberté

Comme je l'ai déjà précisé, beaucoup d'exemples dans les pages qui suivent concernent la gynécologie. Mais, comme on le verra plus loin, l'attitude de nombreux médecins à l'égard des femmes est parfaitement représentative de celle d'une grande partie du corps médical à l'égard de tous les patients.

Les jugements de valeur assenés par certains médecins ne se limitent pas au corps des patient.e.s. Ils concernent aussi, inévitablement, leurs choix de vie. Et sur ces points, beaucoup de praticiens se comportent en ennemis de la liberté individuelle ou, au moins, en défenseurs virulents du conformisme social le plus réactionnaire.

Lorsque j'étais attaché au centre d'IVG du Mans, j'ai souvent entendu des femmes me dire à quel point leur généraliste ou gynécologue s'était posé en juge lorsqu'elles lui avaient dit qu'elles souhaitaient interrompre une grossesse. Au point qu'elles ne voulaient pas du tout qu'on envoie le compte rendu de leur IVG à ce médecin, et préféraient revenir parfois de loin consulter au centre, plutôt que retourner le voir.

Quarante ans après la loi Veil, des femmes adultes s'entendent encore dire qu'elles ne devraient pas interrompre leur grossesse parce qu'elles pourraient « le regretter plus tard » ; qu'elles devraient « bien réfléchir » ; qu'elles sont « égoïstes » et « devraient penser à celles qui n'en ont pas ».

Tous ces « arguments » sont grotesques : les médecins n'ont pas le pouvoir de dire ce qu'un individu regrettera ou non ; les femmes qui décident d'interrompre leur grossesse ont toujours eu largement le temps de « réfléchir » et la maternité n'est pas un phénomène de vases communicants.

Mais de nombreux médecins, généralistes ou gynécologues, hommes ou femmes, semblent savoir, mieux que les femmes elles-mêmes, ce qu'elles doivent faire de leur vie.

« Les femmes comme vous, ça devrait se faire soigner »

Cibles actuelles récurrentes de la violence verbale des médecins : les personnes qui souhaitent une stérilisation par ligature de trompes ou méthode Essure (pour les femmes) ou vasectomie (pour les hommes). Depuis la loi du 4 juillet 2001, toute personne majeure peut se faire stériliser volontairement. Seules conditions : avoir été dûment informé des risques médicaux et des conséquences de l'intervention, et respecter un délai de réflexion de quatre mois. Le texte précise : « Un médecin n'est jamais tenu de pratiquer cet acte à visée contraceptive, mais il doit informer l'intéressé de son refus dès la première consultation. » Il n'autorise nullement, en revanche, le médecin à dissuader, humilier, insulter ou menacer. Ni, bien entendu, à mentir. C'est pourtant ce type de réponse que rencontrent aujourd'hui les personnes, hommes et femmes, qui font cette demande.

Quinze ans après la promulgation de cette loi, de très nombreux gynécologues obstétriciens (il s'agit toujours d'eux dans ce cas précis, puisque seuls ces spécialistes peuvent pratiquer ladite intervention) continuent à la refuser, quelles que soient la situation et la détermination des femmes. Ils n'ont toujours pas compris que, puisque la loi le permet, il en va de la stérilisation volontaire comme de l'IVG : *la femme qui la demande n'a pas à se justifier*.

L'argument le plus souvent invoqué pour motiver le refus est à hurler de rire : « Se faire stériliser est une décision trop radicale : vous ne pourrez pas changer d'avis. »

On pourrait, comme le font certaines patientes avec beaucoup d'à-propos, leur faire remarquer qu'avoir un enfant est tout aussi radical et qu'il n'est pas non plus possible de changer d'avis une fois qu'il est né. On pourrait également souligner qu'une femme qui prend la décision d'avoir des relations sexuelles, de se marier ou de divorcer, de mener une grossesse à terme ou d'avorter, d'exercer une profession, de payer loyer et impôts, d'acheter une maison, de conduire une voiture, de voter et, même, quand ça lui chante, de consulter un obstétricien (!) n'est pas moins capable de décider de se faire ligaturer les trompes au jour et à l'heure de son choix. On pourrait enfin leur apprendre, puisqu'ils l'ignorent, que dans les pays où la stérilisation volontaire est couramment pratiquée, des enquêtes se sont penchées sur les « regrets après coup ».

Aux États-Unis, où dix millions de femmes ont déjà bénéficié d'une ligature de trompes ou d'une méthode de stérilisation par endoscopie (Essure), la proportion de regrets quinze ans après une stérilisation volontaire est faible, et s'abaisse avec l'âge : quand l'intervention a eu lieu avant trente ans, elle s'élève à 20 % des patientes ; après trente ans, à moins de 7 %[1]. Parmi les femmes qui expriment des regrets, moins de dix pour cent demandent une réparation chirurgicale, autant dire une fraction infime de l'ensemble.

---

1. Cullins Vanessa, « Sterilization : long-term issues », *Glob. Libr. Women's Med.*, 2008 (mise à jour : 2016).

Incidemment, on commence à voir apparaître dans les journaux anglo-saxons des articles sur les femmes exprimant leurs regrets… d'avoir *eu* des enfants. Ce qui suggère que la décision considérée comme « normale » ne l'est peut-être pas tant que cela.

Même si l'on peut être circonspect devant une très jeune femme qui demande une ligature de trompes, il n'en reste pas moins vrai que 80 % n'auront aucun regret et que, sur les 20 % qui en auront, un dixième (2 % du total des femmes opérées) demanderont une intervention de reconstruction. Ce qui contredit tout à fait les préjugés affichés par les praticiens. Si leurs préventions reposent sur des inquiétudes, ces chiffres devraient les rassurer.

Mais peine perdue ! On dirait que, dans l'esprit de beaucoup de gynécologues obstétriciens, préserver la fertilité des femmes, envers et contre la volonté de celles-ci, est une mission sacrée. De quelle Église sont-ils donc les prêtres ?

Aux États-Unis et en Grande-Bretagne, vasectomie et ligature de trompes sont autorisées à titre contraceptif *depuis le début des années soixante*. Dans les pays scandinaves et aux Pays-Bas, la stérilisation volontaire est légale depuis au moins trente ans. Au Québec, où ligature des trompes et vasectomie sont légales depuis longtemps et où le non-désir d'enfant est un choix de vie qui ne suscite aucun commentaire, l'attitude des médecins français déclenche toujours la même réaction : « Mais de quoi se mêlent-ils ? »

Ils se mêlent de la vie des gens, en se prenant pour des autorités morales.

*

En avril 2016, sur le blog *L'école des soignants,* j'ai affiché des extraits d'un texte assez effrayant que m'avait envoyé Laura (il s'agit d'un pseudonyme), jeune femme française émigrée en Amérique du Nord. Il s'agissait d'un florilège (!) de phrases prononcées par des médecins lorsqu'elle annonçait, en France, qu'elle n'avait pas d'enfant, qu'elle n'en voulait pas et qu'elle avait l'intention de demander une ligature de trompes pour être certaine de ne jamais en avoir.

« Si vous ne voulez plus avoir mal durant vos règles, faites des enfants ! »

« Si vous avez mal durant vos règles, c'est parce que votre corps réclame une grossesse. »

« Vous auriez eu des enfants, vos syndromes prémenstruels ne seraient pas si forts. »

« Votre problème de poids est lié à votre non-désir d'enfant. Faites un enfant, vous perdrez du poids. »

« Les femmes comme vous, ça devrait se faire soigner ! »

« Si vous ne voulez pas d'enfant, c'est que vous avez un problème avec votre mère. Il faut en parler à un psy… je vais vous donner l'adresse d'un confrère. »

« Si vous ne voulez pas d'enfant, c'est parce que votre mère ne vous a pas autorisée à être adulte et donc à devenir mère à votre tour. Vous n'êtes pas adulte, vous savez, vous êtes restée au stade adolescent. »

« Et le mari, il en dit quoi, lui, de ne pas être père ? Il est d'accord avec ça ? Et le jour où il en voudra, vous ferez comment ? Vous divorcez ? »

« C'est le mari qui n'en veut pas, c'est ça ? Vous savez, à notre époque, on n'obéit plus à son mari. Une pilule, ça s'oublie. »

« Vous venez de vous séparer. C'est dommage, vous auriez fondé une famille, il ne vous aurait pas quittée. Ah, c'est vous qui l'avez quitté. Un enfant consolide un couple, vous savez. »

À ce florilège de bêtises, on pourrait ajouter une phrase qui m'a plusieurs fois été rapportée :

« Vous n'avez pas d'enfant ? Vous n'êtes pas tout à fait une femme, alors. »

Les commentaires agressifs ou méprisants ne suffisent pas. Divers groupes Facebook et forums Internet rapportent l'attitude commune des médecins face à la demande de stérilisation : aux insultes et au mépris s'ajoute le mensonge. Parmi les praticiens refusant de pratiquer des stérilisations (ce qui est leur droit), beaucoup affirment que ce geste est interdit par la loi – ce qui est faux – et que « personne ne le fait en France » – ce qui l'est aussi. Et ce n'est pas seulement un mensonge, c'est une hypocrisie ! Bien avant la loi de 2001, des gynécologues et des urologues pratiquaient clandestinement ligatures de trompes et vasectomies sur certains des patients qui le réclamaient.

Et aussi, ce qui est monstrueux, des patientes qui n'avaient rien demandé.

Depuis trente ans, j'ai recueilli personnellement les confidences d'une vingtaine de femmes qui ont subi une stérilisation à leur insu, toujours dans les mêmes circonstances : c'était leur troisième ou quatrième grossesse, leur deuxième ou troisième césarienne. Alors qu'elles étaient encore sur la table, le plus souvent sous anesthésie générale, le chirurgien avait déclaré au compagnon ou au mari qu'une nouvelle grossesse serait dangereuse, et lui avait demandé, *à lui,* l'autorisation de ligaturer ses trompes *à elle.* Chaque fois, le mari habilement culpabilisé à l'idée de faire courir à son épouse le danger d'une grossesse supplémentaire (ou soulagé à l'idée de ne plus avoir d'enfant) avait accepté. Ces femmes s'étaient donc retrouvées stérilisées sans leur consentement. Certaines ne le regrettaient pas, d'autres si, mais *toutes* étaient en colère qu'on ait pris cette décision sans les consulter.

On pourra me rétorquer que vingt femmes, ça n'est pas beaucoup. Mais elles vivaient toutes dans des régions différentes, et avaient subi leur stérilisation entre les années soixante-dix et les années 2000. On est en droit de penser que mon « petit échantillon » n'est pas une « collection d'exceptions », mais le reflet d'une réalité beaucoup plus vaste, et qu'il s'agissait d'une pratique fréquente parmi les gynécologues obstétriciens français, conforme à une sorte de « règle non écrite » mais peut-être tacite dans certains services de CHU : « Par prudence, mieux vaut stériliser toute femme ayant eu trois césariennes. »

Quand le paternalisme médical n'ampute pas les seins des femmes, il se charge de les protéger des grossesses intempestives.

Incompétence ou vanité ?

En 2003, *Le Nouvel Observateur* me donnait carte blanche pour écrire un billet sur le sujet de mon choix. J'écrivis une diatribe très violente expliquant, en substance, que s'il y a encore plusieurs dizaines de milliers d'IVG chaque année en France, c'est parce que beaucoup de médecins français ne font pas leur boulot.

Après avoir cité quelques exemples d'incompétence notoire en matière de contraception, je donnai quelques informations à l'intention des utilisatrices qui me liraient.

Quelques semaines plus tard, je reçus par l'intermédiaire du conseil de l'Ordre de mon département deux plaintes déposées par des confrères offusqués. Ils se plaignaient de la violence et de la « mauvaise confraternité » avec lesquelles mon article était rédigé : ils ajoutaient qu'en outre j'y donnais des informations fausses.

Je répondis par la même voie que mes obligations et ma loyauté allaient d'abord aux patients, ensuite seulement aux autres médecins, et que la déontologie m'imposait de dénoncer l'incompétence. Quant aux informations « fausses » qu'ils me reprochaient, je les invitais à consulter une douzaine d'articles scientifiques, dont les références étaient jointes à mon courrier, validant mes affirmations. S'ils avaient des articles qui disaient le contraire, ils n'avaient qu'à me les envoyer, je les lirais avec intérêt.

Je n'entendis plus jamais parler d'eux.

*

Certes, les connaissances médicales évoluent sans cesse. Ce qui était vrai hier peut ne plus l'être aujourd'hui, et il n'est pas question ici de reprocher aux médecins de ne pas tout savoir. Ce qui peut leur être reproché, en revanche, c'est de ne pas tout faire pour remplir l'obligation de moyens que leur impose le Code de déontologie. Quand un médecin est censé être le *spécialiste* d'une branche de la médecine, la moindre des choses serait qu'il se tienne au courant des notions les plus récentes – et qu'il en fasse bénéficier les patientes dont il s'occupe !

Mais l'enseignement médical, j'y reviendrai, est délivré de manière verticale, sans discussion, contestation ou dialogue possible. De sorte que beaucoup de médecins, après avoir passé de nombreuses années entre les quatre murs d'un CHU, reproduisent mécaniquement les habitudes héritées de leurs maîtres, sans chercher à les adapter à la pratique quotidienne et aux réalités des patients.

Mettent-ils leurs connaissances à jour, comme le Code de déontologie l'impose ? On est en droit d'en douter. Dans son numéro de mars-avril 2016, le magazine de jeunes médecins *What's Up Doc* révélait que la CSMF, l'un des principaux syndicats professionnels, s'opposait formellement à tout processus de « recertification », autrement dit : de contrôle périodique *obligatoire* des connaissances médicales. En Angleterre, les connaissances théoriques et pratiques des médecins sont vérifiées tous les cinq ans. Aux États-Unis, tous les cinq à dix ans, selon les spécialités. Et tout le monde s'y plie, sous peine de se voir retirer son autorisation d'exercer. En France, la mise à jour des connaissances est incluse dans le Code de déontologie, mais, en pratique, elle n'est pas imposée et, bien entendu, les lacunes ne sont jamais sanctionnées. Ce qui signifie, en gros, que tout médecin peut vraiment faire ce qu'il veut. Et, s'il le désire, n'en faire qu'à sa tête.

L'incompétence n'est pas seulement faite d'ignorance. Elle se nourrit et s'entretient d'une disposition d'esprit : *l'incompétent peut soutenir mordicus que ce qu'il ne connaît pas n'existe pas*. Il y a malheureusement beaucoup d'incompétents de ce genre dans le monde médical français. La principale responsable de cette déplorable réalité est la formation en faculté, dont il sera longuement question dans la troisième partie de ce livre.

Et cette incompétence largement répandue, ce sont les patients qui la paient, au prix fort.

Du geste déplacé au viol caractérisé

Quand j'ai commencé à assurer des consultations à l'hôpital du Mans, j'ai été frappé par le fait que beaucoup de patientes, dès leur entrée, se hâtaient de se dévêtir pour aller sans attendre s'allonger sur la table d'examen. Comme je les arrêtais et leur proposais de s'asseoir, elles étaient surprises : « Vous n'allez pas m'examiner et me faire un frottis ? Votre collègue, le Dr X, le fait toujours. »

Je me comportais à l'hôpital comme dans mon cabinet rural : avant de demander aux patientes de se déshabiller, je voulais entendre ce qu'elles avaient à me dire. Mais pour beaucoup de ces femmes, les consultations de gynécologie commençaient toujours par le déshabillage « afin de ne pas perdre de temps ». Une fois qu'elles étaient allongées, à demi ou entièrement nues, sur la table d'examen, le médecin pratiquait sans un mot et de manière presque mécanique un examen gynécologique et une palpation des seins, puis leur faisait signe de se rhabiller. Quand elles revenaient s'asseoir, l'ordonnance de renouvellement de pilule était déjà prête.

L'un des premiers enseignements dispensés aux étudiants en médecine porte sur ce qu'on appelle l'examen clinique : le corps dévêtu du patient doit être scruté attentivement, le ventre palpé, les articulations manipulées, le cœur et le poumon auscultés grâce à un stéthoscope. Bien sûr, il n'est pas *toujours* utile que le patient se déshabille entièrement et que le médecin l'examine sous toutes les coutures. Dans un grand nombre de situations, c'est même superflu. Mais quand on veut poser le diagnostic d'une maladie, l'examen clinique est bien entendu un moment important. Et aujourd'hui, malheureusement, un trop grand nombre de médecins omettent d'examiner les patients venus consulter pour un mal de ventre, une toux, une hanche douloureuse ou une gêne respiratoire. Ils préfèrent les envoyer directement à la radio ou prescrire une prise de sang – ce qui n'apporte pas du tout les mêmes informations.

Or, ce qui est parfois refusé à des patients qui en ont besoin est trop souvent imposé, sans nécessité, à des patientes qui pourraient parfaitement s'en passer.

Pour beaucoup de femmes en France, la consultation gynécologique annuelle est un rituel immuable, pour ne pas dire une obligation sacrée. Une idée très répandue veut en effet que toute femme subisse son premier examen gynécologique dès la survenue de ses premières règles et que, pendant toute sa vie et quoi qu'il arrive, elle soit examinée par un gynécologue au moins une fois par an, sans faute. Même si elle va parfaitement bien. Or, il s'agit d'une habitude injustifiée, mais malheureusement entretenue par le corps médical.

Je ne compte pas les femmes de tous les âges qui m'ont raconté avoir été contraintes, dès l'adolescence, à se rendre au moins une fois par an chez le médecin (généraliste ou gynécologue) pour y subir ces examens, à leur corps défendant.

Elles étaient très surprises d'entendre que cette pratique était abusive.

En effet, l'idée selon laquelle il faudrait pratiquer, « dès le début de l'activité sexuelle, puis tous les ans », un examen gynécologique, un examen des seins et un frottis « pour ne pas passer à côté de quelque chose » (sous-entendu : un cancer du col, de l'ovaire ou des seins) est médicalement infondée, a fortiori pour les femmes de moins de trente ans, chez qui ces cancers sont très rares et ne sont, de toute manière, pas dépistés en consultation « tout venant ».

Au Royaume-Uni – pays pionnier en matière de santé des femmes –, le frottis de dépistage du cancer du col utérin est recommandé à partir de vingt-cinq ans, puis, s'il ne présente pas d'anomalie, tous les trois ans entre vingt-cinq et quarante-neuf ans et tous les cinq ans entre quarante-neuf et soixante-quatre ans. Et on n'y recommande pas la mammographie de dépistage avant cinquante ans chez les femmes sans antécédent familial de cancer du sein.

De plus, depuis 2007 en France et depuis encore plus longtemps dans d'autres pays, l'examen gynécologique *n'est plus considéré comme un prérequis pour la prescription ou le renouvellement d'une contraception hormonale.* Une femme en bonne santé n'ayant pas d'antécédent particulier peut se faire prescrire une pilule sans autre examen que la prise de la pression artérielle. Et pour prescrire une pilule, le médecin peut recueillir auprès de la patiente toutes les informations dont il a besoin en lui posant quelques questions simples. S'il existe un doute, une prise de sang permettra de le lever, mais le plus souvent, elle n'est pas nécessaire. Et quand, au bout d'un an, la patiente va bien, le médecin peut renouveler la prescription SANS L'EXAMINER ! Pourquoi ? C'est très simple : si la femme va bien, la probabilité qu'il lui trouve « quelque chose » est quasi inexistante. Alors, franchement, pourquoi l'enquiquiner ? *D'abord ne pas nuire !*

*

En mai 2016, sur ma toute nouvelle chaîne YouTube, j'ai posté une vidéo dans laquelle j'explique qu'imposer cet examen est inutile et abusif.

Une jeune femme écrit ce commentaire :

> « Eh bien, toutes les conneries que l'on me fait subir tous les ans depuis mes dix-sept ans…

Et subir, c'est bien le mot, vu les douleurs infligées à quasiment chaque examen. (D'ailleurs, les femmes devraient être mises au courant qu'il existe plusieurs tailles de spéculum, et pouvoir exiger un petit si ça fait mal, car on a le droit d'être sensibles.) Je compte déjà beaucoup de frottis et d'échographies externes, et même internes, alors que j'avais dit : "Non, ça fait mal !" "Ah, mais, il faudra bien y arriver à un moment", l'impression de ne pas être normale, avec ça… bonjour la confiance sexuelle après cela. Et l'humiliation de devoir se mettre entièrement nue, avec certains. Plus la peur communiquée par ma mère aux lourds antécédents (fibromes, ablation des trompes et de l'utérus, cancer du sein), donc je finissais par me les imposer, ces rendez-vous annuels, en y allant la boule au ventre. Les gens s'étonnent ensuite que j'aie développé une phobie des médecins, et que j'hésite et stresse à l'idée d'aller les voir, si je ne suis pas sûre qu'ils soient sympathiques. »

*

Parfois, l'examen « systématique » masque des motivations sinistres.

Il y a une dizaine d'années, une jeune généraliste me décrivait, horrifiée, la situation suivante : deux adolescentes lui avaient déclaré que leur médecin – qui était aussi le maire de leur commune – leur imposait un examen gynécologique et un examen des seins *tous les trois mois*. Les jeunes patientes le vivaient comme autant d'attouchements sexuels. La généraliste leur avait conseillé d'écrire au Conseil de l'Ordre départemental, sans grand espoir : aucune des deux jeunes femmes ne semblait prête à accuser un si haut personnage.

En avril 2016, le docteur Pascal d'Hulster, ancien maire d'une commune du Pas-de-Calais, était condamné en appel à douze ans de réclusion pour le viol de deux patientes, par la cour d'assises du Pas-de-Calais. On pouvait lire sur le site de France 3 : « Collègues médecins, visiteuse médicale, baby-sitter ou élue au conseil municipal… Des témoins se sont succédé tout au long de la semaine pour rappeler des gestes déplacés du docteur et ex-maire. Les faits incriminés se sont déroulés entre 1999 et 2004, concernant des patientes âgées de la vingtaine. »

J'ignore si le médecin dont m'avait parlé ma consœur et le maire du Pas-de-Calais sont une seule et même personne. S'il s'agit de deux personnes différentes, c'est pire : cela veut dire que l'autre est encore en activité.

L'un des principes élémentaires de l'éthique biomédicale est « D'abord ne pas nuire » ; l'article 36 du Code de déontologie stipule : « Le consentement de la personne examinée ou soignée doit être recherché dans tous les cas. »

Même si tous les examens gynécologiques ne sont pas vécus comme des attouchements par les femmes – encore faudrait-il leur demander ce qu'elles en pensent –, imposer des gestes inutiles, c'est, de toute manière, de la mauvaise médecine.

En user comme d'une condition à la délivrance d'une contraception est inadmissible : le risque principal encouru par une femme en demande de contraception, c'est une grossesse non désirée, non un hypothétique cancer. Menacer peu ou prou une patiente de ne pas lui prescrire sa pilule si elle refuse d'être examinée, c'est du chantage, un abus de pouvoir et une escroquerie, puisque c'est aussi mentir sur les conditions médicales réelles de la prescription de contraception. Dans pareille situation, les infractions à l'éthique et au Code de déontologie sont flagrantes et insupportables, et elles devraient pousser les patients à porter plainte. Il n'y a, en effet, pas de « petite » maltraitance.

La « liberté de prescrire »... à leur guise ?

Il importe, à ce stade, de faire un sort à un privilège revendiqué haut et fort par bon nombre de médecins français. À savoir leur « liberté » de prescription. Le Code de déontologie précise (Art. 5 – R.4127-5 du CSP) : « Le médecin ne peut aliéner son indépendance professionnelle sous quelque forme que ce soit. » Autrement dit : un médecin ne doit jamais prescrire sous la pression d'un tiers ni « monnayer » ses prescriptions ; c'est la forme première du conflit d'intérêts.

En France, un nombre phénoménal de médecins reçoivent, sous une forme ou une autre, des incitations à prescrire de la part des industriels du médicament. Les poursuit-on en justice pour autant ? Leur interdit-on d'exercer ? Non. Dans les pays anglo-saxons, un nombre croissant de revues, d'associations, de facultés et de groupes professionnels prennent leurs distances avec l'industrie. En France, en revanche, servir de cible, de faire-valoir ou de porte-parole à un industriel n'est pas considéré comme une aliénation. Ni par l'Ordre des médecins ni bien entendu par les premiers intéressés.

Un rapport de quatre-vingts pages remis en mars 2016 à Martin Hirsch, directeur de l'AP-HP, montre cependant que les conflits d'intérêts sont légion au sein de la principale entreprise publique de santé de France[1]. Lesdits conflits d'intérêts concernent *tous les domaines d'influence des*

1. Ce dossier est téléchargeable à l'adresse : http://www.aphp.fr/file/3494/download?token=Z3n7Rt5h

médecins hospitaliers : consultation d'« expertise », recherche, conférences, rédaction d'articles et de livres, « avis » sur les médicaments et les dispositifs médicaux, contrats publics, gestion du patrimoine et, bien entendu, enseignement.

Le rapport révèle qu'ailleurs (aux États-Unis, aux Pays-Bas, en Suède), les conflits d'intérêts sont pris en compte depuis longtemps et font l'objet de mesures préventives par les institutions.

Or, les hôpitaux publics de l'AP-HP sont depuis toujours considérés comme le « joyau » de la médecine française, de sa recherche et de son enseignement. Ils servent de modèle à tous les médecins de France. La curieuse conception de l'« indépendance » manifestée par ses membres ne présage donc rien de bon sur la mentalité de la profession dans l'ensemble du pays.

Certains praticiens, même quand ils sont pris la main dans le sac, plaident (on croit rêver en lisant le rapport !) leur « méconnaissance des textes » s'agissant de l'influence possible des industriels ; d'autres, en très grand nombre, *revendiquent* leur « liberté » de prescription et leur « indépendance professionnelle » *dès qu'il s'agit de refuser un soin aux patients.*

En résumé : « Je ne savais pas que je ne devais pas servir de levier à l'industrie, mais n'ayez crainte, je ne fais pas tout ce que les patients me demandent ! »

Voilà qui nous rassure tout à fait.

*

Pour « justifier » des refus injustifiables, certains se réfugient derrière des « clauses de conscience » qui n'existent pas.

En France, la loi reconnaît des clauses de conscience dans trois situations bien précises : la demande d'IVG, la demande de stérilisation et la recherche sur les embryons humains.

Invoquer la clause de conscience, c'est dire : « En raison de mes convictions (morales ou religieuses), je ne veux pas faire ce geste. » C'est parfaitement respectable, mais cela ne signifie en aucune manière : « Je peux m'opposer à ce que vous obteniez ce geste. »

En revanche, un médecin n'a aucune « clause de conscience » à invoquer quand une femme lui demande une contraception qui ne lui plaît pas. La « liberté de prescription » n'est pas, et en aucune manière, la liberté de s'opposer à la délivrance d'un service autorisé par la loi !

La liberté de prescrire ne devrait en aucune manière être utilisée *contre* l'intérêt des patients. Encore faudrait-il que cet intérêt prévale dans l'esprit de tous les médecins...

Maladies méconnues, malades méprisé.e.s, souffrances négligées

Aujourd'hui en France, malgré la loi, on laisse encore beaucoup de gens souffrir au quotidien. Certes, au cours des quinze dernières années, on a vu des « consultations de la douleur » apparaître dans nombre d'hôpitaux français. Originellement destinées à traiter en dernier recours les douleurs rebelles – c'est-à-dire non soulagées par les traitements habituels –, elles servent en réalité souvent de premier recours à des patients dont on n'a pas pris les douleurs en compte, qu'il s'agisse de maux de tête ou de douleurs articulaires. Un médecin consultant dans un centre de la douleur me confiait ainsi récemment que beaucoup de ses patients auraient pu facilement être soignés par leurs médecins habituels, mais que ceux-ci ne semblaient manifestement pas intéressés par ce type de soins.

Cette « insensibilité à la douleur des patients » que manifestent nombre de médecins ne date pas d'hier. Elle repose souvent sur des idées reçues, des préjugés et une grande ignorance.

Lorsque je me suis installé à la campagne, j'ai souvent été sollicité par des femmes qui venaient me parler de leurs « crises de foie ». Une fois par mois (quand ce n'était pas toutes les semaines), elles vomissaient tripes et boyaux et s'enfermaient dans leur chambre à l'abri du bruit et de la lumière, parfois une journée entière, avec un mal de tête carabiné. Toutes souffraient depuis l'adolescence. Souvent, leur mère ou leur sœur avaient la même chose. (« Mais ça s'est arrêté avec ses règles. Des fois, j'ai vraiment envie d'être ménopausée. ») Et leurs médecins les soignaient très souvent avec… des médicaments pour le foie. (Inefficaces, bien entendu.) Car, à leurs yeux, ces femmes souffraient de « crises de foie ».

Or, la crise de foie n'existe pas ; c'est une invention franco-française qui a aujourd'hui disparu du vocabulaire médical, en principe. Ce sont en réalité des migraines accompagnées (et souvent précédées) de troubles digestifs. Des migraines surviennent souvent au moment des règles en raison de la baisse brutale des hormones en fin de cycle. Ce « syndrome de sevrage », chez des femmes prédisposées, provoque les maux de tête et/ou un syndrome prémenstruel. Voire les deux ! Aucun médicament « pour le foie » n'y fera rien, bien sûr. Mais il y a des traitements spécifiques de la migraine, soit pour interrompre une crise débutante, soit pour prévenir ces crises. Quand on a fait le diagnostic.

Chaque fois que je parlais de migraine, les femmes me regardaient avec surprise. On ne leur avait jamais expliqué ça. Ni proposé de soulagement. Ce n'était pourtant pas de la médecine complexe…

Le fait est que, lorsqu'un symptôme survient en lien avec le cycle menstruel, beaucoup de médecins (mais aussi, il faut reconnaître, beaucoup de membres de l'entourage de la femme) le considèrent comme dénué de signification.

Une adolescente souffre le martyre au moment de ses règles. Pendant, mais aussi plusieurs jours après. Sa mère compatit, mais lui dit : « C'est comme ça, faut t'y faire, pour moi, c'était la même chose, et pour ma mère, c'était pareil. » Elle en parle vaguement à son médecin qui prescrit des antidouleurs et une bouillotte chaude. La mère a une bonne excuse : on l'a traitée de la même manière quand ça lui est arrivé. Le médecin, lui, fait une faute professionnelle : il est peut-être en train de passer à côté d'une endométriose.

Cette maladie est liée au passage (anormal) des règles dans les trompes et l'abdomen. Les femmes qui en souffrent ont des douleurs chroniques et rencontrent des problèmes de fertilité. Et on leur reproche leur humeur « instable » : c'était le cas de Marilyn Monroe, que tout Hollywood qualifiait de « personnalité difficile » et qui fut opérée plusieurs fois. On ne connut la vérité de son état que bien après sa mort, grâce à un biographe qui avait eu accès à son dossier médical.

L'endométriose atteint deux femmes sur dix et reste pourtant souvent négligée par le corps médical. « Souffrir pendant ses règles, c'est normal. » Une femme, médecin du travail, me raconta qu'elle avait souffert sans traitement pendant plusieurs années parce que les spécialistes ne l'avaient pas prise au sérieux : comme elle était médecin, ils la traitaient d'hypocondriaque.

Mais comment s'étonner, s'agissant d'une profession pour qui la douleur est d'abord un symptôme utile au diagnostic, et non une souffrance à soulager ? Et à qui on a répété qu'il faut « surtout, ne pas croire tout ce que disent les patients » !

*

La liste est longue des syndromes et maladies mésestimés par les médecins, en particulier les syndromes douloureux chroniques telle la fibromyalgie.

Celle-ci valut longtemps et vaut encore à bon nombre de patientes le qualificatif de « pusillanimes » (car elles souffrent d'une hypersensibilité au toucher), de « simulatrices » et de « paresseuses chroniques » (le syndrome s'accompagne d'une fatigue intense) ou, bien entendu, de « psy ».

Les personnes atteintes de maladies rares, qu'un médecin peut ne pas connaître, ne sont jamais crues précisément pour cela : leur maladie n'est pas enseignée ; donc, elle n'existe pas.

Je vous invite à aller consulter « Vivre avec », le blog de Margot, une jeune femme souffrant de syndrome de Ehlers-Danlos (https ://herminesed.wordpress.com/). Dans une vidéo saisissante postée sur YouTube sous le titre « C'est dans la tête et autres réflexions sur la douleur », elle raconte l'attitude méprisante, blessante et souvent insultante qu'ont eue les médecins quand elle est allée les consulter.

La situation de Margot est celle de beaucoup de patients atteints de syndromes mal identifiés ou peu connus, et c'est un signe de ce qui pèche le plus profondément dans la profession médicale en France : ce n'est pas son ignorance – personne ne peut tout savoir –, mais son inaptitude à écouter, à croire et à *prendre le parti des patients*, même quand on ne comprend pas ce qui leur arrive, et même si leurs symptômes n'entrent pas dans les « cases » qu'on leur a inculquées.

La motivation première d'une profession soignante, lorsqu'une personne souffre et demande de l'aide, est de la lui apporter sans réserve. En France, ce souci ne semble pas habiter tous les praticiens, puisque nombreux sont ceux qui, en revanche, n'hésitent pas à harceler moralement et médicalement plusieurs catégories de personnes en grande difficulté…

3.

Sexisme, racisme et intolérance

Le sexisme de certains médecins nourrit activement les comportements de maltraitance. En 2005, sur mon *Winckler's Webzine*, je publiai un texte intitulé « Qui est irresponsable ? Les femmes ou les trop nombreux médecins qui les maltraitent ? »

« Ce matin, à ma consultation, une femme d'une trentaine d'années entre pour se faire poser un implant. Elle m'explique qu'elle a six enfants, que le dernier est un “accident”, qu'elle a demandé à subir une ligature de trompes, mais qu'on lui a répondu qu'elle était “trop jeune”.

Ce matin, à ma consultation, une femme de vingt-six ans, mère d'un bébé de dix mois, vient me dire, inquiète, qu'elle n'a pas eu ses règles depuis plusieurs semaines. À la maternité, on ne lui a pas prescrit de contraception. Quand elle a réclamé à son généraliste un DIU à l'occasion des visites du nourrisson, il lui a dit qu'il n'avait pas le temps, qu'elle n'avait qu'à reprendre la pilule. Il lui a prescrit une pilule non remboursée. La plus chère. Elle n'a pas osé lui en demander une autre : “Il est toujours très pressé.” Au bout de trois plaquettes, comme elle manquait d'argent, elle ne l'a pas rachetée. Je l'examine. Elle est enceinte de trois mois, au moins.

Ce matin, une femme de quarante-quatre ans entre avec son mari pour me demander si elle a "le droit" d'être enceinte à son âge. Je m'étonne. Elle m'explique qu'elle est veuve, qu'elle s'est remariée avec un homme du même âge qu'elle, veuf lui aussi, qu'ils désirent terriblement avoir un enfant ensemble, mais que les trois médecins à qui ils en ont parlé (deux généralistes, un gynéco) le leur "interdisent". "Vous en avez déjà trois à vous deux, ça vous suffit pas ?" Et les culpabilisent à qui mieux mieux ("Votre enfant aura des vieux parents"). Et leur prédisent des catastrophes ("Vous voulez un mongolien, c'est ça ?"). Elle me dit qu'elle se sent monstrueuse. Quand je lui dis que ce n'est pas elle qui est monstrueuse, mais les gens qui les ont traités comme ça, qu'ils n'avaient strictement aucun droit de leur dire des choses pareilles, et qu'avoir un enfant à quarante-quatre ans est infiniment moins dangereux aujourd'hui qu'il y a cinquante ans, elle se met à pleurer de soulagement. Son mari aussi.

Ce matin, une femme de quarante ans me raconte son dernier accouchement, qui date de quelques mois. On a voulu lui imposer une péridurale. Or, elle n'en voulait pas. Elle n'avait pas peur de souffrir, elle voulait "être là" pendant son accouchement. Le gynécologue de la clinique a refusé de l'accoucher et lui a dit : "Vous n'avez qu'à vous débrouiller avec la sage-femme." C'est ce qu'elle a fait. Ça s'est très bien passé. Ça n'a pas empêché le médecin de lui réclamer un dépassement d'honoraires au prétexte qu'elle lui a fait prendre (à lui !) un risque considérable, et qu'il a des assurances professionnelles à payer ! Elle a refusé. Il lui a dit de se chercher un autre médecin.

Ce matin, une femme de vingt-cinq ans entre et me raconte que, juste avant l'été, elle a appelé son gynécologue pour qu'il lui fasse une ordonnance de dépannage de sa pilule, parce qu'elle ne pouvait pas le voir avant de partir en vacances. Son gynécologue lui a dit qu'elle n'avait qu'à arrêter sa pilule pendant le mois d'août, pour s'assurer que "tout marche bien". Or, le mois d'août, elle le passe avec son ami, au soleil. Le gynécologue a dit : "Vous n'avez qu'à utiliser des préservatifs…" Ils l'ont fait, mais pas toujours, parce que le mois d'août est leur mois de plaisir et les préservatifs, ça gâche le plaisir. Elle est enceinte. Elle ne désire pas garder sa grossesse, mais lorsqu'elle l'a annoncé à son gynécologue, il l'a tout bonnement engueulée en lui disant : "Vous n'avez qu'à assumer, maintenant !" »

Sur la même page de mon *Webzine*, je racontais l'histoire suivante :

« Ce matin, une femme de trente-six ans entre en me demandant de lui represcrire sa pilule. Comme je ne la connais pas, je lui pose quelques questions sur ses antécédents : a-t-elle des enfants, fume-t-elle, quel travail fait-elle, etc. Elle me répond qu'elle fume, qu'elle n'a pas d'enfants, qu'elle préfère ne pas me dire ce qu'elle fait, mais qu'elle exerce un boulot difficile. Je note sans faire de commentaire. Je lui explique que si elle fume, il vaudrait mieux qu'elle change de contraception, trente-cinq ans est l'âge critique au-delà duquel mieux vaut ne pas associer œstrogènes et tabac. Elle me regarde d'un drôle d'air, et me dit :

— Vous ne me dites pas d'arrêter de fumer ?

— Euh, non. Vous savez que ce serait préférable ?
— Oui.
— Vous n'envisagez pas d'arrêter ?
— En ce moment, je ne peux pas… C'est dur.
— Vous ne voulez pas être enceinte ?
— Non !!!
— Bon. Alors, il faut prendre les choses dans l'ordre de ce qui est urgent pour vous : 1. Ne pas être enceinte ; 2. Ne pas vous mettre en danger ; 3. Arrêter de fumer quand ce sera possible. Je peux vous prescrire tout de suite une contraception efficace qui n'augmentera pas les risques du tabac : pilule progestative, implant, DIU.
— La pilule progestative, d'accord, mais les deux autres trucs, c'est pour une femme… normale.
— Qu'est-ce qui vous fait penser que vous n'êtes pas « normale » ?
— Oh, avec ce que je fais, je suis… la dernière des femmes.
J'ai attendu quelques secondes, puis elle a dit :
— Je me prostitue.
J'ai hoché la tête tranquillement et j'ai dit :
— Ça ne change rien. Les priorités sont les mêmes. Et les prescriptions aussi. De plus, j'imagine que vous utilisez des préservatifs.
— Oui, je me prostitue pour survivre, mais je ne suis pas folle.
Puis elle ajoute :
— Vous me croyez ?
— Oui, je vous crois. Pourquoi ne vous croirais-je pas ?
Elle est restée interdite et elle a dit :
— Vous parlez comme ça à toutes les femmes qui consultent ?
— Euh, oui. Que voulez-vous dire par « comme ça ? »

— Eh bien, je ne sais pas si j'ai manqué de chance, mais jusqu'ici, tous les médecins sur lesquels je suis tombée me traitent comme une irresponsable parce que je fume en prenant la pilule – mais ils ne me proposent rien d'autre – parce que je n'ai toujours pas d'enfant à trente-six ans, et quand je leur dis que je n'ai pas de compagnon et souvent plusieurs partenaires sexuels – je ne leur dis pas que je me prostitue –, ils se mettent à hurler ! Ils me font la morale ou me regardent comme si j'étais une pestiférée. Il y en a même un qui m'a dit : « J'aurais dû mettre des gants pour vous examiner, vous avez peut-être le sida. » Je leur dis que je me protège, mais ils ne me croient pas. Et vous, pourquoi me croyez-vous ?

— Parce que ne pas vous croire, c'est humiliant. Je préfère toujours croire ce que les gens me disent. Je trouve moins grave de me tromper que de courir le risque d'humilier quelqu'un qui me fait confiance.

Elle est repartie avec deux ordonnances ; l'une pour une pilule progestative, dans l'immédiat ; l'autre portant une prescription d'implant ET de DIU : elle va réfléchir et elle choisira l'un ou l'autre le moment venu. Ça lui facilitera peut-être un peu une vie qui est certainement déjà très difficile. »

*

J'ai suivi pendant plusieurs années une autre femme, mère célibataire et toujours très inquiète de sa contraception, car elle avait une « vie plutôt dissolue », disait-elle. À deux ou trois reprises, je lui avais demandé si elle avait envie d'en parler et elle m'avait répondu par la négative. Elle venait une fois par an pour que je lui fasse, à sa demande, un frottis du col, une recherche de chlamydiae et un sérodiagnostic du VIH. Un jour, elle chercha à savoir si elle pouvait enchaîner deux plaquettes de pilules de suite, car sinon, ses règles allaient tomber le week-end où ses enfants étaient avec leur père, et elle avait envie d'être tranquille ce week-end-là, qui allait être chargé.

En plaisantant, j'ai dit :

— Vous allez à un mariage ?

— Ah, si seulement !

Elle m'a regardé un long moment et elle a soupiré :

— Bah, je peux vous le dire, je sais que vous ne me ferez pas un sale coup… Le week-end prochain, je servirai d'escorte. À des hommes qui me paient très cher. Je ne fais ça que lorsque mes enfants ne sont pas là, un week-end sur deux et une partie des vacances. Ça m'aide à joindre les deux bouts.

— Je comprends. Et… vous ne voudriez pas avoir une contraception plus sûre qu'une pilule ? Et qui suspend souvent les règles ?

— Ah bon ? Ça existe ?

Je lui ai parlé du SIU hormonal. Elle m'a dit qu'elle réfléchirait. Je l'ai remerciée de la confiance qu'elle me faisait et je lui ai demandé quel « sale coup » on lui avait fait.

— Avant que je consulte ici, mon gynécologue me suivait depuis que j'étais adolescente, il a mis au monde mes deux enfants, je lui faisais entièrement confiance. Un jour, quelques mois après avoir commencé à être « escorte », j'avais peur d'être enceinte, d'attraper une maladie, je m'en voulais beaucoup d'en être arrivée là, et j'avais besoin d'en parler à quelqu'un, mais c'est pas quelque chose qu'on raconte à ses voisines ou aux autres mères d'élèves et même à ses amies, alors je lui en ai parlé, à lui. Il m'a insultée et jetée dehors en me disant que j'étais une moins-que-rien de faire ça à mes gosses et à mon ex-mari. Trois jours plus tard, j'ai reçu un coup de fil de la gendarmerie. Il m'avait dénoncée. Je n'ai jamais racolé dans la rue, tout se passe par… relations et au téléphone, alors les gendarmes n'ont pas donné suite. Mais j'ai pleuré tous les soirs pendant des semaines, pire que quand mon mari m'a quittée. »

Racisme et comportements d'exclusion

Les médecins ont toujours été considérés comme des notables, et même si leur statut social s'est beaucoup modifié depuis cent ans, un certain nombre continuent à se comporter comme tels. Le meilleur moyen de croire qu'on est important, c'est d'afficher les valeurs les plus traditionnelles. Et, tout imbus qu'ils sont de leur statut, ces médecins-là ne mesurent pas l'impact de leurs gestes, de leurs paroles, de leur regard, de leurs attitudes sur les patients les plus vulnérables et les plus marginalisés par la société.

Il m'est impossible de dénombrer les refus de soin, les humiliations, les commentaires insultants, voire racistes, que m'ont confiés aussi des patient.e.s d'origines ethniques diverses. Mais toutes ces remarques étaient dans le droit-fil de ce que j'avais entendu en faculté de médecine ou dans les rares réunions de « formation continue » auxquelles j'ai participé au début de mon installation : « Les femmes tsiganes et roms sont menteuses et voleuses. Les femmes noires sont paresseuses et hystériques. Les femmes musulmanes sont étouffantes avec leur mari et leurs enfants. Les femmes asiatiques sont muettes et manipulatrices. »

Les stéréotypes à l'œuvre pendant mes études étaient encore bien vivaces en 2008 quand j'ai mis fin à mon activité : si le centre d'orthogénie recevait beaucoup de patientes qui n'étaient pas « françaises de souche » (ou qui n'avaient pas l'air de l'être), c'est parce que les cabinets gynécologiques de ville s'arrangeaient pour ne pas les accueillir. De nombreuses patientes d'origine maghrébine m'ont ainsi révélé avoir demandé des rendez-vous au même gynécologue sous deux noms différents, leur vrai et un autre de « Français moyen ». Dans le deuxième cas, les délais étaient trois fois plus courts.

Bien avant le début du XXIe siècle, il était déjà courant que les femmes musulmanes entendent les gynécologues (souvent des femmes, d'ailleurs) critiquer leur manière de s'habiller ou questionner leur autonomie personnelle lorsqu'elles demandaient que leur mari assiste à la consultation. Or, un professionnel n'a pas à *exiger* d'examiner un patient seul. Il peut bien sûr subodorer qu'un patient a envie de lui parler en tête à tête ; mais pour obtenir qu'un.e accompagnant.e reste dans la salle d'attente, il est toujours plus efficace d'user de diplomatie plutôt que d'autorité. C'est vrai quand un parent accompagne un adolescent ou quand une épouse pousse son mari chez le médecin. Ça n'est pas moins vrai d'un couple venu d'un pays en développement ; mais parfois, le mari est le seul à bien maîtriser le français, pour des raisons diverses, souvent sociales et contextuelles (il est en France depuis plus longtemps, par exemple) et non a priori liées à la domination de l'un sur l'autre. Et parfois ça *rassure la femme* que son mari soit présent.

Depuis mes études de médecine, j'ai croisé beaucoup plus de médecins français autoritaires que de patients immigrés « exigeants ».

En vingt-cinq ans d'exercice dans une demi-douzaine d'environnements médicaux, depuis les services d'urgences où j'ai fait des gardes d'accueil jusqu'à mon cabinet de campagne, il m'est arrivé à maintes reprises de recevoir des patients agités, parfois agressifs[1] ; j'ai pu constater que leur comportement était presque toujours lié à une double crainte.

Quand on consulte un médecin, c'est parce qu'on est inquiet. Lorsque les gens vivent dans des conditions difficiles – chômage, problèmes de logement, harcèlement administratif –, il ne faut pas s'attendre à ce qu'ils soient détendus dans la salle d'attente. S'ils redoutent, en plus, d'être mal reçus par un médecin raciste, hautain ou méprisant, ils ont de quoi être hyperréactifs. Quand on les reçoit bien, leur anxiété et leur agressivité se dissipent à vue d'œil.

« Bien recevoir », ça consiste simplement à sourire, tendre la main, faire asseoir, écouter sans interrompre (ni reprendre les « fautes de français » !), échanger, communiquer, s'intéresser à l'autre. En le traitant comme un égal et non comme un individu inférieur en raison de son sexe, de sa manière de parler, de son origine ethnique, de la couleur de sa peau, de sa culture ou de sa religion.

Je reviendrai sur la question du racisme en abordant la maternité et l'accouchement. Mais en consultation de santé des femmes, deux autres catégories de patientes font

---

1. J'ai reçu, à plusieurs reprises, un homme et une femme tous deux affligés de troubles mentaux. Le jour où ils sont arrivés ensemble, j'ai compris qu'ils étaient un couple. Quand ils se sont mis à exprimer leur délire hallucinatoire commun, j'ai su qu'il n'était pas question de les recevoir séparément. La consultation qui a suivi a été la plus longue de ma vie, mais après en être sorti indemne, j'ai compris que l'écoute et la patience sont toujours préférables aux poses autoritaires. Même avec des patients schizophrènes en plein délire.

couramment l'objet de maltraitances verbales et d'humiliations morales de la part des médecins français.

L'homophobie rampante du monde médical français

L'apparition du sida au début des années quatre-vingt a profondément modifié les relations entre médecins et patients. Aux États-Unis, mais aussi en France, les patients homosexuels atteints de sida se sont rassemblés, organisés, entraidés. Ils ont vite compris qu'on ne peut pas exiger d'un médecin irrespectueux et homophobe qu'il vous soigne. Ce médecin-là, il faut l'éviter comme la peste. Celui ou celle qui, en revanche, vous accueille avec respect est un.e soignant.e de qualité.

Trente-cinq ans après l'apparition du sida, certaines choses ont changé, d'autres pas. La séropositivité n'est plus une condamnation à mort grâce aux traitements antiviraux, mais un trop grand nombre de médecins mis en présence de patients séropositifs continuent encore à les considérer comme « suspects » et à se comporter avec défiance. Ils ne font que reproduire le comportement des praticiens d'avant 1950, qui mettaient la main devant leur bouche quand les patients tuberculeux osaient prendre la parole.

On pourrait croire que la (relative) modification des idées reçues à l'égard de la séropositivité s'est accompagnée d'une plus grande tolérance des médecins français à l'égard des personnes homosexuelles, mais je dirai que, tristement, il n'en est rien. Qu'il s'agisse d'hommes ou de femmes, les préjugés continuent à sévir. En 2013, le Collectif contre l'homophobie dénonçait la tribune signée par le docteur Patrick Wolff, par ailleurs président de l'Ordre des médecins de l'Hérault, dans le bulletin dudit organisme. La tribune exprimait l'opposition du médecin au mariage des couples de même sexe, ouverture possible à ses yeux d'une légalisation de la procréation médicalement assistée et de la gestation pour autrui.

Ce qui pose problème n'est pas que le docteur Wolff ait des opinions ou qu'il les exprime, mais qu'il le fasse en sa qualité de président d'un organisme officiel *dont le Code interdit la discrimination pour quelque motif que ce soit* ! Le seul fait que ce texte ait été publié et n'ait, apparemment, attiré aucun commentaire officiel de la part de l'Ordre national est en lui-même significatif. À noter que le docteur Wolff est, depuis 2013, le trésorier de la Chambre nationale d'arbitrage des médecins, laquelle fait partie de l'Ordre national !

*

L'Examen classant national, indispensable pour devenir interne, est le reflet de cette homophobie latente. Sur France Inter, à l'émission « Dimanche dès l'aube », le 12 juin 2016, le jeune médecin et écrivain Baptiste Beaulieu déclarait, textuellement : « Je le vois dans les études de médecine, il y a cette idée-là que l'homosexuel est encore [...] une sorte de partouzeur sidaïque. [...] Quand on passe l'Examen classant national, on le fait sous forme de mots-clés : par exemple, pour les problèmes de thyroïde, il faut penser "constipation, perte de poids". Eh bien, pour les personnes homosexuelles, les mots clés sont VIH, maladies sexuellement transmissibles et sida. C'est discriminatoire ! »

Quelques heures plus tard, il ajoutait, sur Twitter : « Comment apprendre aux étudiants à respecter les patients quand on les met dans des cases du genre : Homo =

partouzeur sidaïque ? Les étudiants deviennent après des soignants maltraitants et jugeants. Et le système favorise ça. »

*

En 2015, le rapport annuel de l'association SOS Homophobie rapporte les témoignages de patientes lesbiennes exposées à l'agressivité de certains praticiens.

> Le manque d'informations et les préjugés de certains médecins sur les orientations sexuelles conduisent à des discriminations graves. Les cas signalés à SOS Homophobie et ceux présentés à l'automne sur le site Yagg (sept témoignages de lesbiennes sur la gynécologie) illustrent la triste banalité des situations : paroles déplacées, refus de soins, moqueries, attitudes hostiles, etc.

Ce type de comportement n'est pas nouveau. Au centre d'orthogénie, j'ai reçu à de nombreuses reprises des patientes lesbiennes m'expliquant que leur médecin ne voulait pas leur faire de frottis de dépistage au motif qu'elles n'avaient pas de rapports sexuels avec des hommes, qu'elles n'utilisaient pas de contraception et qu'elles n'auraient pas d'enfant !

« Je ne suis pas une fournisseuse de frottis », a ainsi déclaré une gynécologue de la Sarthe à une patiente homosexuelle qui venait la voir pour ce motif.

Or, les femmes lesbiennes sont tout aussi exposées à l'apparition d'un cancer du col que les hétérosexuelles. Leur refuser ce dépistage est un refus de soin.

Le rapport 2015 sur l'homophobie rapporte un témoignage montrant que les préjugés ne se limitent pas à la gynécologie.

Sophie (trente-trois ans) et Isabelle (trente et un ans) sont mariées. Parce que le pédiatre habituel ne pouvait pas effectuer les examens au sein de son cabinet, Isabelle conduit leur fils de neuf mois chez une pédiatre spécialiste des allergies. Cette dernière demande à Isabelle pourquoi la « vraie » mère n'est pas présente, et elle exige que Sophie vienne pour la prochaine consultation. Isabelle proteste être aussi la mère, mais la pédiatre répond qu'elle sait « très bien ce qu'il en est », que « l'enfant n'est pas [le fils d'Isabelle], puisque sur la carte Vitale il a le nom de jeune fille de Sophie ». L'adoption est effectivement en stand-by, dans l'attente d'une décision de la Cour de cassation. Mais, bien entendu, Sophie et Isabelle ne retourneront pas dans ce cabinet. Sophie est particulièrement blessée que les propos aient été tenus devant leur fils, même s'il n'est pas en âge de comprendre. Elle ajoute que, ironiquement, il est bien le fils biologique d'Isabelle.

Afin d'offrir une alternative à ces situations pénibles, le collectif féministe Gyn & Co (https ://gynandco.wordpress.com/), dont le blog publiait déjà une liste de professionnels de santé respectueux des femmes, a créé en juillet 2014 un annuaire de praticiens (médecins et sages-femmes) qui soignent sans préjugés les femmes bisexuelles, les femmes lesbiennes et les personnes transgenres. Mais, quand on y pense, être contraint à dresser une liste de médecins respectueux, c'est exprimer que les médecins français sont loin de l'être tous.

En France, la transidentité est encore une maladie mentale

Le DSM est le manuel américain de classification des troubles mentaux. Il fait figure de référence aux États-

Unis, et dans le monde entier (mais pas auprès des psychanalystes orthodoxes, dont l'influence en France est encore très grande). Jusqu'au début des années soixante-dix, le DSM considérait l'homosexualité comme une maladie. Il a cessé de le faire en 1973, ce qui a certainement contribué à modifier l'attitude du monde médical à l'égard des personnes homosexuelles.

Depuis cinquante ans, l'accumulation des connaissances en biologie, en psychologie cognitive et en ethnologie, ainsi que l'exploration historique de la place des personnes intersexuées et des personnes transgenres dans les sociétés humaines, ont conduit en 2012 l'association des psychiatres américains à modifier le DSM en remplaçant le terme de « trouble de l'identité de genre » par celui de « dysphorie de genre ».

Et cela change tout : une dysphorie, c'est le sentiment angoissant et pénible – et totalement subjectif – de n'être pas soi-même dans le corps (et le genre) dans lequel on est né. Ce n'est pas une maladie mentale : cette perception de soi n'empêche pas de vivre en relation avec les autres et de contribuer de manière constructive à la vie collective. Mais elle empêche celles et ceux qui en souffrent d'être bien dans leur peau. Par conséquent, vouloir adopter l'aspect et le rôle d'une personne de l'autre sexe et vouloir se sentir enfin soi-même est désormais considéré, outre-Atlantique (et dans d'autres pays), comme une aspiration légitime. Et indiscutable.

Comme le dit en substance une psychiatre américaine membre du groupe de travail ayant modifié le DSM : « Notre principal succès a été de faire passer le concept de transidentité du diagnostic de maladie mentale à celui de *variante normale de l'être humain*. »

Pour certains, cette évolution n'est pas suffisante : contrairement aux personnes homosexuelles, les « Trans » sont encore inclus.e.s dans le DSM, ce qui contribue à pérenniser leur médicalisation et à entretenir leur stigmatisation.

Dans certaines parties du monde, au moins (au Canada, en particulier), les personnes transgenres peuvent vivre comme elles le souhaitent. Avec l'aide et le soutien des médecins.

En France, on en est loin.

En 2006, l'enseignante et écrivaine Stéphanie Nicot m'invite à préfacer le livre qu'elle coécrit avec Alexandra Augst-Mérelle, *Changer de sexe – Identités transsexuelles*[1]. C'est la description, à l'époque, de l'attitude de l'État, des psychiatres, psychanalystes, chirurgiens et médecins français à l'égard des personnes transgenres. Et le moins qu'on puisse dire, c'est que le tableau n'était pas brillant.

Les personnes transgenres sont en effet traitées comme des malades mentales et de ce fait soumises à des violences et des harcèlements physiques et psychologiques indignes. Le rapport 2015 de SOS Homophobie s'en fait l'écho à travers ce témoignage :

> Sasha, vingt-deux ans, est une jeune transsexuelle. Elle se heurte depuis quatre ans aux refus de l'administration de lui donner accès à son dossier médical. Dans un premier temps, elle souhaite surtout comprendre afin de « tourner la page ». Comprendre comment le psychanalyste choisi à son adolescence par ses parents a pu l'entraîner dans un véritable enfer hospitalier. Alors qu'elle était mineure, ses parents refusaient d'entendre parler de sa volonté et s'en sont entièrement remis à ce praticien. Le psychanalyste refusant totalement d'aborder la transsexualité, Sasha s'est retrouvée hospitalisée de

1. Le Cavalier Bleu Éditions.

force, terrorisée par la toute-puissance de cette personne qui ne comprenait rien ou ne voulait rien comprendre. Grâce aux pressions de nombreux proches, sa famille a finalement mis un terme à l'hospitalisation. Mais Sasha en est ressortie très affaiblie, et terrorisée par le milieu médical.

Ce que révèle ce témoignage, c'est le refus – extrêmement répandu parmi les professionnels de santé français – *d'entendre* les personnes transsexuelles, et la volonté forcenée de les « normaliser », comparables à ce que déploient certains mouvements religieux, aux États-Unis, pour « normaliser » les personnes homosexuelles.

Et quand les médecins ne veulent pas les normaliser, ils sont le plus souvent dangereusement incompétents.

Comme l'écrivent Alexandra Augst-Mérelle et Stéphanie Nicot :

> [...] Le plus grand risque, pour une trans, est de croiser un mauvais médecin. Spécialistes souvent aussi incompétents qu'imbus d'eux-mêmes, les endocrinologues ne sont pas formés à la transidentité (cette question, pour des motifs idéologiques évidents, n'est pas enseignée en faculté de médecine, et il y a peu de formation continue des médecins en France). Ils se contentent, sauf exception, d'appliquer des protocoles rigides et inadaptés. [...] Incapables de prendre leurs responsabilités, les endocrinologues exigent presque toujours un certificat de psychiatre. Ils transforment ainsi des patientes responsables, qui n'aspirent qu'à disposer librement de leur corps, en personnes sous tutelle, contraintes par un odieux chantage aux hormones à subir un suivi psychothérapique sous contrainte. [...]

Toutes les personnes trans ne veulent pas de chirurgie. Mais, comme l'expliquent les auteures de *Changer de sexe* :

> Est-ce qu'on souffre parce qu'on est trans, ou bien est-ce parce qu'on est trans qu'on vous fait souffrir ? [...] Le principe fondamental [de l'accès à la chirurgie], dont les psychiatres ne cachent même pas les véritables objectifs, c'est cette barrière impalpable... des deux ans minimum de suivi psychiatrique imposés (avec parfois une hospitalisation en hôpital psychiatrique !) avant tout début de traitement hormonal de substitution, et avant de pouvoir bénéficier d'une vaginoplastie. Soulignons que la plupart des chirurgiens étrangers n'en demandent pas tant. [...] On rappellera donc à ceux qui mentent délibérément aux personnes trans, et à l'opinion, en prétendant qu'elle est « obligatoire », que cette période d'observation de deux ans n'est nullement un impératif légal. [...] Cette pratique qui consiste à « faire souffrir du besoin de changement » [...] n'a aucune justification médicale. Par ailleurs, dans ces conditions, il ne peut évidemment y avoir aucun rapport thérapeutique réel : il s'agit en réalité d'une pure relation de pouvoir entre le psychiatre (le dominateur) et la personne transgenre (la soumise)...

En l'occurrence, on a la nette impression que ce que ce que veulent certains médecins, ce n'est pas soutenir et accompagner, ni même réconforter, mais soumettre à une idéologie qui n'a rien à voir avec les droits de la personne. Et conformer des personnes autonomes à des « critères sociaux » (ou moraux ?) qui relèvent du conformisme le plus momifié.

Lorsqu'en 2009-2010 le ministère de la Santé annonce que « la transsexualité ne sera plus considérée comme une affection psychiatrique en France », il s'agit en fait plus d'une « reclassification » administrative que d'une véritable dépsychiatrisation. Beaucoup de psychiatres, d'ailleurs, y sont franchement hostiles. Pour ces Knock d'aujourd'hui, « tous les transsexuels souffrent » (surtout s'ils disent le contraire), ce qui justifie le maintien de leur médicalisation.

Apparemment, pour nombre de psychiatres et de médecins français, il est inconcevable et inacceptable qu'une personne transgenre veuille – et puisse – vivre normalement et être heureuse de faire sa transition.

Ce genre d'idée (cette idée du genre) ne rentre pas dans leurs « cases ».

Depuis juillet 2016, la législation française autorise enfin « toute personne majeure (ou mineure émancipée) qui démontre par une réunion suffisante de faits que la mention relative à son sexe à l'état civil ne correspond pas à celui dans lequel elle se présente et dans lequel elle est connue [à] obtenir la modification ». La loi votée par l'Assemblée nationale affirme aussi clairement que « le fait de ne pas avoir subi des traitements médicaux, une opération chirurgicale ou une stérilisation ne peut motiver le refus de faire droit à la demande[1] ». Cette liberté de faire mentionner à l'état civil le sexe de son choix était déjà affirmée par la Cour européenne des Droits de l'Homme depuis vingt-cinq ans. Elle devrait couper court (c'est le cas de le dire) aux pressions insensées exercées par médecins, psychiatres et psychanalystes pour « normaliser » des individus qui ne leur ont rien demandé.

Reste la question de la chirurgie de réassignation. Toutes les personnes transgenres n'en ont pas le désir mais, pour celles qui souhaitent y recourir, les chirurgiens français la pratiquent de manière si incompétente et si bâclée qu'ils

1. *Libération.fr*, le 13 juillet 2016.

provoquent des catastrophes. Les auteures de *Changer de sexe* déconseillent donc fortement aux personnes transgenres françaises d'avoir affaire à eux ; on opère de manière beaucoup plus attentive, respectueuse et soigneuse en Allemagne, en Suisse, en Thaïlande ou à Montréal.

4.

Silence, on coupe !

Les mêmes chirurgiens français n'hésitent pas, en revanche, à prendre au sérieux leur rôle de « normalisateurs » quand il s'agit d'enfants intersexués… ou de petits garçons.

La « normalisation » des personnes intersexuées

L'intersexualité, c'est le fait de naître avec des organes sexuels ayant des traits à la fois féminins et masculins. Ce n'est pas une maladie, mais encore une fois une « variante » de l'anatomie humaine[1]. Le problème est qu'il n'est pas possible de savoir, quand un nouveau-né est intersexué, si l'enfant se considère comme une fille ou comme un garçon, puisque l'identité de genre ne siège pas dans les organes reproductifs, mais dans le cerveau. Comme on le comprend, la surprise, le malaise, l'inquiétude et l'incertitude provoqués par l'intersexualité de leur enfant peuvent être très pénibles pour les parents. Bien entendu, les médecins ne sont absolument pas préparés à faire face à ces situations. Qu'à cela ne tienne : ils s'ingénient à « leur arranger ça »

1. L'intersexualité est parfaitement décrite dans *Middlesex*, le magnifique roman de Jeffrey Eugenides (Le Seuil, 2004).

(en général, vers l'âge de deux ans) par des interventions destinées à produire une anatomie « conforme [1] ».

Au risque de se tromper une fois sur deux.

Cette chirurgie autoritaire, imposée par les médecins et chirurgiens français au nom d'une arbitraire « binarité » des organes sexuels, provoque des catastrophes : des individus qui n'ont rien demandé subissent à plusieurs reprises des gestes chirurgicaux lourds, souvent mutilants, pour un résultat aléatoire.

En 2013, Vincent Guillot, porte-parole en Francophonie de l'Organisation Intersexe internationale (OII), confie à Sophie Caillat, du site Rue89 [2] :

> Nous, on veut juste qu'on laisse nos corps tranquilles : on ne touche à rien tant que la personne n'est pas en capacité de s'autodéterminer. Mais la plupart du temps, le nôtre nous convient. L'intersexuation n'est ni une maladie ni un handicap, c'est juste être différent. [...]
>
> Il est déjà possible de ne pas déclarer de sexe administratif à la naissance. La circulaire du 28 octobre 2011 le précise dans son article 55 : « Il peut être admis qu'aucune mention sur le sexe de l'enfant ne soit initialement portée sur l'extrait de naissance. »
>
> Mais [...] dans la réalité, les parents se font extorquer l'opération par les médecins, donc c'est une mutilation en dehors de tout cadre légal.
>
> [...]
>
> Selon les situations, soit les médecins savent fabriquer un pénis qui saura pénétrer un vagin et uriner

1. Cet interventionnisme est analysé et critiqué par Michel Foucault dans *Herculine Barbin dite Alexina B.* (Gallimard, 1976).

2. Sophie Caillat : « Nous, les intersexes, voulons qu'on laisse nos corps tranquilles », Rue89, 24 août 2013.

debout, et ils feront un garçon, soit ils ne savent pas et trouvent plus simple de couper et de fabriquer un vagin pour faire une fille. C'est cela qui décide de l'opération, pas les chromosomes. La plupart du temps, on fabrique des filles, car c'est plus simple de couper un clitoris trop grand. Cela s'appelle une excision, pratiquée par des médecins pour des raisons sociales et non religieuses, et non encadrée par la loi !

A-t-on des chiffres sur les personnes concernées et les opérations ?

Non, il n'y a pas de chiffres officiels, mais la spécialiste Claire Nihoul-Fékété, professeure émérite de chirurgie infantile, a parlé sur France Culture de huit mille naissances par an et de deux mille enfants opérés. Mais attention, chaque nourrisson sera opéré plusieurs fois. J'ai rencontré une personne opérée cent fois et de nombreuses avec plusieurs dizaines d'opérations. Moi, j'ai eu de la chance, je n'ai été opéré « que » dix fois.

Vous dites qu'on peut vivre très bien en restant intersexe, comment le savoir ?

Comment le savoir ? En nous le demandant ! [...]

En France, on est tous mutilés, dans les pays pauvres non. En Afrique du Sud, par exemple, les Noirs ne l'étaient pas et les Blancs sont mal dans leur peau et marginalisés. Les enfants non mutilés deviennent des adultes épanouis bien intégrés socialement alors que dans les pays où l'on mutile, c'est l'inverse. Nous sommes nombreux à avoir des séquelles opératoires à vie, comme des infections urinaires récurrentes, des douleurs, et nombreux sont ceux qui ont perdu toute possibilité d'éprouver du plaisir ou, pire encore, souffrent lors des rapports sexuels.

> Lorsque nous ne sommes pas mutilés, nous avons toutes nos capacités érogènes, et donc une sexualité épanouie. Une grande partie des intersexués seraient fertiles si on ne les stérilisait pas dans la petite enfance.

Cette situation est d'autant plus monstrueuse qu'ici encore, aucune loi ni réglementation n'oblige les parents à faire opérer leur enfant. Les souffrances subies par les personnes intersexuées sont donc, dans leur immense majorité, *infligées de force par des brutes en blouse blanche,* au mépris des droits de la personne !

On maltraite aussi les petits garçons

On aurait tort de croire que la maltraitance ne concerne que les filles. Les garçons ont droit aux leurs, eux aussi.

Alors qu'en Amérique les médecins ont recommandé la circoncision « pour l'hygiène » à partir du début du XXe siècle, en France, la circoncision des garçons n'est pas – et c'est heureux – du ressort des médecins. Il en est cependant pour la recommander au prétexte qu'elle protégerait du sida et des infections à HPV (papillomavirus). C'est un peu mince pour décider un geste non indispensable sur un enfant qui n'a rien demandé à personne.

Les interrogations morales sur la circoncision rituelle décidée par les parents pour des motifs religieux sortent du cadre de ce livre, je n'en parlerai pas. Mais une réflexion éthique est en revanche tout à fait appropriée ici s'agissant des circoncisions sur recommandation médicale.

À l'heure où on se révolte à juste titre contre l'excision subie par les petites filles, il faut répéter haut et fort qu'il n'existe aucune raison *médicale* de circoncire un petit garçon en bonne santé. La chirurgie du pénis ne peut être envisagée que pour réparer une anomalie fonctionnelle des organes sexuels ou urinaires, lorsque celle-ci provoque des troubles (des infections urinaires graves à répétition, par exemple), et seulement dans ce cas-là.

Or, en France, la circoncision médicale des garçons est souvent proposée pour « réparer » ce qu'on appelle un phimosis, à savoir que le prépuce ne se dilate « pas assez » pour qu'on puisse « décalotter » (découvrir) le gland (l'extrémité du pénis). Et là, on entre en plein dans la maltraitance des garçons et de leurs parents. En effet, beaucoup de médecins français, depuis des décennies, imposent aux mères de « décalotter » le sexe de leur petit garçon « pour éviter un phimosis ». Et ils leur en font la démonstration !

Or, ce geste est douloureux pour le garçon, il est stressant pour la mère et, *médicalement parlant, il n'a aucun intérêt.* Et on le sait depuis 1968, date à laquelle un pédiatre danois, Jakob Oster, montra que, dans une population de garçons non circoncis, l'orifice du prépuce s'élargit progressivement – mais pas à la même vitesse – entre cinq et dix-sept ans. À dix-sept ans, 95 % des garçons ont un prépuce qui permet le décalottage sans problème. Les 5 % restants ne se plaignent, le plus souvent, de rien. Autrement dit : c'est la croissance et la puberté qui règlent ce faux « problème », inventé par les médecins qui voient des soucis là où il n'y en a pas.

Une fois encore, le conseil de « décalottage » est une spécialité française : les médecins néerlandais, britanniques, néo-zélandais ou américains déconseillent de toucher au prépuce des garçons, et invitent à ne consulter que si, à l'adolescence, les premiers intéressés se plaignent de quelque chose. D'ailleurs, plusieurs travaux ont confirmé les résultats de Jakob Oster, au Japon, au Mexique, en Inde, ce qui montre que ce phénomène de maturation spontanée du prépuce est universel.

Un article du *British Journal of Urology* datant de 1999 abondait dans le même sens et allait jusqu'à préciser :

« Manipulation and retraction of the immature prepuce must be avoided to prevent scarring, bleeding, phimosis and psychological trauma[1] » (La manipulation et la rétraction du prépuce immature doivent être évitées pour prévenir les cicatrices, les saignements, les phimosis et les traumatismes psychologiques.)

Autrement dit : « Touchez pas au prépuce ! »

Et pourtant, je ne compte pas le nombre de messages de parents affolés à qui leur médecin avait intimé l'ordre – sous peine de complications graves – de décalotter leur nourrisson dans le bain « pour le nettoyer » et menaçait de faire opérer l'enfant à l'âge de six ans si le décalottage régulier n'avait pas « assoupli » le prépuce. Beaucoup de mères s'y refusaient, à juste titre : ça faisait mal à leur enfant. (Le décalottage forcé peut, de plus, provoquer ce qu'on appelle un paraphimosis, c'est-à-dire une situation très pénible pour l'enfant, dont le gland enflammé triple de volume après avoir été étranglé par un prépuce trop étroit qu'on n'aurait pas dû rétracter !) Ces mères (et parfois des pères, tout aussi éprouvés) étaient très soulagées d'entendre qu'elles pouvaient laisser leur enfant tranquille.

Alors, qu'on se le dise : le prépuce n'a pas besoin d'être décalotté, pas même pour être « nettoyé », il se nettoie tout seul. Tout comme la vulve de la petite fille n'a nul besoin qu'on la « nettoie ».

Quand un petit garçon ne se plaint de rien, ne laissez personne toucher à son prépuce ! Surtout pas un médecin !

1. Cold C. J. et Taylor J. R., « The Prepuce », *British Journal of Urology*, Janvier 1999.

5.

Vaccins, cholestérol, cancers et ostéoporose : la « prévention » maltraitante

L'une des missions du corps médical réside dans la prévention et le dépistage précoce des maladies. La prévention consiste, lorsque c'est possible, à éviter une maladie par une mesure simple. Prescrire de la vitamine D aux nourrissons pour leur éviter un rachitisme (une mauvaise calcification de leurs os) ou les vacciner contre les maladies infantiles les plus graves sont des gestes de prévention courants.

Il ne fait aucun doute à mes yeux que la vaccination permet de prévenir un certain nombre de maladies infectieuses virales très graves, telles la variole ou la poliomyélite. La variole a été éradiquée en 1977 ; la polio est en passe de l'être bientôt : le dernier cas français remonte à 1989 ; en 2015, on n'a recensé que soixante-quinze cas dans le monde dans deux pays seulement : l'Afghanistan et le Pakistan.

Il n'est pas douteux non plus que d'autres vaccins permettent de protéger adultes et enfants contre des maladies invalidantes, sinon mortelles : la diphtérie (inflammation des voies respiratoires et asphyxie), le tétanos (troubles neurologiques et musculaires pouvant entraîner la mort), la rougeole (qui peut provoquer une encéphalite mortelle ou laissant de graves séquelles neurologiques), les oreillons (responsables d'inflammations des gonades ou de surdités), la rubéole (qui provoque des malformations graves du fœtus)...

Mais certains vaccins ne sont utiles que dans certaines zones de la planète (fièvre jaune, choléra, fièvre typhoïde) ou dans des situations particulières (rage, en cas de morsure par un animal infecté).

D'autres sont destinés à protéger des personnes très vulnérables (vaccin contre la varicelle) ou exposées à des maladies professionnelles (hépatite B, par exemple).

Autant dire qu'il n'est pas nécessaire de vacciner tout le monde contre tout. D'ailleurs, en France, seuls trois vaccins sont imposés par la loi : diphtérie, tétanos et polio. Le BCG n'est plus obligatoire chez l'enfant depuis 2007 (il est seulement recommandé aux enfants en situation à risque), et pour les professionnels de santé depuis 2010.

La surenchère vaccinale

Mais, au fil des années, le calendrier des recommandations vaccinales s'est beaucoup alourdi, ce qui a provoqué la protestation et l'inquiétude de nombreux parents. Car les vaccinations ont au moins des effets secondaires bénins, mais pénibles (fièvre élevée pour la coqueluche, douleur et inflammation au point d'injection pour de nombreux vaccins) ; d'autres effets secondaires, rares, mais très inquiétants, ont été attribués aux vaccins contre l'hépatite B et au tout récent vaccin contre les papillomavirus (présenté comme « vaccin contre le cancer du col »). Et plus le nombre de personnes vaccinées est grand, plus le nombre de patients souffrant d'effets secondaires graves augmente.

Leur pourcentage reste faible, *mais pour chaque personne touchée, c'est une catastrophe à 100 %.*

Les patients qui adoptent une attitude anti-vaccinale sont souvent vilipendés et considérés comme des personnes rétrogrades et opposées à tout changement. C'est une description hâtive, car les motivations de leur hostilité à la vaccination ont des origines nombreuses et diverses. Au cours de ma carrière, il m'est arrivé à de nombreuses reprises de recevoir des parents rejetés par des médecins qui n'avaient, purement et simplement, pas voulu discuter la question des vaccinations de leur enfant. Dans leur immense majorité, ces parents n'étaient pas du tout « irresponsables », mais soucieux. Ils s'interrogeaient sur l'utilité des vaccins, *et ils avaient le droit de le faire,* puisque les médecins eux-mêmes sont censés s'interroger sur la justification de leurs actes. La plupart étaient arrivés à une conclusion mesurée : certains vaccins sont indispensables, d'autres pas. Néanmoins, ils voulaient être sûrs de ne pas faire courir un risque indu à leur enfant, ni en imposant des vaccins superflus ni en refusant un vaccin protecteur.

Ces dernières années, les principaux débats ont porté sur la vaccination contre les papillomavirus (HPV), censée « prévenir le cancer du col[1] ». La bataille fait rage entre les partisans de la vaccination à tout prix (y compris celle des petits garçons) et celle des anti-vaccinaux farouches. Pour les personnes qui aimeraient trouver un moyen terme, la réflexion est difficile, d'autant que les deux camps extrémistes ne tolèrent, justement, aucune position intermédiaire.

1. Pour en savoir plus, on lira avec profit *La Piqûre de trop ? Pourquoi vaccine-t-on les jeunes filles contre le cancer du col de l'utérus ?* par Catherine Riva et le Dr Jean-Pierre Spinosa (Éditions Xenia, 2010).

Alors, ici encore, je vais parler pour ceux qui ne veulent pas être binaires, mais qui (j'en fais partie) se considèrent comme des « variants » entre les deux extrêmes.

Les HPV (papillomavirus) sont présents partout et se transmettent très tôt à tous les individus. Ils sont *l'un* des facteurs d'apparition du cancer du col, mais pas le seul. Le cancer du col est un cancer très facile à prévenir par le frottis de dépistage. Dans les pays où le frottis est accessible à toutes les femmes (la Finlande, par exemple), les décès par cancer du col ont disparu. La mesure de prévention numéro un de ce cancer, c'est donc le frottis.

Les vaccins contre les HPV préviennent l'infection par le HPV. Ils ne préviennent pas le cancer du col. Car, pour démontrer qu'ils ont cet effet, il aurait fallu suivre des femmes vaccinées depuis leur vaccination à dix ans et jusqu'à leurs soixante-cinq ans et rechercher si le cancer du col était moins fréquent pour elles que pour les non-vaccinées. Or, pour des raisons évidentes (le vaccin n'a été conçu qu'au début des années 2000), nul n'a eu le temps d'effectuer un suivi aussi long.

Tout vaccin est susceptible de produire des effets indésirables. Les plus graves sont rares, mais le risque n'est pas nul. Administrer un vaccin dont on ignore la dangerosité contre une maladie qu'on peut prévenir simplement, c'est faire courir un risque inutile. *D'abord, ne pas nuire !*

Et enfin : pourquoi imposer un vaccin douteux à une fillette de neuf ans alors qu'elle pourra décider par elle-même, si elle le désire, après avoir étudié la question, de le faire à dix-huit ans ?

En conclusion sur cette question, ma perception des choses est donc relativement simple et nuancée :

– quand il s'agit d'une maladie fréquente, très contagieuse et potentiellement très grave (diphtérie, tétanos, polio, rougeole, coqueluche), les avantages de la vaccination sont infiniment supérieurs à ses risques ;

– s'il s'agit d'une maladie moins fréquente et plus difficile à contracter (hépatite B, par exemple), ou pour laquelle une autre prévention existe (pour le HPV : le frottis de dépistage du cancer du col reste indispensable même si on a été vaccinée), la vaccination d'un enfant peut être sans danger repoussée à plus tard et laissée à l'appréciation de l'adulte qu'il ou elle sera. D'autant qu'encore une fois la loi ne les impose pas ;

– s'il s'agit d'une maladie récurrente qui menace certaines personnes plutôt que d'autres (la grippe, par exemple), il appartient à ces personnes de décider si elles se vaccinent ou non.

Les injonctions sans nuances (dans un sens comme dans l'autre) sont antiscientifiques et contraires à l'éthique.

On ne comprend donc pas pourquoi tant de pédiatres et de médecins généralistes traitent d'inconscients les parents qui préfèrent ne pas administrer à leurs enfants toute la batterie de vaccins « recommandée » (vingt et une doses entre la naissance et l'âge de quatorze ans !). Culpabiliser des mères qui refusent de vacciner leurs filles contre le HPV ou préfèrent les laisser prendre cette décision elles-mêmes n'est pas seulement une attitude antiscientifique et un comportement antiprofessionnel, c'est aussi une violence morale inacceptable.

Surtout quand on sait que les politiques vaccinales varient beaucoup d'un pays européen à l'autre. Au Royaume-Uni, *aucun vaccin n'est imposé par la loi, pas même pour l'entrée à l'école*. On y préfère discuter avec les parents de leurs avantages et inconvénients. Et on ne fait pression sur personne.

Sur ce point encore, beaucoup de médecins français n'agissent pas en conseillers ou en défenseurs des patients, mais plutôt en courroies de transmission des industriels.

La grande peur du cholestérol

La prévention maltraitante ne concerne pas seulement les vaccins. Pour des raisons qui n'ont rien à voir avec la santé publique, et tout avec le commerce : des millions de Français consomment des médicaments pour faire baisser le cholestérol. Or les recherches portant sur ces traitements n'ont montré leur intérêt que sur une infime partie de la population[1]. Et pourtant, depuis quatre décennies, l'industrie pharmaceutique, par l'intermédiaire d'un marketing puissant et de porte-parole influents, a incité un grand nombre de médecins à prescrire à leurs patients des produits qui n'ont pas d'intérêt démontré, mais ne sont pas dénués d'effets indésirables graves.

Très bien, me direz-vous, mais pourquoi le reprocher aux médecins et non aux industriels ? D'une part parce que les médecins sont censés prescrire en tenant compte de l'état des connaissances scientifiques (et donc, en se mettant à jour), d'autre part parce qu'ils doivent aussi informer les patients et respecter leurs choix. Or beaucoup de médecins ne font ni l'un ni l'autre.

Ainsi, nombre de praticiens ordonnent un dosage du cholestérol en préalable à la prescription ou au renouvellement d'une pilule contraceptive, *alors que ce dosage n'a aucune signification chez une femme en bonne santé de moins de cinquante ans.* Le cholestérol s'élève naturellement lors de la prise de la pilule parce que l'organisme s'en sert pour transporter les hormones (le cholestérol s'élève aussi pendant la grossesse,

1. Lire en particulier Christian Lehmann, *Patients, si vous saviez,* (Laffont) ; Jörg Blech, *Les Inventeurs de maladies* (Actes Sud), l'excellent blog « La grande supercherie du cholestérol » (http://phill443.unblog.fr/) et Bowden J. et Sinatra S., *Le Grand Mythe du cholestérol,* Marabout.

pour cette même raison). Ce cholestérol-là (fabriqué par l'organisme) n'est pas dangereux.

Pourtant, maintes utilisatrices de pilule s'entendent dire qu'il leur faut cesser leur contraception, faire un régime, ou prendre des médicaments pour faire baisser un cholestérol qui a augmenté *naturellement* (et passagèrement). D'autres se voient refuser une pilule parce qu'elles ne désirent pas faire doser leur cholestérol tous les quatre matins pour rien – car les femmes s'informent souvent mieux que leurs médecins.

Si la prescription est aussi *irrationnelle* pour les femmes jeunes, peut-elle vraiment être raisonnée quand il s'agit des autres patients ?

D'autant que la prescription de médicaments destinés à faire baisser le cholestérol n'est pas dénuée de dangers. Dans un dossier très détaillé publié en 2013 [1], *La revue Prescrire* indiquait clairement que seuls les plus récents (les statines) semblent (ce n'est pas absolument sûr) diminuer la mortalité des personnes traitées, mais que le régime alimentaire méditerranéen (riche en huile d'olive, fruits et végétaux et pauvre en graisses animales) est tout aussi efficace. Et sans danger. Tous les médicaments, en revanche (y compris les statines), provoquent des effets secondaires parfois graves, du diabète aux atteintes des reins en passant par les douleurs musculaires et de possibles effets cancérigènes.

Tout ça pour traiter une « maladie » qui n'existe pas.

Cela peut paraître surprenant, mais beaucoup de médecins français, du fait même de leurs insuffisances scientifiques, de leur manque de rigueur et surtout de leur absence de souci pour les patients, se comportent d'une manière qu'on pourrait qualifier de désinvolte et négligente. Comme s'il était

1. « Statines, se poser des questions... » Accessible en ligne à l'adresse http://www.prescrire.org/fr/3/31/48448/0/NewsDetails.aspx.

sans conséquence d'ordonner des prises de sang sans savoir quelles informations elles sont susceptibles d'apporter ; de prescrire des médicaments sans connaître leurs effets indésirables ; de médicaliser à outrance des personnes en bonne santé.

Beaucoup de praticiens, aujourd'hui, se comportent comme Knock, le médecin manipulateur de Jules Romains : pour eux, « tout bien-portant est un malade qui s'ignore ». Au besoin, ils s'arrangent pour le rendre malade… de peur.

Mammographie et campagne de peur

Cancer du col de l'utérus et cancer du sein sont les deux cancers féminins les plus fréquents. Le premier, on l'a vu, fait depuis une dizaine d'années l'objet d'une campagne de harcèlement et de culpabilisation des mères autour du vaccin anti-HPV. Le second donne lieu, depuis trente ans, à une campagne de peur visant *toutes* les femmes.

Le cancer du sein est, dans l'immense majorité des cas, un cancer qui survient après la ménopause. En France, on diagnostique un cancer avant quarante ans chez douze femmes sur 100 000 ; en revanche le risque pour une femme d'avoir un cancer du sein avant quatre-vingt-dix ans est de 10 % – *ce qui signifie que 90 % des femmes n'auront jamais de cancer du sein.* Par ailleurs, les pays développés sont aussi ceux où les cancers sont les mieux soignés – et la survie la plus longue.

Le dépistage précoce du cancer du sein par la mammographie est présenté comme la mesure indispensable pour traiter au plus tôt – et, donc, pour accentuer les chances de guérison. Or, cela n'est qu'en partie vrai : pour la plupart des femmes, qui n'ont pas d'antécédent familial (parente proche ayant souffert d'un cancer du sein), la mammographie précoce n'est en rien justifiée. C'est un examen pénible, peu fiable chez une femme non ménopausée et qui... irradie le sein avec des rayons X, dont le potentiel carcinogène est connu. Dans la plupart des pays industrialisés aujourd'hui, un nombre croissant de travaux suggère *donc de ne pas recommander de mammographie systématique avant l'âge de cinquante ans*. La mammographie est recommandée à partir de quarante ans pour les seules femmes à risque (histoire familiale de cancer du sein survenu avant cinquante ans). Et avant quarante ans, elle est toujours inutile !

Mais le cancer du sein est une maladie dont la symbolique est très forte. Et les discours culpabilisants à son sujet ne manquent pas. Ces derniers ne sont pas altruistes : toute une industrie repose sur le dépistage systématique : depuis la fabrication des appareils à mammographie jusqu'à celle des produits anticancéreux, en passant par l'appareillage servant aux biopsies et à leur analyse. Sans parler des médecins (radiologues, anatomopathologistes, cancérologues, gynécologues), qui, tout de même, en font leur fonds de commerce...

Ici encore, on pourrait attendre des professionnels qu'ils tiennent un discours rassurant et pondéré. Il n'en est rien. Certes, les inquiétudes des femmes sont toujours respectables. Mais, au lieu d'y répondre par des faits rassurants, beaucoup de médecins français réagissent par la surenchère, quand ils ne prennent pas carrément les devants en prescrivant des mammographies à des personnes de vingt-cinq ou trente ans qui n'ont rien demandé !

Or, que dit la communauté scientifique internationale ?

La Fondation Cochrane, organisme indépendant qui analyse les résultats des essais cliniques médicaux et fait référence chez les médecins (mais, on le comprend, pas chez les industriels) du monde entier, a publié en 2012 une brochure accessible en français sur le site Nordic.Cochrane.org, et dont le résumé dit précisément ceci :

> Il peut être raisonnable de participer au dépistage du cancer du sein par mammographie, mais il peut être tout aussi raisonnable de ne pas s'y soumettre, parce que ce dépistage présente à la fois des bienfaits et des dommages.
>
> Si deux mille femmes sont examinées régulièrement pendant dix ans, une seule d'entre elles bénéficiera réellement du dépistage par le fait qu'elle évitera ainsi la mort par cancer du sein.
>
> Dans le même temps, dix femmes en bonne santé deviendront, à cause de ce dépistage, des patientes [considérées comme] cancéreuses et seront traitées inutilement[1].
>
> Ces femmes perdront une partie ou la totalité de leur sein et elles recevront souvent une radiothérapie et parfois une chimiothérapie.
>
> En outre, environ deux cents femmes en bonne santé seront victimes d'une fausse alerte. Le stress psychologique de l'attente du résultat pour savoir si elles ont vraiment un cancer et celui de la suite des soins peut être sévère.
>
> Ces chiffres [de 2008] proviennent d'essais randomisés de dépistage par mammographie. Cependant, depuis que ces essais ont été effectués, le traitement du cancer du sein s'est considérablement amélioré. Les études les plus récentes suggèrent que le dépistage par mammographie peut ne plus être efficace pour réduire le risque de mourir du cancer du sein.

---

1. Parce qu'on aura trouvé et traité comme un cancer une « anomalie » qui n'était pas un cancer.

> Le dépistage produit des « patientes (faussement) atteintes d'un cancer du sein » à partir de femmes en bonne santé qui n'auraient jamais développé de symptômes de cancer du sein. Le traitement de ces femmes en bonne santé augmente leur risque de mourir, par exemple d'une maladie cardiaque et de cancer[1].
>
> *Il ne semble donc plus aussi raisonnable de participer au dépistage du cancer du sein. En fait, en évitant de participer au dépistage, une femme va diminuer son risque de recevoir un diagnostic de cancer du sein.*

En résumé : ce que la mammographie de dépistage montre chez les femmes de moins de cinquante ans, c'est une image « suspecte ». Cette image n'est pas nécessairement un cancer. La biopsie ne permet pas toujours de conclure, car elle consiste à prélever des cellules qui seront examinées par un anatomopathologiste, autrement dit un être humain, lequel a tendance à conclure de manière prudente. S'il voit au microscope des cellules « suspectes » mais pas franchement cancéreuses, la plupart des cancérologues vont suggérer, dans le doute, d'opérer. Parfois, on ne peut pas conclure en analysant la « zone suspecte » enlevée. Alors, dans le doute, on fait la chimio… et ainsi de suite. C'est ce qu'on appelle la surmédicalisation : on opère des femmes *alors qu'on n'est pas sûr qu'elles ont vraiment un cancer.* Parmi elles, beaucoup n'ont pas de cancer. On les opère pour rien. La bonne attitude consisterait d'une part à ne plus rechercher des cancers aussi tôt (car plus les images sont petites,

1. Des femmes sans cancer sont traitées comme si elles en avaient un. Or, chirurgie et chimiothérapie compromettent le système immunitaire et favorisent l'apparition de cellules cancéreuses dans d'autres organes. De plus, les traitements anticancéreux sont toxiques pour le cœur.

moins il est sûr que ce soit un cancer) et, quand on commence à faire des mammographies, à ne pratiquer des biopsies que sur les anomalies importantes ou qui se modifient vite.

Avec les traitements disponibles aujourd'hui, la survie est identique même si on soigne les cancers du sein au stade de tumeur palpable par la femme (donc bien plus volumineuses que lors d'un dépistage par mammographie).

Il est donc légitime d'attendre non seulement pour les femmes qui n'ont pas vraiment un cancer (et à qui on va épargner des traitements inutiles), mais aussi pour celles qui en ont (qu'on opérera/traitera plus tard, sans perte de chance de vie, mais avec une plus grande qualité de vie pendant les années précédant le traitement).

Autrement dit : il appartient aux femmes de choisir de subir ou non une mammographie précoce (avant cinquante ans) *en connaissance de cause.*

Maintenant, une question aux lectrices : en vous prescrivant la mammographie, votre médecin vous a-t-il expliqué qu'on risquait de vous trouver une tumeur… qui n'existe pas ?

En Angleterre, le site de référence sur le cancer (Cancer Research UK) indique par exemple que la mammographie avant cinquante ans n'a pas prouvé qu'elle diminue la mortalité par cancer du sein ; et il indique clairement que certaines femmes subiront après dépistage un traitement inutile. En 2012, le surdiagnostic lié au dépistage concernait près de quatre mille femmes au Royaume-Uni. Traitées sans raison.

De son côté, le site de la Société canadienne du Cancer indique :

> « La recherche a démontré que le dépistage du cancer du sein chez les plus jeunes femmes [celles qui ont moins de cinquante ans] peut mener à beaucoup

plus de faux résultats positifs. Il subsiste encore un doute à savoir si les mammographies régulières chez les femmes de moins de cinquante ans permettent de sauver des vies. »

Dans d'autres pays que la France, les femmes sont manifestement mieux informées – et traitées comme des adultes[1].

L'ostéoporose, « maladie » de la ménopause

Autre « dépistage » très proposé : celui de l'ostéoporose, aux femmes ménopausées. Là encore, nous avons affaire à une escroquerie de grande envergure. Autrefois (il y a cinquante ans), l'ostéoporose touchait un grand nombre de femmes ménopausées parce qu'elles avaient été sous-alimentées, avaient souffert de maladies infectieuses répétées, eu des grossesses nombreuses, été soumises à des conditions de vie très difficiles. De ce fait, leurs os n'étaient pas toujours bien calcifiés, et après soixante-cinq ans, les fractures (du col du fémur, des vertèbres) étaient fréquentes.

Depuis la fin du XXe siècle, en France, la majorité des femmes mangent à leur faim, absorbent de la vitamine D et du calcium, sont soignées quand elles sont malades, sont suivies pendant leur grossesse. Et l'âge de la ménopause est plus tardif : cinquante à cinquante-cinq ans. Quand elles atteignent la soixantaine, elles sont rarement carencées en calcium, et au moment de la ménopause leur masse osseuse est optimale. Même si elles décident de ne pas utiliser un

1. Les lectrices qui désirent en savoir plus consulteront l'excellent ouvrage de Rachel Campergue : *No Mammo ? Enquête sur le dépistage du cancer du sein* (Max Milo, 2011).

traitement hormonal substitutif, la prise de vitamine D l'hiver et l'absorption de produits laitiers suffisent.

C'est compter sans l'industrie pharmaceutique qui, depuis vingt ans, pousse les médecins à proposer systématiquement une ostéodensitométrie aux femmes ménopausées et à leur prescrire des traitements destinés à éviter les fractures. L'ostéodensitométrie est un examen simple et indolore, alors que la mammographie ne l'est pas. Ça ne justifie pas pour autant d'en faire un examen systématique.

En 2007, *La revue Prescrire*, fidèle à sa critique de l'industrie pharmaceutique, a publié une synthèse concernant l'ostéodensitométrie chez les femmes ménopausées[1] et en a conclu :

– la plupart des fractures des femmes ménopausées surviennent entre cinquante et soixante ans *en l'absence d'ostéoporose* ;

– les médicaments prescrits pour lutter contre l'ostéoporose *ont trop d'effets indésirables graves pour être prescrits à des femmes qui n'en ont pas besoin* ;

– une ostéodensitométrie n'est utile qu'après une fracture ; pas de manière systématique chez toutes les femmes ménopausées ;

– seules les femmes qui ont déjà subi une fracture et dont l'ostéodensitométrie montre une ostéoporose importante ont besoin d'être traitées.

Question aux lectrices de plus de cinquante ans : votre médecin vous a-t-il expliqué cela avant de vous proposer une ostéodensitométrie et/ou un « traitement préventif » des fractures dues à l'ostéoporose ?

1. « Ostéodensitométrie chez les femmes ménopausées en bonne santé », *La revue Prescrire*, n° 285, Juillet 2007.

Touche pas à ma prostate !

Les hommes de tous les âges, eux aussi, font l'objet de la maltraitance médicale « préventive ». La différence, c'est qu'ils ne se présentent pas volontiers chez le médecin.

Pour qu'ils le fassent, il faut qu'on les y oblige. Ou qu'ils aient très peur.

À l'adolescence, le certificat médical « pour le sport » est le plus souvent une occasion ratée – peu de médecins en profitent pour proposer aux garçons de répondre à leurs questions sur la santé et, il faut le reconnaître, peu de garçons ont envie de parler de « ça ». Entre vingt et cinquante ans, la plupart des hommes ne consultent pas de médecin, sauf de manière épisodique. En revanche, après cinquante ans, c'est une autre histoire.

En 2011, sous le titre de « Cancer de la prostate, ne passez pas à un doigt du diagnostic », une campagne médiatique mettait en scène une quinzaine de médecins de renom, le pantalon baissé et l'index en l'air.

Le message était simple – pour ne pas dire simpliste : afin de dépister le cancer de la prostate, il suffit d'un toucher rectal (fait par le médecin). En attirant l'attention sur le doigt dressé (et intrusif, tout de même) de cette brochette de médecins réputés et en laissant entendre que « C'est pour le bien des patients » la campagne opérait un tour de passe-passe parfaitement mensonger. Car, pour dépister un cancer débutant, la valeur diagnostique du toucher rectal est *inexistante*. Mais en invitant les hommes à aller se faire mettre (gratuitement) un doigt dans le derrière, on permet aux médecins de leur prescrire la prise de sang et le test (payant) qui constituaient les vraies motivations de cette campagne d'« information ».

Ce test, qu'on appelle PSA (Prostatic Specific Antigen/ Antigène prostatique spécifique), n'est en effet pas fiable du tout : *il est faussement positif sept fois sur dix* chez des hommes qui n'ont pas de cancer. Si le résultat du test inquiète le médecin, celui-ci sera tenté d'ordonner une biopsie (qui consiste à introduire une longue aiguille dans la prostate) pour y rechercher des cellules cancéreuses. Dans le meilleur des cas, on ne trouve rien et on est tranquille… jusqu'à l'année prochaine. *Car, bien évidemment, il faut remettre ça tous les ans.* Dans le pire scénario, on trouve quelques cellules cancéreuses, pas beaucoup, mais « par prudence » on opère quand même. Malheureusement, la chirurgie entraîne très souvent une incontinence et/ou une impuissance. Chez un homme ayant entre cinquante et soixante ans, ce ne sont pas des effets secondaires négligeables.

Pire encore : le diagnostic et le traitement d'un cancer de la prostate silencieux (sans symptômes) n'allongent pas la durée de vie des patients. Citons *La revue Prescrire* :

> « Le dépistage conduit à traiter un grand nombre d'hommes dont le cancer de la prostate serait passé inaperçu et n'aurait pas provoqué de souffrance, jusqu'à leur mort, d'autres causes. Sur dix hommes traités pour un cancer de la prostate détecté par dépistage, entre trois et huit sont dans ce cas. Ils sont traités pour un cancer dont ils n'auraient subi aucune conséquence. Ils ne tirent pas de bénéfice du dépistage ou du traitement. Mais ils sont exposés aux effets indésirables des traitements : notamment incontinence urinaire et troubles de l'érection.
>
> En pratique, le dépistage des cancers localisés de la prostate par dosage du PSA présente plus d'inconvénients que d'avantages : les bénéfices sont incertains et les effets indésirables sont sévères. »

Autrement dit : étant donné leur âge et la lenteur d'évolution de ce cancer, les hommes qui en sont porteurs sans le savoir ont toutes les chances de ne jamais en souffrir et de mourir d'autre chose. Il est donc non seulement inutile, mais nocif, de les « dépister » préventivement : cela conduirait à en mutiler la majorité pour rien.

Si un cancer se manifeste, il sera temps d'intervenir. Pas avant.

Cette position n'est pas seulement celle de *La revue Prescrire*. Le Groupe d'étude canadien sur les soins de santé préventifs (GECSSP) mis en place par l'Agence de la santé publique du Canada (ASPC) ne recommande le dosage du PSA dans *aucun* groupe d'âge masculin : ni avant cinquante-cinq ans, ni après soixante-dix ans, ni entre les deux !

Une question aux lecteurs (et à leurs compagnes) : votre médecin vous a-t-il expliqué tout ça entre le moment où il vous a mis un doigt dans le derrière (pour rien, puisque c'est un examen sans intérêt) et celui où il vous a envoyé faire une prise de sang source d'angoisses et, peut-être, de souffrances inutiles ?

6.

Utérus sous haute surveillance

Comme pour tous les phénomènes vivants, la capacité de se reproduire est inégale d'une personne à une autre. À la loterie de la grossesse, certaines femmes « gagnent » de manière apparemment facile (chaque fois qu'elles essaient) ; d'autres semblent avoir moins de chance. Mais, pour toutes, c'est le résultat d'un hasard : ainsi, certaines infertilités de couple sont liées à l'incompatibilité entre les deux partenaires, qui se mettent comme par miracle à avoir des enfants quand ils essaient avec quelqu'un d'autre.

« Infertilité » : pas de panique !

Même quand les partenaires sont compatibles, une grossesse peut ne pas survenir dès qu'on cesse sa contraception : une femme n'ovule qu'une fois par mois, parfois moins souvent. Comme l'ovocyte ne vit que deux jours, les périodes de fécondité sont peu nombreuses au fil d'une année.

De plus :

– la fertilité varie d'une femme à une autre (et même d'une génération à la suivante) et d'un homme à un autre (on a trop tendance à l'oublier) ;

– le « pic » de fertilité chez une femme donnée se situe... entre dix-huit et vingt-cinq ans ! Au-delà, la fertilité décroît progressivement, mais surtout à partir de quarante ans ;

– personne ne peut dire à l'avance ce que sera la fertilité d'une femme, car celle-ci dépend de beaucoup de facteurs indépendants de sa volonté, parmi lesquels : ses conditions de vie et de santé, l'état de santé (et la fertilité) de son (ou ses) partenaire, etc.

D'après un rapport d'Henri Leridon, publié par le très officiel et scientifique Institut national d'études démographiques[1] :

> La mortalité fœtale est élevée dans l'espèce humaine : les fausses-couches spontanées repérables par les femmes concernées (et leurs médecins) représentent environ 12 % à 15 % des grossesses décelées. Une proportion plus grande encore des « produits de conception » ne se développe pas normalement et est évacuée dans les toutes premières semaines, sans que la femme en ait eu connaissance ; la proportion totale de décès in utero pourrait atteindre 50 %. La majorité de ces échecs sont dus à des malformations génétiques graves, incompatibles avec un développement normal. La reproduction humaine apparaît donc comme un processus à taux d'erreur élevé, mais qui corrige la plus grande partie de ces erreurs par l'élimination des produits de conception.

Toujours d'après le même rapport, 97 % des femmes commencent une grossesse dans les vingt-quatre mois qui suivent l'arrêt de toute contraception. C'est pourquoi on

1. Henri Leridon, « L'espèce humaine a-t-elle un problème de fertilité ? », *Population & Sociétés*, n° 471, octobre 2010. Téléchargeable sur le site de l'INED.

considère aujourd'hui qu'*on ne doit évoquer un problème de fertilité que lorsqu'un couple a eu des rapports sexuels réguliers sans succès pendant deux années consécutives*. Une fausse-couche précoce isolée pendant ce délai n'est pas un signe d'infertilité, au contraire : elle veut dire qu'une grossesse est possible, mais que cette grossesse-là n'était pas viable.

Enfin (je cite encore le rapport Leridon) : « À trente-cinq ans, par exemple, 17 % des femmes ne parviendront plus à avoir un enfant, mais seulement 5 % ne pourront même pas démarrer une grossesse ; à quarante ans, les proportions sont respectivement 33 % et 17 %. » Autrement dit, à trente-cinq ans, quatre-vingt-trois femmes sur cent peuvent avoir un enfant, et à quarante, elles sont encore soixante-sept sur cent ! C'est loin d'être le tableau catastrophiste que beaucoup de médecins peignent !

Ces nuances expliquent aussi que, malgré l'augmentation de la proportion de FIV (fécondations in vitro), la fertilité des couples concernés ne soit pas meilleure que celle des couples qui n'ont pas recours à la FIV. Et tous les centres de PMA (procréation médicalement assistée) racontent les histoires de couples « stériles » qui, après plusieurs tentatives infructueuses, ont fait leur deuil d'une grossesse, commencent une procédure d'adoption et, après plusieurs mois sans traitement (et, bien sûr, sans contraception), ont la bonne surprise de découvrir une grossesse en cours.

Il est en effet très probable que la conjonction du stress induit par les consultations médicales, les examens à répétition et les processus de FIV répétés sont suffisants pour bloquer l'ovulation. Quand on cesse de les embêter, ces femmes se remettent à ovuler[1]...

1. Les dessous de la médecine de reproduction ont été très bien décrits par la journaliste Brigitte Fanny-Cohen dans *Un bébé, mais pas à tout prix* (J. C. Lattès, 2001).

De fait, il y a plus de couples impatients (ou harcelés et inquiétés par leur médecin et/ou leur entourage) que de couples stériles. Le mot d'ordre devrait donc être « Pas de panique ». Ce n'est malheureusement pas le cas. Au lieu de tenir un discours rationnel fondé sur des faits scientifiques, un trop grand nombre de médecins se comportent en prédicateurs de foire lisant l'avenir dans une boule de cristal. Et, même quand elles ne demandent rien, beaucoup de femmes entendent des gynécologues dire : « La fertilité diminue après trente-cinq ans, dépêchez-vous d'avoir des enfants ! » Certains ajoutent : « Si vous ne le faites pas maintenant, plus tard vous viendrez pleurer pour qu'on vous en fasse », manière supplémentaire de les infantiliser.

Cette attitude est l'expression directe d'un sexisme rampant, très fort dans le monde médical. Les femmes n'y sont pas vues comme des adultes destinées à rencontrer des dilemmes difficiles et à faire des choix, mais comme des personnalités immatures qui ne « savent pas ce qu'elles veulent » et qui seront, bien entendu, incapables de prendre une décision.

L'échographie, examen invasif et brutal

L'échographie abdominale est une invention formidable : elle permet de voir beaucoup de choses à l'intérieur du corps, sans effet indésirable, avec un appareillage relativement peu encombrant, et qu'il est facile d'apprendre à utiliser.

Quand l'échographe est utilisé en gynécologie, on l'emploie en particulier pour examiner les organes internes que sont les ovaires et l'utérus de manière beaucoup plus précise que l'examen gynécologique. L'échographie permet d'identifier très tôt les grossesses extra-utérines ; de dater et suivre le déroulement d'une grossesse désirée, de vérifier que le fœtus se porte bien, etc.

En soi, c'est une technologie utile et sûre. Mais, lorsqu'un échographe est manipulé par un esprit mal tourné, il peut se transformer en arme de démoralisation – ou de culpabilisation.

*

En 2007 ou en 2008, alors que je travaillais au centre d'orthogénie à l'hôpital du Mans, j'ai remplacé un de mes confrères au service d'IVG. Comme nous n'avions pas d'échographe dans le service, j'ai demandé à un des internes de la maternité de dater la grossesse d'une femme qui venait de faire une demande. L'interne a refusé, invoquant son « objection de conscience ». Je lui ai expliqué calmement que ladite objection n'avait lieu d'être que pour les médecins à qui on demande de *pratiquer* une IVG, ce qui n'était pas son cas ; que l'échographie ne servait pas seulement à dater la grossesse, mais d'abord à la confirmer ; ensuite à vérifier qu'elle ne se développe pas dans un endroit dangereux (la trompe) ; s'il refusait de la faire, cela pouvait mettre la femme en danger ; enfin, que le Code de la santé publique lui interdisait de choisir à quelles patientes il délivrait ses services.

Ça ne l'a pas ému, il s'est maintenu sur sa position. Quand l'obstétricien de garde lui a déclaré fermement : « Si vous ne voulez pas faire les échographies dont les femmes ont besoin, il faudra vous chercher une autre spécialité », il s'est incliné. C'est dommage, car cela voulait dire qu'il n'était sensible qu'à la menace, et non à la raison ou à la loi.

*

Beaucoup de gynécologues utilisent une sonde d'échographie intravaginale comme si ça allait de soi et comme si c'était obligatoire. Il n'en est rien. Il existe une autre sonde d'échographie, qu'on pose sur l'abdomen, qu'on utilise pour visualiser le foie, la vésicule, les reins, etc., et qu'on peut employer de manière tout aussi efficace en gynécologie. Or, imposer la sonde intravaginale sans demander le consentement de la patiente est, en soi, une faute professionnelle et un délit.

En effet, pour l'article 283 du Code pénal, « toute pénétration sexuelle sans consentement est un viol ». Et cela, *quelle que soit la nature de la pénétration*, examens médicaux inclus. Mais ça ne semble pas préoccuper l'immense majorité des praticiens maniant un échographe en contexte gynécologique. Je pense pourtant que l'information est importante, et que les femmes devraient la prendre en compte. Comme je l'explique à la fin de ce livre, porter plainte contre un médecin peut se faire par correspondance. Et on ne voit pas pourquoi on laisserait des médecins commettre des viols impunément, fût-ce par instrument interposé.

*

L'échographie, que les médecins présentent et que les patientes ont appris à demander comme s'il s'agissait d'un examen toujours rassurant, ne devrait jamais être faite de manière « systématique », mais seulement quand quelque chose ne va pas, et pour répondre à des questions précises. Malheureusement, beaucoup de médecins voient les moyens d'exploration comme des parapluies à ouvrir en permanence pour se protéger des « erreurs » ou des « poursuites », non comme des aides au diagnostic à utiliser au mieux.

Ils oublient, surtout, que leur principal outil diagnostique, c'est leur cerveau. Sans doute parce qu'on ne les a jamais encouragés à s'en servir.

Une malade qui s'ignore : la femme enceinte

La grossesse illustre parfaitement le sentiment selon lequel beaucoup de médecins français ne sont pas des soignants, mais des idéologues désireux de « normaliser » les comportements, même quand il n'y a aucune maladie à traiter. À leurs yeux, et à nouveau pour paraphraser le Dr Knock de Jules Romains, « toute femme bien-portante est une malade qui s'ignore – *surtout* quand elle est enceinte » !

Comme le décrit très bien Renée Greusard dans son ouvrage *Enceinte, tout est possible*[1], la grossesse fait en France l'objet de nombreux diktats et d'une médicalisation à outrance. L'étude de la maltraitance dans ce seul cadre prendrait un ouvrage à lui seul, aussi je renverrai le lecteur à ce livre et à celui de Paul Cesbron et Yvonne Knibiehler, *La Naissance en Occident*[2].

Car la surmédicalisation de la grossesse a des effets pervers.

> « Enquêteur :
>
> — Qu'est-ce que c'est pour vous, une grossesse normale ?
>
> Docteur V (trente-trois ans, deux ans de carrière, médecin dans une grande maternité) :
>
> — C'est difficile… Peut-être une grossesse dont on n'a jamais entendu parler… (Rires) parce que des grossesses normales, il n'y en a plus.

1. Lattès, 2016.
2. Albin Michel, 2004.

— Il n'y en a plus ?

— Non, pas en France. On impose à tout le monde des examens, des sérologies… Une grossesse normale, c'est une grossesse au fin fond de l'Afrique avec un suivi comme on a envie… En France, il n'y a pas de grossesse normale. [1] »

Cette surmédicalisation, induite par des réglementations de plus en plus contraignantes, n'est pas combattue par les médecins qui, par peur des procès, ne savent pas résister aux demandes des patients ou calmer leurs inquiétudes. Dans ces situations, curieusement, il n'invoquent pas leur sacro-sainte « liberté de prescription » pour *éviter* de prescrire à tort et à travers.

En revanche, ils exercent un fort effet anxiogène quand, par exemple, ils commentent négativement la prise de poids des femmes enceintes. Tout se passe comme si cette prise de poids devait être comprise entre douze et seize kilos *dans tous les cas* et *pour toutes les femmes.* Or, là encore, il n'en est rien. La prise de poids varie avec le niveau socio-économique de la femme, son origine ethnique, son âge et son poids initial, mais aussi le nombre de grossesses antérieures, le nombre de fœtus portés à ce moment-là, etc.

Mais, partout en France, des femmes se font rabrouer ou culpabiliser parce qu'elles ont pris cinq cents grammes de plus que ce qui est indiqué dans les manuels (ou dans l'esprit du praticien, ce qui est pire !) ; bien entendu, les femmes en surpoids, déjà couramment vilipendées par les médecins, sont elles aussi harcelées. C'est d'autant plus insupportable que l'immense majorité des femmes enceintes sont prêtes à se mettre au régime si nécessaire.

1. Béatrice Jacques, *Sociologie de l'accouchement,* PUF, 2007 – citée par R. Greusard, *op. cit.*, p. 120-121.

Et dans le même esprit, pour relativiser les avertissements catastrophistes faits aux femmes enceintes en matière de listériose (transmise par les produits laitiers) et de toxoplasmose (transmise par les chats), il faut préciser :

– chaque année, on compte trois cents cas de listériose dans toute la France, dont la moitié chez des femmes, moins de cinquante chez des femmes enceintes ;

– chaque année, il y a trois cents cas de toxoplasmose congénitale ; même quand on découvre une contamination chez une femme enceinte, 70 % des fœtus ne sont pas contaminés.

Total : cent cinquante infections pour 800 000 naissances.

Probabilité et « risque » : une confusion entretenue

En termes statistiques, le mot « risque » représente la probabilité qu'un événement se produise. Par exemple : le « risque » de cocher les six bons numéros au Loto est de un sur quatorze millions. Pendant la grossesse, le mot « risque » prend un tout autre sens, car les probabilités sont souvent transformées en prédictions et les examens diagnostiques assimilés à l'Oracle de Delphes.

Ainsi, la probabilité, à l'âge de trente-cinq ans, d'avoir un enfant atteint de trisomie 21 est de 1/200 (un sur deux cents femmes enceintes) et s'élève ensuite rapidement avec l'âge. Il y a quelques années, de nouveaux tests de dépistage, qui analysent l'ADN des cellules du fœtus dans le sang maternel, ont été mis sur le marché. Ils semblent très fiables, et leur disponibilité est bienvenue, mais elle ne signifie pas pour autant qu'il faille *les imposer à toutes les femmes*, en particulier à celles qui ont moins de trente-cinq ans. D'autant que le diagnostic définitif n'est fait que par l'amniocentèse, examen qui n'est pas sans risque. Un certain nombre de femmes déclinent donc le test, puisque de toute manière elles bénéficieront d'une amniocentèse.

« C'est insensé ! » « C'est irresponsable ! » « Vous ne savez pas ce que vous faites ! »

Eh bien si, elles savent. Elles ne font pas ce que les médecins *veulent,* ce qui n'est pas la même chose. Le mot « risque » désigne une *probabilité,* non une certitude. Et quand bien même ce serait le cas, cela n'autoriserait nullement les médecins à imposer quoi que ce soit : tout.e patient.e reste libre à tout moment de refuser un test *sans qu'on exerce la moindre pression sur sa décision.*

Accouchements à haut risque… de maltraitance médicale

En 2014, l'Organisation mondiale de la santé a publié une brochure intitulée : « La prévention et l'élimination du manque de respect et des mauvais traitements lors de l'accouchement dans des établissements de soins ». Cette brochure (téléchargeable sur le site de l'OMS) dit en particulier :

> « Les rapports publiés sur le manque de respect et les mauvais traitements subis par les femmes lors de l'accouchement en établissement de soins font état d'agressions physiques, d'humiliations graves, d'agressions verbales, de procédures médicales imposées de manière coercitive ou effectuées sans l'obtention d'un consentement (incluant la stérilisation), de manque de confidentialité, d'absence de consentement pleinement éclairé, de refus de leur administrer des médicaments contre la douleur, de violations flagrantes de leur intimité, de refus d'admission dans les établissements de santé, de négligence entraînant des complications

évitables et qui constituent une menace pour leur vie [...]. Certaines femmes sont plus susceptibles que d'autres d'être victimes de manque de respect ou de mauvais traitements, notamment les adolescentes, les mères célibataires, les femmes défavorisées sur le plan socioéconomique, les femmes issues de minorités ethniques, les immigrantes et les femmes séropositives. »

Certes, l'OMS se focalise sur les pays en développement et ceux où les populations ne disposent pas des mêmes droits et libertés que dans les pays dits développés ; mais la description de ces mauvais traitements concerne aussi ce qui se passe dans certaines maternités françaises. Car la violence obstétricale s'observe couramment dans le pays des droits de l'homme.

Sur son blog « Marie accouche là[1] », la juriste féministe Marie-Hélène Lahaye définit ainsi la violence obstétricale :

« Tout comportement, acte, omission ou abstention commis par le personnel de santé qui n'est pas justifié médicalement et/ou qui est effectué sans le consentement libre et éclairé de la femme enceinte ou de la parturiente. »

Cette définition contient quatre éléments constitutifs :

1. "*Tout comportement, acte, omission ou abstention*" : Cette énumération couvre l'ensemble des événements qui peuvent se produire dans une maternité ou lors d'une consultation. Il ne s'agit pas uniquement d'actes posés, mais aussi de l'attitude du personnel soignant, les mots déplacés qu'il utilise, le manque de respect, l'infantilisation de la femme, la violence psychologique en général. S'ajoutent l'omission et l'abstention qui visent

1. http://marieaccouchela.blog.lemonde.fr/

l'absence de réaction ou d'acte face à une demande de la parturiente, la négation de son ressenti, la non-prise en compte de sa douleur ou de ses besoins ou souhaits particuliers.

2. "*Commis par le personnel de santé*" : Ces termes visent l'ensemble du personnel, donc pas seulement les obstétriciens, mais également les sages-femmes, médecins, infirmiers, pédiatres, anesthésistes, aides-soignants, etc.

3. "*Pas justifié médicalement*" : il s'agit d'une référence à l'Evidence-based medicine (EBM), la médecine basée sur des preuves scientifiques, c'est-à-dire l'utilisation consciencieuse et judicieuse des meilleures données (preuves) actuelles de la recherche clinique dans la prise en charge personnalisée de chaque patient. Cette référence à l'EBM permet donc de considérer que tout acte justifié non pas par des données scientifiques, mais par des propos de type "c'est ce qu'on m'a appris pendant mes études", "c'est le protocole", "c'est pour faciliter l'organisation du service", "ça permet au gynécologue d'être plus confortablement installé, mieux voir ou mieux contrôler la situation", "ici, on ne prend aucun risque" tombe dans la définition de la violence obstétricale.

4. "*Le consentement libre et éclairé de la parturiente*" : ces mots renvoient à la Loi Kouchner. Toute atteinte au corps sans le consentement de la personne est une violence. Quand cette atteinte est faite au sexe, il s'agit même d'une agression sexuelle, voire d'un viol. […]

Plus concrètement, pour déterminer si une situation relève de la violence obstétricale, je propose un "truc" très simple : transposer un acte qui a lieu dans une salle d'accouchement en dehors du contexte hospitalier. Si, dans la vie quotidienne, cet acte présente une forme de violence, il s'agit de violence obstétricale lorsqu'il est posé au moment d'un accouchement. En voici quelques exemples.

Vous marchez dans la rue, quelqu'un s'approche de vous, vous fait une piqûre et vous injecte un produit. Il s'agit clairement de violence. Le fait que cette personne se fonde en justifications sur le mode "Je suis médecin, je vois que vous n'allez pas bien, c'est pour vous soigner" ne change rien à la violence de la situation, puisque vous n'avez émis aucun consentement et ne savez même pas ce que contient la seringue. Dès lors, faire une injection d'ocytocine à une parturiente sans lui avoir expliqué l'intérêt du produit, ses avantages et ses inconvénients et sans lui demander son accord préalable est une situation de violence obstétricale.

[...]

Lorsqu'il fait 40 °C, que vous avez extrêmement soif et que vous demandez un verre d'eau qui vous est refusé malgré vos supplications pendant des heures, c'est de la violence. Si cette situation se produit dans une salle d'accouchement, c'est de la violence obstétricale.

[...]

Forcer une personne à se maintenir dans une position inconfortable et douloureuse est de la violence. Donc, imposer l'immobilité et la position gynécologique à une parturiente est une violence obstétricale.

[...]

Vous êtes installée à la terrasse d'un café, un quidam soulève votre robe et introduit deux doigts dans votre vagin. C'est de la violence sexuelle. Donc, un toucher vaginal non consenti est de la violence obstétricale. Juridiquement, il s'agit même d'un viol. »

Le combat pour la démédicalisation de l'accouchement n'est pas un combat nouveau. Au cours des années soixante-dix, cette situation avait déjà été soulignée et contestée par de nombreux mouvements et groupes féministes en Amérique du Nord. En France, le livre de Frédérick Leboyer, *Pour une naissance sans violence* (1974), était principalement centré sur l'enfant. Les obstétriciens de l'époque n'avaient pas apprécié qu'on suggère de mettre un bébé au monde dans une atmosphère paisible, avec des lumières tamisées et de la musique douce, qu'on le dépose sur le corps de la mère sans avoir coupé le cordon, pour le laisser chercher le sein, et qu'on lui donne un bain pour le réchauffer – voire qu'on laisse les femmes qui le désiraient accoucher dans une piscine.

Vingt-cinq ans plus tard, l'obstétrique est beaucoup plus médicalisée encore. La France a le privilège d'être l'un des rares pays d'Europe dont le bilan de natalité est positif. C'est aussi l'un des pays industrialisés où le monde médical se montre le plus coercitif, le plus brutal et le plus totalitaire quand il s'agit d'accoucher.

Dans les maternités françaises, l'éthique est facultative

L'ensemble des pratiques obstétricales hexagonales est l'occasion de graves manquements à l'éthique. Quelques exemples dans une très longue liste.

En France, on n'est pas libre d'accoucher comme on le désire :

Tout patient a le libre choix du soignant, et de la manière de se soigner ; ce n'est pas le cas des femmes enceintes. L'attitude des gynécologues obstétriciens français est hostile non seulement à la reconnaissance du statut des sages-femmes dans l'espace public qu'est l'hôpital, mais aussi au choix des patientes d'accoucher avec une sage-femme, en milieu démédicalisé, voire à domicile.

Or, cette attitude n'est pas justifiée : l'accouchement à domicile ou en maison de naissance, sous la surveillance exclusive de sages-femmes, est courant au Québec ; l'accouchement à domicile est pratiqué tout aussi couramment dans de nombreux pays développés européens (Pays-Bas, Scandinavie) et en Amérique du Nord, et tout cela au bénéfice démontré de la mère et de l'enfant.

Pour les grossesses sans complications, un accouchement est au moins aussi sécuritaire à domicile qu'à l'hôpital, et les soignants les mieux à même d'assurer des accouchements sans danger sont… les sages-femmes. En 2014, la grande revue médicale britannique *The Lancet* publiait même une vaste enquête consacrée à la naissance et pour souligner leur importance primordiale, le Collège royal des gynécologues-obstétriciens britanniques insistait sur l'engagement de ses membres, *aux côtés des sages-femmes*, pour améliorer encore la sécurité et le confort des accouchements.

En France, au début de la même année, le Syndicat national des gynécologues-obstétriciens de France (Syngof) déclarait : « L'autonomisation des sages-femmes, portée par le climat d'effervescence actuel, ne peut se faire au péril des patientes. C'est pourtant le cas si les sages-femmes dévient vers le suivi gynécologique au-delà de la physiologie à laquelle se limitent leurs compétences[1]. » La position actuelle des spécialistes français peut donc se résumer à ceci : « L'accouchement est notre chasse gardée. N'y touchez pas ! »

On est loin de la déontologie, de l'éthique et du libre choix.

1. http://syngof.fr/communiques-presse/pouvoirs-publics-responsabilite-competences-sages-femmes/

Pendant le travail, le confort et l'intimité des femmes ne sont pas respectés

Dans de nombreuses maternités françaises, le monitoring est obligatoire (sous la menace, bien entendu) ; le maintien allongé, parfois dans une position et une seule, est imposé alors que rien ne s'oppose médicalement à ce qu'une femme aille et vienne dans la salle d'accouchement entre ses contractions ; les examens gynécologiques répétés (l'obstétricien le refait cinq minutes après la sage-femme et l'interne, pour « vérifier »), et donc souvent superflus, mais invasifs et douloureux sont pratiqués sans explication ni délicatesse.

Quand une femme n'est pas sûre de vouloir une anesthésie péridurale, la moindre des choses serait de lui indiquer jusqu'à quel moment du travail on peut la pratiquer, et de lui demander régulièrement si elle en veut une. *Il n'est pas acceptable que le médecin prenne l'indécision de la patiente pour une incapacité permanente à choisir, ou son silence pour un consentement tacite aux décisions qu'il juge, lui, préférables.*

Quant au traitement de la douleur des femmes qui refusent la péridurale, il est très insuffisant. Les produits analgésiques ne manquent pas, mais semblent presque toujours être sous-utilisés, par crainte de leurs effets sur l'enfant, alors même que les données scientifiques permettant de les administrer au mieux sont bien connues. Certes, quand on manque de personnel, il est plus facile pour l'équipe médicale de pratiquer une péridurale. Ou de laisser les femmes souffrir.

Les professionnels ne sont bien sûr pas les seuls responsables : les restrictions budgétaires, les horaires de travail infernaux, les absurdes exigences de « rentabilité » constituent les premières causes de ces comportements. Mais ces contraintes sont une explication, elles ne sont jamais une excuse. On comprend qu'une sage-femme harassée ait du mal à s'occuper de quatre femmes à la fois. On comprend moins que les dirigeants des équipes hospitalières soient absents du service (ça arrive souvent) ou se déclarent impuissants – et, parfois, peu enclins – à dénoncer haut et fort ce que subissent soignant.e.s et patient.e.s.

Des procédures sont imposées sans consentement

La plupart des accouchements ne nécessitent aucun geste médical complexe. C'est vrai dans les pays en développement, où l'on manque de tout. C'est encore plus vrai dans les pays développés, où la grande majorité des femmes sont en bonne santé et où les grossesses se déroulent sans incident.

Bien sûr, des événements imprévus peuvent survenir au moment du travail ou de l'expulsion. Mais le consentement peut être demandé plusieurs semaines avant un accouchement. Un déclenchement ou une césarienne *ne devraient jamais être imposés par le médecin*, mais être décidés en tenant compte à tout moment des souhaits de la femme. Car, rappelons-le, le consentement peut être retiré à tout moment.

Certains praticiens arguent qu'il n'est pas toujours possible d'obtenir le consentement de la patiente pendant qu'elle est en travail. C'est vrai dans de rares situations d'urgence. Mais l'accouchement, si intense soit-il, n'est pas une urgence, c'est un phénomène physiologique que beaucoup de femmes dans le monde vivent sans la présence d'un médecin ! La femme qui accouche ne cesse pas d'avoir des oreilles, des yeux et un cerveau en parfait état. La situation peut être délicate, ça ne la prive pas de sa liberté et de son jugement.

C'est d'ailleurs l'avis du collège des gynécologues et obstétriciens des États-Unis (ACOG[1]), qui, en juin 2016, à

1. American Congress of Obstetricians and Gynecologists.

la suite de plusieurs procès, a publié un long document disant en substance que le médecin, quelle que soit son appréciation de l'état du fœtus, est *tenu* de se plier aux décisions de la femme qui accouche[1] :

> « Nous dissuadons vivement et fermement les gynécologues-obstétriciens d'utiliser la contrainte, la manipulation, la coercition, la force physique ou les menaces, y compris celles d'un recours à la justice ou aux services de protection de l'enfance quand ils entendent inciter les femmes à prendre une décision clinique. [...] La grossesse ne diminue et ne limite en aucun cas l'obligation d'obtenir un consentement éclairé ou de se plier au refus de la femme de recevoir le traitement recommandé[2]. »

C'est clair, et cela devrait répondre aux médecins qui prétendent que « si on laisse les patients dire non et si ça se passe mal, ils porteront plainte ». Aux États-Unis, le pays le plus procédurier qui soit, les médecins savent pertinemment (car ce sont les compagnies d'assurances qui l'ont montré) que les patients ne portent pas plainte quand on respecte leurs décisions, mais justement *quand on ne les respecte pas* !

Des gestes médicaux violents sont banalisés

Des gestes moins spectaculaires que la césarienne, mais extrêmement pénibles, tels que la rupture provoquée de

1. Traduction de l'auteur.
2. American Congress of Obstetricians and Gynecologists, Committee on Ethics' Committee Opinion Number 664, "Refusal of Medically Recommended Treatment During Pregnancy" (June 2016).

la poche des eaux, l'utilisation de forceps et surtout l'épisiotomie au moment de l'expulsion font partie de ces gestes « banalisés » (parce que considérés comme étant « de routine ») dont la violence et les conséquences sont incompatibles avec les soins de qualité.

L'épisiotomie est une procédure dont la fréquence a beaucoup diminué dans les pays européens. En Suède, sa fréquence est de 1 %, contre 80 % en Argentine. En Angleterre, il est de 15 %. En France, la fréquence moyenne de l'épisiotomie est de 30 % sur l'ensemble du territoire avec de grandes variations d'une maternité à une autre. Elle est plus fréquente quand la patiente accouche avec un obstétricien qu'avec une sage-femme et lorsque l'accouchement est provoqué. Lorsque la patiente accouche debout (ou accroupie) ou allongée sur le côté, les épisiotomies sont moins fréquentes que lorsqu'elle accouche sur le dos. La communauté internationale s'accorde à dire que l'épisiotomie doit rester un geste rare, pratiqué seulement dans certains cas très précis (de nombreuses études ont permis d'en préciser la nature) et non un geste systématique pratiqué à la convenance (traduire : pour le confort ou la tranquillité d'esprit) du praticien.

Comme le montrent les enquêtes de l'OMS, les déchirures en l'absence d'épisiotomie sont rarement graves lorsque l'expulsion est contrôlée manuellement… ce qui prend un peu plus de temps qu'avec une épisiotomie.

Du point de vue éthique, déontologique et légal, il n'est pas permis à un médecin de pratiquer une épisiotomie sur une patiente qui la refuse, *quelle que soit l'opinion du médecin*. Ici encore, il s'agit de respect élémentaire. Une femme qui a subi une épisiotomie sans l'avoir autorisée est en droit de porter plainte pour coups et blessures. Et, à mon sens, elle le devrait.

*

Enfin, et cela aussi nécessiterait un chapitre entier, *il serait temps qu'on laisse les femmes décider sereinement et tranquillement si elles allaitent ou non leur nouveau-né.* Les arguments scientifiques en faveur de l'allaitement maternel sont nombreux et convaincants, et ils justifient qu'on informe les femmes, pas qu'on les brutalise !

Une femme qui ne désire pas allaiter ne le fera pas, et c'est son droit le plus strict ; il est donc inutile de l'infantiliser, de la culpabiliser ou de menacer son enfant des pires catastrophes.

Ici encore, les professionnels de santé n'ont pas de leçon à donner, seulement des informations, des encouragements et du soutien. Mais, pour cela, il faudrait d'abord qu'ils *respectent* les femmes…

7.

VIOLENCE ET CRUAUTÉ : CANCÉROLOGIE ET NEUROLOGIE

L'attitude supérieure et infantilisante de certains médecins à l'égard des femmes est insupportable, et elle est le reflet d'une mentalité générale, qui touche l'ensemble des champs d'exercice de la médecine. Aucun domaine – et aucun patient – n'y échappe.

La cancérologie est l'un des champs de la médecine qui ont le plus progressé depuis cinquante ans. Le diagnostic s'est fait plus précoce et plus précis, grâce non seulement à des méthodes d'exploration nouvelles (échographie, scintigraphie, scanner, IRM), mais aussi aux connaissances en biologie cellulaire et en génétique. À la chirurgie, qui fut longtemps la seule méthode disponible, se sont ajoutées la radiothérapie, la chimiothérapie, les thérapies dites « ciblées » (par anticorps monoclonaux, entre autres), l'immunothérapie, la photothérapie, la thermothérapie par ultrasons, sans compter les méthodes annexes destinées à « réparer » certains traitements – la greffe de cellules-souches, par exemple.

Autant dire que la cancérologie est à la fois une discipline diagnostique, thérapeutique, mais aussi *expérimentale*. Et, par conséquent, industrielle. La recherche en cancérologie est l'un des domaines qui attirent le plus de financements publics et privés. Et les cancérologues font partie des médecins les plus réputés, les plus respectés et les plus admirés.

La cancérologie a ceci de commun avec l'obstétrique qu'elle fut longtemps synonyme de vie ou de mort. La mortalité par cancer a beaucoup diminué au cours des cinquante années écoulées, mais, alors même qu'on peut la plupart du temps en guérir, l'annonce d'un cancer est plus souvent un coup dur que celle d'un diabète insulino-dépendant ou d'une maladie auto-immune, alors qu'on ne guérit pas d'une affection chronique comme celles-là.

La violence de l'annonce… et de l'annonceur

L'annonce d'un cancer est toujours une mauvaise nouvelle perçue à juste titre comme une violence par les patients qui la subissent. Ce qui est plus violent encore est la manière dont on utilise cette annonce pour retirer toute initiative au patient.

À ma consultation de médecine générale, une patiente me confie que sa mère, Madame K., déjà âgée de plus de soixante-dix ans, est porteuse d'une tumeur du sein, qu'elle a dissimulée pendant longtemps, mais qu'elle a fini par montrer à son médecin de famille. En voyant ça, le médecin l'a sommée de se faire hospitaliser et opérer. Madame K. a décliné. Comme le médecin devenait franchement désagréable, elle a décidé de ne plus le voir. Sa fille, bien évidemment, est très angoissée. Je lui dis que si Madame K. a besoin d'un médecin, je suis à sa disposition, et que je ne la forcerai à rien faire. Mais si cette tumeur la fait souffrir, il y a beaucoup d'options disponibles.

Quelques semaines plus tard, Madame K. vient me voir. Après l'avoir – avec son accord – examinée, je lui dis qu'il n'est pas question de lui imposer quoi que ce soit, mais qu'il serait peut-être intéressant de savoir de quel genre de tumeur il s'agit pour en limiter la progression si c'est possible, et lui prescrire le minimum nécessaire afin de lui rendre la vie confortable. Sur les conseils d'un gynécologue aussi peu agressif que moi, je lui prescris un traitement très simple, et lui dis qu'il suffira de venir en consultation une ou deux fois par an ; les examens ont en effet montré que sa tumeur est d'évolution très lente, et qu'elle peut vivre avec fort longtemps. C'est ce qui s'est passé : Madame K. est décédée plusieurs années après, de toute autre chose, sans avoir subi d'opération (de mutilation) inutile.

Pourquoi le médecin de Madame K. avait-il réagi de manière aussi brutale ? Il y a certainement beaucoup d'explications, mais l'une d'elles provient directement de la manière dont on éduque les médecins à faire face au cancer : sans nuance. Dans l'esprit des enseignants de faculté, le diagnostic de cancer est une urgence. Il exige de prendre des rendez-vous immédiats avec l'équipe chirurgicale ou cancérologique. Il ne tolère aucun retard, aucune hésitation de la part du médecin – et, donc, aucune pause pour le patient.

Or, quand un patient apprend l'existence de son cancer, il prend un coup sur la tête.

Beaucoup, dans l'immédiat, sont assommés. Ils ont besoin de « digérer » l'information, de rentrer chez eux afin d'en parler avec leur entourage, avant de revenir pour poser des questions. Ils ne sont pas en mesure de tout appréhender au moment où on leur assène ce coup de massue.

Mais la plupart des médecins ne donnent pas aux patients le loisir de se poser, de reprendre leurs esprits et de réfléchir. Ils font comme si la découverte du cancer accélérait son évolution. Or, le plus souvent, surtout quand il s'agit d'un cancer limité, sans complications, il n'en est rien : le patient n'est pas plus malade le jour où on évoque le diagnostic qu'il ne l'était le jour précédent. Il a *le temps* de réfléchir et de poser des questions. Même s'il est souhaitable de mesurer la gravité et l'extension de la maladie, on est rarement à deux semaines près, et ces dix ou quinze jours devraient être l'occasion pour médecin et patient d'échanger le plus possible.

D'autant que tous les patients ne sont pas assommés. Certains se mettent tout de suite à réfléchir, et à prendre des décisions.

*

Un jour, au cours de ma consultation au centre de planification, j'ai reçu Madame L., âgée de quarante-trois ou quarante-cinq ans ; elle s'était découvert une tumeur dans le sein. Elle voulait bien sûr que je l'examine et que je lui donne mon avis. Elle m'a demandé s'il s'agissait d'un cancer.

Je me souviens très bien de cette patiente, car lorsqu'elle m'avait posé la question calmement, droit dans les yeux, sa détermination m'avait impressionné.

Je lui ai répondu – ce qui était vrai – qu'on ne pourrait l'affirmer que par une biopsie, mais qu'il était possible, effectivement, que c'en soit un.

Madame L. s'est tue un long moment, je n'ai pas interrompu sa réflexion. Au bout de quelques minutes, elle a dit : « Bon, j'avais peur de ce que vous alliez me dire, mais au moins à présent je sais où aller. » Et elle m'a interrogé sur la marche à suivre et les diverses options qui se présentaient à elle – à commencer par le spécialiste qu'elle pourrait consulter.

Par la suite, elle revint régulièrement me voir pour discuter de ses options et de ses choix. Le gynécologue-chirurgien qui la suivait lui expliquait tout très bien, et elle se sentait respectée, mais elle avait besoin, de temps à autre, de parler à un médecin « neutre », qui n'était pas impliqué dans la prise en charge de sa maladie, pour exprimer ses doutes, ses interrogations, ses craintes, ses incertitudes. (Et aussi pour parler de la manière dont son mari prenait les choses. Assez mal, comme on peut l'imaginer.)

Je dois ajouter que Madame L. n'était ni citadine, ni riche, ni détentrice de diplômes universitaires : elle était mère de famille, mariée à un agriculteur et très active sur l'exploitation familiale.

Plusieurs années après, j'ai croisé le fils de Madame L. dans une librairie. Il venait de lire un de mes livres. Il m'a donné des nouvelles de sa mère, qui allait très bien et qui, en le voyant lire mon roman, lui avait confié : « J'ai été très bien soignée par le chirurgien, mais j'avais aussi besoin d'être écoutée, et ça m'a bien aidée à prendre des décisions. »

De mon côté, je considère comme un honneur que Madame L. ait continué à venir me parler alors qu'en pratique je ne faisais rien de « technique » pour elle. Mais cette histoire met en lumière un aspect fondamental du soin en cancérologie – et dans toutes les maladies graves –, à savoir la nécessité pour les patients de disposer d'une « zone de réflexion » distincte des discussions « techniques » concernant leur maladie.

En cancérologie, peu de praticiens offrent aux patients semblables occasions. Je ne compte pas le nombre d'internes qui m'ont dit leur désespoir, au moment d'annoncer un diagnostic grave, de ne pas pouvoir s'isoler dans un bureau ou un endroit calme. (« Votre chef de clinique assistant, il n'a pas un bureau ? » « Si, bien sûr, mais il le ferme à clé quand il s'en va. Les internes, eux, n'y ont pas accès. »)

La cruauté en neurologie

Dans certaines spécialités, l'annonce d'un cancer ou d'une maladie très grave est encore plus catastrophique que dans d'autres. À l'époque où je faisais mes études, les neurologues avaient au sein de la communauté médicale la pire des réputations : celle d'annoncer des diagnostics sans aucune précaution, de manière glaciale et souvent inhumaine : « Vous avez une tumeur inopérable. Ce sera tant. » Je caricature à peine.

Il est vrai que la neurologie est une spécialité éprouvante, l'une de celles où les maladies rencontrées sont souvent très graves, soit parce qu'elles sont incurables ou invalidantes, soit parce qu'elles évoluent lentement vers des handicaps irréversibles – telles la sclérose en plaques, la maladie de Parkinson, la sclérose latérale amyotrophique, la maladie d'Alzheimer et toutes les autres formes d'altérations cognitives, les séquelles d'accident vasculaire cérébral, les épilepsies sévères…

L'annonce d'une de ces maladies est donc toujours un coup dur pour le patient qui la reçoit. Elle nécessite une attention, des précautions, un soutien, un accompagnement d'autant plus grands que les perspectives de traitement sont très réduites, voire inexistantes. Même si tous les neurologues ne sont pas des brutes dans le genre de ce que j'ai décrit plus haut, l'absence de formation psychologique et psychothérapique de l'ensemble des médecins conduit inévitablement un certain nombre d'entre eux, pour se protéger, à adopter une attitude distante et des conduites d'évitement : ne pas manifester d'empathie pour le patient, c'est éviter de ressentir son désespoir.

Un étudiant m'a raconté son stage en neurologie en 2011 dans un hôpital parisien. Le chef de service annonçait les diagnostics de tumeurs ou de maladies dégénératives à haute voix en entrant dans les chambres, en présence d'étrangers ou de membres de la famille qui ne s'étaient pas présentés. Et quand on demandait quel était le traitement, il répondait : « Il n'y en a pas. Mais moi j'ai fait mon travail, vous savez ce que vous avez. À présent, je vous demanderai de quitter mon service. D'autres patients attendent. »

Comment peut-on manifester un tel mépris ? Comment peut-on révéler une maladie grave dans un couloir ? Comment se fait-il que tant d'annonces se fassent encore au téléphone, sans précaution, sans explication, au vu d'un simple compte rendu de biopsie ?

Comment peut-on, comme on le voit faire encore très souvent, annoncer sans honte ni précaution à un patient (ou, pire, à son conjoint) qu'il souffre d'un cancer et qu'il n'a plus que « tant » de mois à vivre ? Ce n'est pas seulement inacceptable, c'est aussi absolument contraire à l'esprit scientifique : la survie d'une personne souffrant d'une maladie grave est imprévisible. Les « délais » annoncés sont le produit de statistiques – ils ne sont qu'indicatifs, jamais certains. Et il faut faire preuve d'une vanité sans nom et d'une assez singulière cruauté pour déclarer de but en blanc qu'un patient mourra à telle date et à telle heure !

Enfin, comment peut-on *prétendre* soigner des patients quand on les maltraite ainsi ?

Douleurs négligées et médicaments expérimentaux

En Angleterre, dès les années cinquante, on traitait la douleur des patients cancéreux par l'administration de morphine. Et le paradigme était – il est toujours : « Il n'y a pas de dose “standard” de morphine, car chaque patient est unique dans sa manière de souffrir. »

Au début des années quatre-vingt, pendant ma collaboration à *La revue Prescrire,* j'ai cotraduit et adapté les recommandations de traitement de la douleur chez les cancéreux en cours à l'époque en Angleterre[1]. Auparavant, aucune revue médicale française n'avait publié semblable dossier.

L'enseignement du traitement de la douleur, dans les facultés de médecine, était inexistant. Il l'était encore en 1996 quand *L'Express* révélait : « Une enquête réalisée auprès de six cents généralistes et trois cents cancérologues, récemment publiée dans la revue *Cancer*, nous apprend que, malgré les efforts d'information et les recommandations de l'OMS, les médecins français hésitent encore à prescrire de la morphine pour les douleurs liées au cancer[2]. »

Depuis, plusieurs mesures ministérielles ont été publiées, visant d'une part à améliorer la formation des médecins dans ce domaine, d'autre part à imposer des normes de traitement dans les hôpitaux. Pour autant, les patients souffrent-ils moins, en cancérologie en particulier ? Ce n'est pas certain.

J'en veux pour preuve un article de *L'Express* datant de 2010. Alain Serrie, responsable du centre antidouleur de l'hôpital Lariboisière, y dénonçait les carences persistantes observées en France. D'après lui, les millions attribués aux hôpitaux par le « plan antidouleur » de 2006 servaient à toute autre chose qu'à soulager les patients. Or, 80 % des patients atteints de cancer ont mal.

En outre, dans les services de cancérologie, beaucoup de médecins semblent plus préoccupés par l'administration (parfois expérimentale) des anticancéreux que par la prévention de leurs effets secondaires.

Depuis sa création, *La revue Prescrire* publie régulièrement des dossiers sur les « nouveaux » médicaments

1. *La revue Prescrire,* « Cancéreux au stade terminal : solutions de morphine », 1985 (5) n° 43.

2. Badou Gérard, « La douleur – pourquoi les médecins ne la combattent pas assez », *L'Express,* 9 mai 1996.

anticancéreux en dénonçant la faiblesse des arguments pour les utiliser : pour beaucoup de « nouvelles molécules », l'efficacité n'est pas démontrée et les effets secondaires sont importants. Ces analyses indépendantes font partie des « données acquises de la science ». Sont-elles lues par les cancérologues, et surtout *communiquées aux patients* ? On peut en douter, puisque la plupart des patients cancéreux ne reçoivent pas d'information *avant traitement* sur les effets secondaires des chimiothérapies qu'on leur administre. Et lorsque ces effets indésirables sont intenses, on les dissuade fortement d'interrompre la chimiothérapie, sous peine… de voir leur maladie les tuer.

Là encore, il s'agit d'un non-respect de l'éthique : le choix des patients ne doit pas faire l'objet de pressions. Et même lorsque des protocoles de chimiothérapie existent, ces protocoles ne sont pas des lois absolues : les patients sont libres de ne pas les suivre, ou de demander qu'ils soient adaptés. Or, tout se passe comme si le traitement du cancer relevait du « tout ou rien » : « tout », irréductible, étant ce que la cancérologie préconise.

Bien évidemment, c'est faux. Tout patient peut consentir à un geste chirurgical et refuser une chimiothérapie, ou l'inverse, en sachant qu'il ne s'agit pas nécessairement du choix « le plus efficace ». Cette capacité du patient à prendre et à laisser est la norme dans les pays anglo-saxons. En France, pas question pour beaucoup de médecins de faire du « sur-mesure ». On impose toujours une chimio prêt-à-porter, concoctée sur la base d'études financées, le plus souvent… par les fabricants d'anticancéreux.

À ce sujet, Paul Benkimoun, médecin et responsable de la rubrique Santé du *Monde*, écrivait en 2010 :

> « Une analyse de plus de mille cinq cents études dans le domaine du cancer parues en 2006 dans des

revues de haut niveau montre que celles dans lesquelles les auteurs ont déclaré des intérêts (29 %) ont deux fois plus de résultats favorables aux médicaments que celles où aucun conflit d'intérêts n'est déclaré. La même analyse indique que les études financées par l'industrie pharmaceutique sont pour près des deux tiers (62 %) consacrées aux traitements et dispositifs médicaux, contre un peu plus d'un tiers (36 %) de celles qui n'ont pas un tel financement. Les études non financées par l'industrie traitent beaucoup plus d'approches non pharmacologiques, d'épidémiologie, de prévention, de dépistage[1]… »

Autrement dit : l'industrie finance non seulement la majorité des études sur les médicaments anticancéreux, *mais aussi les chercheurs qui publient sur le sujet* (et qui ont donc des intérêts directs dans la mise sur le marché de ces médicaments).

Or, la Sécurité sociale ne prend pas en charge les traitements qui ne sont pas administrés. Quand on connaît le prix exorbitant des anticancéreux les plus récents, on comprend qu'il soit crucial, pour les firmes, qu'un protocole de chimiothérapie soit *entièrement* suivi par les patients à qui on le prescrit…

1. Benkimoun Paul, « Recherche clinique et financement privé : les liaisons dangereuses », *Sève – Les Tribunes de la Santé*, n° 28, 2010, Presses de Sciences po.

8.

« De vie ou de mort »

En cancérologie plus encore que dans d'autres domaines de la médecine, la notion de « vie ou de mort » permet aux médecins de prendre bon nombre de décisions autoritaires, et « justifie » dans leur esprit le déni d'écoute des patients, le non-respect de ses désirs, l'absence d'information loyale, quand ce n'est pas, purement et simplement, le mensonge.

Mensonges et démissions

En Angleterre, dès les années cinquante, on décidait, pour des raisons morales, de ne plus mentir aux patients sur leur état de santé.

En France, avant l'avènement d'un diagnostic précoce et de traitements efficaces, l'annonce d'un cancer était si redoutée par les patients… et par les médecins, que ces derniers ne la faisaient pas. Ils préféraient affliger le conjoint ou les enfants de la personne atteinte, ce qui privait celle-ci de leur soutien et de la possibilité de discuter les options thérapeutiques, les perspectives et bien sûr de connaître les pronostics.

Sous prétexte de « ne pas les désespérer », on enlevait aux malades toute maîtrise de leur vie. Au cours des années soixante-dix, des livres comme *Changer la mort*, de Léon Schwartzenberg, et Pierre Viansson-Ponté rencontrèrent un grand écho public en s'attaquant à cette omerta. Et pourtant, quarante-cinq ans plus tard, beaucoup de patients ne reçoivent toujours pas la vérité à laquelle ils ont droit. On continue à cacher aux premiers intéressés des informations vitales alors même que tout traitement, pour être mis en œuvre, exige qu'on ait recueilli *au préalable* leur consentement, éclairé par une information complète et loyale.

Il existe des cas (rares) où un patient préfère (et déclare) « ne pas vouloir savoir ». Mais ils sont l'exception, et le médecin n'a pas à présumer que c'est cette attitude que le patient a choisie. Il doit, *par principe*, informer chaque patient pour pouvoir le traiter de manière appropriée.

La question du consentement *éclairé* du patient soulève souvent les mêmes questions : peut-on tout expliquer, tout de suite, à un patient qui a besoin d'un traitement ? Ne va-t-on pas l'assommer sous les informations ? Dans un premier temps, c'est possible, mais le consentement n'est pas un *moment* ; c'est un *processus de décision informée au jour le jour.*

Le patient étant susceptible de retirer son consentement à tout moment, il est inévitable – et nécessaire – qu'on lui délivre en permanence les données le concernant, et que le médecin lui traduise ce qu'elles signifient de manière intelligible. Le Code de déontologie mentionne même qu'il doit s'assurer à tout moment que le patient a bien compris…

Le consentement (à un traitement, une procédure) n'est, au fond, qu'une des nombreuses facettes de la relation de soin : tout comme il a choisi librement un médecin-pilote particulier, le patient-capitaine accepte, périodiquement, de fixer le cap sur les conseils de ce pilote. Mais la confiance qu'il lui porte ne peut être ni aveugle, ni absolue, ni définitive ; elle doit être méritée en permanence. Il en va de même pour le consentement.

Mais on n'aide pas les patients à prendre des décisions en tamisant les lumières ou en les poussant dans le brouillard.

*

En 1978, je faisais un remplacement d'infirmier dans le service de gastro-entérologie d'un grand hôpital. L'une des patientes, Madame H., était hospitalisée pour une tumeur du foie. Elle avait une quarantaine d'années, deux petits garçons, un mari manifestement aimant et très présent. Elle faisait une jaunisse impressionnante. Les médecins la savaient condamnée, car sa tumeur était inopérable, et ils l'avaient annoncé, de manière assez cruelle, à son époux dans le couloir, sur le pas de la porte de sa chambre, juste avant qu'il entre la retrouver. Et, tout aussi cruellement, ils avaient fait croire à Madame H. qu'elle avait une maladie parasitaire du foie, une échinococcose alvéolaire. Je trouvais ça particulièrement tordu, car il s'agit d'une maladie aussi mortelle qu'un cancer du foie, mais à l'époque, bien sûr, elle ne pouvait pas aller chercher sur Internet de quoi il s'agissait. Pour couronner le tout, on lui laissait miroiter l'éventualité d'une greffe de foie, ce qui était un autre mensonge, car on n'en faisait pas aux patients atteints de cancer.

Naïvement, j'ai demandé à l'interne pourquoi on cachait la vérité à Madame H. Il m'a répondu : « Pour ne pas la désespérer. On ne sait jamais, elle pourrait faire une bêtise. Comme ça, on lui laisse de l'espoir. Enfin, je pense. Tu vois ? »

En tant qu'infirmier, je passais beaucoup plus de temps que lui avec les patients. Ce que je voyais, c'est que Monsieur H. avait le visage défait quand il retrouvait sa femme après avoir parlé aux médecins. Ce que je voyais, c'est que Madame H. souffrait d'être coincée dans un lit d'hôpital où on ne lui faisait rien – sinon lui raconter des salades. Ce que je voyais, c'est qu'elle n'était pas stupide, elle savait ce que signifiaient les chuchotements, les regards qui se détournent et les yeux rougis de son mari. Ce que je voyais, c'était sa joie d'accueillir ses petits garçons et son désespoir quand ils devaient repartir au bout de vingt minutes. Ce que je l'entendais dire aux médecins, qui ne l'écoutaient pas, c'est qu'elle voulait rentrer chez elle.

Un soir, alors que je passais dans sa chambre, elle m'a pris la main.

— Vous croyez vraiment que c'est nécessaire que je reste ici ?

— L'hôpital, ce n'est pas la prison. Vous pouvez sortir quand vous voulez. Et vous n'avez besoin de l'autorisation de personne.

Le lendemain, elle quittait le service.

Le patron du service n'a pas commenté, mais l'interne m'a confié : « J'avais peur qu'elle meure ici. J'ai pas fait ce boulot pour soigner les mourants. »

— Mais pourquoi lui mentir, alors ? Pourquoi ne pas lui dire de rentrer chez elle ?

— J'ai pas appris à le faire. Et j'ai pas envie d'apprendre. Mais je suis content qu'elle soit partie. Ça me soulage. Au moins, quand elle en aura besoin, son généraliste sera là pour lui prescrire sa morphine. »

*

L'été précédent, lors d'un voyage aux États-Unis, j'étais allé voir un ami alors âgé d'une cinquantaine d'années, Don D., dans le service où il était hospitalisé pour un cancer de l'estomac. Je m'attendais à le trouver coincé dans un lit et bardé de perfusions, mais il était tranquillement assis dans un fauteuil et lisait le journal. Il savait tout de sa maladie – même, peut-être, ce qui l'avait provoquée. Les médecins lui avaient demandé s'il avait servi dans la Navy après la Seconde Guerre. « Euh, oui. » Avait-il navigué dans le Pacifique ? « Affirmatif. » Pas loin de Bikini ? « Comment le savez-vous ? »

« Eh bien, avait dit le médecin, on voit de plus en plus de patients ayant des cancers et qui servaient dans des vaisseaux naviguant non loin de Bikini pendant les essais nucléaires entre 1947 et 1958. Ils sont en train de poursuivre la Navy grâce à une "Class Action" [procédure collective]. Si vous désirez vous joindre à eux, on vous fournira tous les éléments médicaux pour la demande d'indemnisation. »

Don D. me racontait tout ça en souriant. Il n'était pas très heureux de souffrir d'un cancer, mais il voyait les choses avec optimisme. Comme je lui disais ma surprise (agréable) de le voir en aussi bonne forme et l'air serein (il m'avait montré l'impressionnante balafre qu'il avait sur l'abdomen), il m'a répondu en riant : « Je ne souffre pas du tout ! Je suis sous morphine ! »

En France, à la même époque, la prescription de morphine était encore considérée comme l'équivalent d'un arrêt de mort ; on n'en donnait donc pas aux vivants qui souffraient, seulement aux mourants.

Protocoles et manipulations

Chaque semaine, je reçois des témoignages de patients à qui on a menti sur leur état, sur la nature de la maladie qui les afflige, sur le pronostic, sur les traitements.

Comme la grossesse, le cancer rend vulnérable : l'enjeu est énorme et les patients concernés sont prêts à mettre leurs attentes en sommeil et à accorder toute leur confiance aux médecins pour que tout se passe bien. Mais, parfois, certains patients ne veulent pas des solutions qu'on leur propose. Et le médecin, qui anticipe leur refus, cherche à le contourner.

*

1993. Une femme de soixante-dix ans souffre d'un état pré leucémique. Le cancérologue à qui on a demandé un avis convoque le fils de cette femme, médecin lui aussi.

Le cancérologue : — Votre mère a deux options. Ou bien elle va se faire soigner à l'hôpital Z, à Paris, qui est spécialisé dans son affection, mais là, ils la traiteront de manière très simple, pas agressive, en lui donnant des médicaments de confort, et il est probable que sa leucémie l'emportera d'ici six à neuf mois.

Le fils : — Je vois. Et l'autre option ?

Le cancérologue : — Vous me la confiez, je l'hospitalise à la clinique Y, où nous testons actuellement des protocoles expérimentaux très prometteurs, mais je vous préviens tout de suite : à son âge, ça passe ou ça casse.

Le fils : — Je vois. Malheureusement, je ne sais pas pourquoi vous me dites ça à moi, c'est elle la première concernée.

Le cancérologue : — Mais si je lui explique ça, je sais ce qu'elle va me répondre !

Le fils : — Quoi donc ?

Le cancérologue : — Qu'elle veut qu'on la laisse tranquille !

Le fils : — Donc, vous aimeriez que je l'incite à choisir la deuxième solution ?

Le cancérologue : — Bien entendu ! Vous êtes médecin, vous aussi. Vous comprenez ce qui est en jeu !

Le fils : — Je comprends très bien. Mais vous voyez, en cet instant, je ne suis pas son médecin, je suis son fils et c'est à elle de prendre la décision. Et il n'est pas question que je fasse pression sur elle.

À la suite de cette conversation, le fils n'entend plus parler de ce cancérologue, et la mère va se faire soigner, comme elle l'a demandé, dans un hôpital où on rend ses derniers mois de vie aussi doux que possible… au point qu'elle les passe chez elle, entourée de ses proches.

*

2005. Un adolescent de quinze ans, Alexis, est soigné pour une maladie de Hodgkin. Alors qu'il est en rémission et va bien, le cancérologue qui le suit décide de lui faire subir une autogreffe de moelle. Inquiets à l'idée que ce nouveau traitement déstabilise sa rémission, les parents demandent un deuxième avis. Un second cancérologue leur déclare que l'autogreffe n'est pas indispensable. Les parents d'Alexis refusent l'autogreffe. Le premier cancérologue saisit alors le parquet. Après une expertise rapide, le juge des enfants décide de retirer Alexis à ses parents et le transfère au CHU d'Angers… où Alexis refuse les soins. Les parents proposent de le faire hospitaliser à l'hôpital Avicenne, dans le service d'une autre cancérologue, le docteur Nicole Delépine, connue pour sa « dissidence » par rapport aux protocoles cancérologiques orthodoxes en cours.

Après deux audiences, la cour d'appel infirme le jugement de première instance et rend Alexis à ses parents, à charge pour eux de le faire soigner là où ils l'ont décidé[1].

*

Ces deux histoires (la première est un témoignage individuel, la seconde a été largement commentée dans les médias) me semblent symptomatiques d'une attitude très fréquente dans le monde de la cancérologie. À savoir que, pour certains médecins, l'avis des patients, d'un adolescent ou de ses parents ne mérite pas une discussion pacifique, mais des manœuvres, voire le recours à une mesure particulièrement brutale.

Aucun des deux patients n'était dans l'incapacité de donner son avis, au contraire. Dans le cas de la première, son désir était qu'on la laisse finir sa vie paisiblement. C'était parfaitement son droit, et c'est ce qui s'est passé. Dans le cas d'Alexis, le désir exprimé était de ne pas subir de traitement sans nécessité absolue. C'était une requête raisonnable, elle aurait dû être entendue. Était-ce impossible ? Bien sûr que non : si danger il y avait pour Alexis, il n'était pas immédiat. Et son avis comptait, manifestement, pour d'autres que ce cancérologue, puisque, dans le service où il avait été transféré à Angers, on respectait son refus d'être soigné. Quelques semaines après la décision de la cour d'appel, j'ai participé à une émission sur France-Culture consacrée à cette affaire. L'avocat de la famille, un membre d'une association de patients et le docteur Delépine étaient présents. Les parents d'Alexis et le cancérologue avaient été enregistrés. Les parents étaient manifestement des gens

1. Blanchard Sandrine, « Des parents obtiennent de faire soigner leur enfant cancéreux selon leur choix », *Le Monde,* 27 juillet 2005.

paisibles, qui n'avaient pas compris l'insistance inébranlable du cancérologue.

Car le problème ne résidait pas dans la manière dont il exerçait son métier, mais dans sa volonté d'imposer son point de vue, son refus manifeste d'écouter ce qu'Alexis et les siens avaient à dire, son incapacité à accepter qu'ils puissent vouloir un deuxième avis ou refuser un traitement, et enfin son incroyable décision de dénoncer cette famille à la justice comme si le droit de refuser un traitement, *alors qu'il est inscrit dans la loi,* avait été un crime. Très logiquement, les juges d'appel ne l'avaient pas suivi.

Dans un pays où beaucoup de médecins disent craindre que leurs patients ne leur fassent des procès, il est stupéfiant de voir un praticien recourir à la justice pour imposer un traitement sans caractère d'urgence ni nécessité.

*

Le 7 juin 2016, le blog « De la médecine générale[1] » relatait une histoire de cancérologie encore plus accablante. Un cancérologue appelle l'auteur, médecin généraliste qui écrit sous le pseudonyme de « Docteur du 16 ». Il lui demande de convaincre un patient d'accepter une chimiothérapie. Lorsque le médecin se rend chez celui-ci, la famille lui rapporte les faits suivants : le cancérologue a déclaré au patient qu'il avait 99 % de chances de mourir et que s'il suivait la chimiothérapie proposée (expérimentale), il pouvait vivre trois à neuf mois de plus. Sans attendre de savoir s'il acceptait, on a posé au patient, sans lui demander son avis, une chambre implantable (réservoir placé sous la peau pour administrer les anticancéreux). Le patient a cependant

1. http://docteurdu16.blogspot.ca/2016/06/loncologue-est-un-nouveau-barbare.html

refusé la chimio. Le cancérologue a déclaré : « Puisque vous refusez, pas la peine que je vous revoie. »

Dans la lettre qu'il a reçue plus tard du cancérologue, le généraliste a pu lire : « Je reste à sa disposition pour le revoir quand il le souhaitera, sachant que dans la mesure où il refuse toute prise en charge carcinologique spécifique, mon aide ne peut être que limitée… »

Comme le dit très bien « Docteur du 16 » : « Cet oncologue est un oncologue, c'est-à-dire qu'il traite des cancers, pas des patients qui souffrent d'un cancer. »

Est-il une exception ? Ou bien s'agit-il d'un comportement courant ? On peut se le demander quand on sait que l'oncologue en question proposait d'enrôler le patient dans un protocole promu par l'Institut Curie, l'un des centres leaders de la cancérologie en France.

La maltraitance en fin de vie

Dans mon roman *En souvenir d'André*[1], je raconte l'histoire imaginaire d'Emmanuel Zacks, spécialiste de la douleur, puis des soins palliatifs, qui en vient à aider des patients – tous d'anciens soignants – désireux de mourir. Il s'agit d'un roman, et j'avais bien conscience en l'écrivant d'aborder un sujet éminemment transgressif, mais, comme toujours, la réalité m'a rattrapé. Quelques mois après la publication de mon roman, les éditions Mardaga me demandaient de préfacer *La Mort choisie* (2013), essai que François Damas, médecin réanimateur, venait de consacrer à dix années de pratique légale de l'aide médicale à mourir en Belgique.

1. P.O.L, 2011.

Quand on lit ce petit ouvrage modeste, précis, limpide, plein d'humanité et de bon sens, on se rend compte à quel point le corps médical français dans ses instances les plus tonitruantes (de l'Ordre national aux mandarins médiatiques) tient un discours intolérant et hypocrite en invoquant la « protection des malades », le « serment d'Hippocrate » et le « risque de pente glissante ».

En 2016, alors que le Parlement du Canada vient de voter une loi favorable à l'assistance médicale à mourir dans le cadre des soins palliatifs, et qu'euthanasie et/ou suicide assisté sont légaux dans plusieurs États d'Europe (Pays-Bas, Belgique, Suisse) et d'Amérique (Oregon, Vermont, Washington, Nouveau-Mexique, Montana), les attentes des citoyens français en matière de législation de la fin de vie continuent à faire l'objet d'un rejet violent d'une grande partie du corps médical.

En 2012, le président de la République nouvellement élu avait chargé le Comité consultatif national d'éthique (CCNE) de se pencher sur les difficiles questions de la fin de vie[1]. Ce n'était pas la première fois que le Comité abordait la question : un rapport rendu en 2000 soulignait déjà que des actes d'euthanasie – plus précisément de mort donnée à un patient par un médecin – étaient couramment pratiqués, dans une clandestinité qui ne pouvait que desservir l'intérêt des patients.

Il rappelait que le suicide n'est pas un délit, mais n'en concluait pas pour autant que (par exemple) l'assistance au suicide pourrait être accordée aux personnes qui ne désirent pas mettre fin à leurs jours de manière violente – ce qui est

1. Commission de réflexion sur la fin de vie en France – Rapport du 18 décembre 2012. http://www.social-sante.gouv.fr/IMG/pdf/Rapport-de-la-commission-de-reflexion-sur-la-fin-de-vie-en-France.pdf – consulté le 14 août 2014.

inévitable quand on n'a pas accès aux médicaments dont les médecins disposent. En 2013, un sondage national indiquait que plus de 90 % des Français étaient favorables à une législation de l'euthanasie, similaire à celles de la Belgique, du Luxembourg et des Pays-Bas. Quelques mois plus tôt, le CCNE avait renouvelé son opposition à l'euthanasie et au suicide assisté, et proposé plutôt un « débat national »... après avoir déjà organisé huit débats publics dans huit grandes villes de France.

Les médecins hollandais, belges, luxembourgeois, suisses, américains et canadiens[1], qui, d'ores et déjà, aident des malades conscients et déterminés à mettre paisiblement fin à leurs jours ne sont pas moins respectueux de l'éthique que les patriciens boursouflés qui s'expriment sur les chaînes françaises. Ils sont, tout simplement, plus soucieux de répondre aux demandes individuelles de ces patients (par ailleurs peu nombreux) que de défendre leurs privilèges et leurs prérogatives ou d'imposer leurs valeurs morales.

En France, l'hypocrisie est de rigueur, car, dans tout le pays, des médecins mettent fin à la vie de personnes âgées, de nouveau-nés prématurés, des cancéreux au stade terminal, des patients atteints de maladies dégénératives congénitales ou progressives.

Le problème de ces euthanasies (car il n'y a pas que des aides à mourir), c'est qu'elles sont décidées et accomplies dans la clandestinité. Qu'on ne me fasse pas dire ce que je n'ai pas dit : certaines de ces fins de vie ont lieu, comme cela devrait toujours être le cas, à la demande explicite et

1. Depuis la décriminalisation de l'aide médicale à mourir par la Cour suprême du Canada en février 2015, des euthanasies ont déjà été pratiquées au Québec (où la loi 52 sur la fin de vie avait été votée en 2014 *à l'unanimité* par tous les partis) et en Ontario. D'autres provinces ne devraient pas tarder à suivre.

répétée de patients lucides et soutenus par leur famille. D'autres, en revanche, sont pratiquées selon le bon vouloir des médecins. J'ai assisté à deux de ces décisions arbitraires dans des services où j'étais étudiant. À l'époque, j'étais trop jeune, trop ignorant, trop innocent ou trop influençable pour comprendre ce qu'elles avaient de monstrueux ; dans les deux cas, le médecin avait chargé quelqu'un d'autre d'administrer à un patient dans le coma, sans qu'il ait rien demandé et sans consultation de la famille, ce qu'on appelait alors pudiquement un « cocktail lytique » – un mélange létal de médicaments. Dans l'un de ces services, comme me l'avait confié une infirmière, il s'agissait d'une pratique courante.

Quant aux actes pratiqués sur les grands prématurés, ils ont été décrits par le pédiatre et réanimateur Denis Oriot en 2005 dans sa thèse de doctorat, intitulée : « Débats sur la fin de vie en réanimation néonatale – Problèmes, représentations et enjeux[1]. » Il y révélait la pratique courante d'« euthanasies néonatales » dénommées par les professionnels « arrêts de vie ». Ces décisions d'« arrêt de vie » semblent répondre au fait qu'une très grande proportion (20 %) des grands prématurés (nés à moins de vingt-huit semaines) présente des lésions neurologiques susceptibles de leur laisser des séquelles profondes. Distinct de l'arrêt de réanimation des prématurés gravement atteints, l'« arrêt de vie » consiste à effectuer des « injections médicamenteuses avec l'intention de donner la mort au patient[2] ». Cette pratique est reconnue par 47 % des néonatologistes aux Pays-Bas (où l'euthanasie est par ailleurs légalisée), et par… 73 % des praticiens de même spécialité en France (où elle

1. Université Paris V-René Descartes. Directeur : Patrice Pinell. Le philosophe Emmanuel Hirsch faisait partie du jury.

2. *Ibid.*

ne l'est pas). Dans la plupart des cas, les décisions ne sont pas prises de manière collégiale. Et quand les « pionniers » de cette « méthode » ont été interrogés, ils ont tous répondu que les parents n'avaient aucune place dans cette décision. La plupart du temps, ils ne savaient même pas qu'elle avait été prise.

*

Ce que veulent protéger beaucoup de médecins français opposés à une légalisation de l'aide à mourir, ce ne sont pas les patients – qui font trop souvent l'objet de décisions arbitraires –, mais leur liberté de décider *seuls* s'ils vont les « aider » (ou non) à mourir !

Car pour légaliser l'aide à mourir il faudrait aussi préciser ce qui sera illégal. Et cela impose que *tout* geste d'aide à mourir soit documenté, répertorié et annoncé. Cela impose, et c'est indispensable, que les soins palliatifs soient véritablement accessibles à tous, sur tout le territoire. Car, comme l'ont depuis longtemps compris les Britanniques, « une personne qui ne souffre ni moralement ni physiquement demande rarement à mourir ». Et cela ouvrirait la porte à un débat public, comme l'ont fait les Hollandais, sur *toutes* les circonstances dans lesquelles une aide à mourir est envisageable. Bref, ce serait donner à la population française l'occasion de s'exprimer sur un sujet délicat et tabou – surtout pour certains membres du corps médical, dirait-on –, dans un pays encore très imprégné de catholicisme. Un pays où les présidents de notre République laïque se rendent ès qualités à la messe de minuit.

Mais, comme nous le verrons en abordant le sujet des « touchers vaginaux sous anesthésie générale », beaucoup de médecins français ne veulent pas de débats citoyens autour de leurs pratiques les plus indéfendables…

En attendant, en France, en 2016, faute de ressources et de personnel de soins palliatifs suffisants, des patients qui souffrent ne sont pas soulagés ; faute de législation cohérente, des patients qui n'ont rien demandé sont soumis à des gestes intraçables ; tandis que d'autres qui demandent à mettre fin à leur vie n'en finissent pas de mourir.

Tout est pour le mieux dans le meilleur des mondes possibles.

*

En 2002-2003, lorsque j'assurais une chronique scientifique quotidienne sur France-Inter, il m'est arrivé plusieurs fois de parler de médecine. Lors de ma seconde intervention, j'ai évoqué une affaire qui venait de secouer l'opinion : une patiente, témoin de Jéhovah, avait refusé les transfusions que désiraient lui imposer les médecins de la maternité où elle venait d'accoucher. Elle avait fait appel au tribunal qui avait enjoint aux médecins de respecter la loi, et de suspendre les transfusions en question. J'avais terminé ma chronique en rappelant la Loi Kouchner (qui datait de l'année précédente !) et en soulignant que les médecins ne sont pas au-dessus des lois, et que c'est très bien.

Dans les heures qui ont suivi, le standard de France-Inter a reçu un nombre inhabituellement élevé de coups de téléphone. Certains – en particulier des médecins – me reprochaient de défendre les droits des patients à refuser un traitement en vociférant de manière assez grotesque : « Alors, à présent, les gens vont se laisser mourir, puisqu'ils n'accepteront plus qu'on les soigne ! » D'autres, aussi nombreux si ce n'est plus, avaient déclaré : « Enfin, un médecin dit clairement qu'on a le droit de décider ce qu'on fait de notre vie. »

Je m'étais contenté de rappeler un droit inscrit dans la loi, mais, entre le paternalisme des praticiens et les aspirations légitimes des citoyens, le fossé, on le voit, était béant et profond. Quatorze ans plus tard, il l'est toujours.

Tentons de comprendre pourquoi.

Troisième partie

La fabrique des brutes en blanc

En France comme ailleurs, nombreux sont les praticiens intègres et bienveillants animés d'idées généreuses et dévoués aux patients. On aimerait qu'ils soient les plus nombreux et, surtout, les plus influents. Car alors, ils pourraient servir de modèles à tous ceux qui se destinent à ce métier.

La réalité est tout autre.

*

Pourquoi tant de médecins français sont-ils « si peu psychologues » ? entend-on souvent demander. C'est tout simple : *parce qu'ils sont médecins, et pas psychologues.*

Car, dans les facultés de médecine françaises, on n'enseigne pas la compréhension et le soin des personnes. On y enseigne la pathologie, le diagnostic et la thérapeutique. On y forme les futurs membres d'une classe privilégiée, pour la plupart impatients de faire partie de l'élite sociale. Ils seront « Docteurs » – au sens le plus boursouflé du terme : des gens qui *savent*, conscients de leur supériorité, et qui n'hésiteront pas à le dire et à le montrer.

Leur formation vise avant tout à acquérir les postures avalisant l'autorité des médecins sur tous les autres citoyens, non à apprendre des gestes destinés à soulager ceux qui souffrent. Les soins, c'est l'affaire de la profession infirmière, des sages-femmes, des kinésithérapeutes, des psychologues. L'affaire des médecins, c'est le savoir et les pouvoirs qui en découlent.

Qu'on ne s'étonne donc pas de rencontrer des médecins insensibles, hautains, insultants, brutaux, méprisants ou franchement maltraitants : ils se comportent comme on leur a appris à le faire (ou parce qu'on ne leur a pas appris à se comporter autrement). Et ils trouvent ça tout à fait normal, car ils ont pour aspiration de faire partie d'une caste, non de servir le public !

Cette situation n'est pas nouvelle, elle a des racines historiques communes à toutes les sociétés. Et ce qui fait aujourd'hui toute la différence entre la médecine française et celles de l'Angleterre ou des Pays-Bas, c'est l'histoire de leurs Églises respectives.

1.

Genèse d'une profession

De tout temps, dans tous les groupes humains, certains individus ont eu pour fonction principale de soigner les autres. Shaman, homme ou femme-médecine, sorcier, guérisseur, rebouteux, « toucheux », ces soignant.e.s communautaires étaient doté.e.s d'un savoir, d'un savoir-faire ou d'aptitudes « spéciales », respectées et redoutées. Pour identifier la cause d'un mal, faute d'explications scientifiques, le shaman invoquait l'au-delà. Ce qui ne l'empêchait pas de proposer des traitements parfois efficaces, transmis par ses prédécesseurs. Ainsi, on savait il y a très longtemps que la crise de paludisme était calmée par l'écorce de kina-kina et la fièvre de nombreuses infections par les décoctions de feuille de saule. La digitale et le pavot étaient récoltés et cultivés bien avant la naissance de l'industrie du médicament.

À mesure qu'ils ont pu étudier les maladies de manière méthodique, les soignants se sont affranchis des explications surnaturelles et ont élaboré des répertoires, des hypothèses, des théories, des systèmes. Peu à peu, le savoir scientifique s'est affranchi du sacré. En Occident, à l'époque d'Hippocrate, les praticiens ne sont plus prêtres. Au Moyen Âge, dans le monde méditerranéen, la médecine arabe et la médecine juive accumulent des observations scientifiques plus importantes qu'Hippocrate et les médecins de l'Antiquité. Plus au nord, en France en particulier, le catholicisme prend le contrôle de la médecine. Pendant des siècles, l'Église s'opposera systématiquement à la recherche médicale, par exemple en interdisant les dissections (et en contraignant les anatomistes à examiner les suppliciés qu'on vient de soumettre à la torture), ce qui ralentira l'acquisition des connaissances en pathologie, mais aussi en thérapeutique.

Au fil des siècles, les activités soignantes se professionnalisent. Tandis que les médecins posent des diagnostics et prescrivent saignées, régimes ou traitements plus ou moins éprouvés, les chirurgiens réparent et opèrent. Au XIIe siècle, en France, Jean Pitard, premier chirurgien des rois Saint Louis, Philippe le Hardi et Philippe le Bel, sépare et définit les compétences respectives des chirurgiens et des barbiers. Les débuts de la formation médicale datent de la même époque : la plus ancienne école de médecine d'Europe fut créée à Salerne, en Campanie (Italie méridionale), au Xe siècle ; la plus ancienne faculté de médecine française à Montpellier, à la fin du XIIe siècle. Mais, même s'ils acquièrent un savoir profane, les médecins restent intimement liés à la religion : jusqu'à l'avènement de l'imprimerie, c'est dans les monastères qu'on transcrit le savoir médical ou qu'on le traduit – du grec, de l'hébreu, de l'arabe. C'est là aussi qu'on contrôle le contenu des textes, en supprimant ce qui est indésirable, ou en adoptant les normes qui renforcent les conceptions agréées par l'Église. En France, jusqu'à la Renaissance, les praticiens formés par les universités sont presque tous des ecclésiastiques. Au XVIe siècle, pour asseoir l'autorité des médecins, l'Église entreprend de disqualifier systématiquement les sages-femmes, femmes-médecine et guérisseuses, qui soignent avec des plantes et des remèdes naturels, en les accusant de sorcellerie. Et en les brûlant, à l'occasion. Par la suite, et jusqu'à la Révolution, l'Église contrôle entièrement la profession médicale et, du même coup, permet à celle-ci de dominer toutes les autres professions soignantes. Et seuls les hommes ont le droit d'être médecins.

Le schisme déterminant

À l'époque où, en France, le huguenot Henri IV se convertissait au catholicisme pour accéder au trône, Élisabeth d'Angleterre solidifiait l'Église anglicane, religion d'État indépendante de Rome. Elle permettait ainsi sans le savoir l'éclosion d'un regard différent sur le monde. Libéré du pape et du Vatican, le peuple britannique se retrouve seul face à sa conscience, et c'est d'abord à la société des hommes qu'il a des comptes à rendre. Au XVIIe siècle, en France, se révolter contre le roi, c'est encore se révolter contre Dieu ; à la même époque, en Angleterre, le roi n'est plus monarque de droit divin. C'est un homme qui ne vaut pas plus que ses vassaux, et ceux-ci le comprennent vite. En 1689, cent ans avant la Déclaration des droits de l'homme et du citoyen française, le *Bill of Rights* instaure en Angleterre un Parlement au sein duquel la liberté d'expression est totale et dont le roi ne peut contrôler ni les élections ni les débats.

L'histoire des sciences voit dans ce schisme majeur l'origine des percées intellectuelles considérables qu'opèrent par la suite les écrivains, les savants et les philosophes d'Europe du Nord, d'outre-Manche, puis d'outre-Atlantique. Les Pays-Bas, havre du protestantisme, n'ont pas eu grand mal à produire leurs propres savants : au XVIIe siècle, l'école d'anatomie de Leiden est l'une des plus réputées d'Europe. Alors que l'étude du corps humain est encore interdite dans les pays catholiques, on considère là-bas qu'étudier le corps, c'est comprendre l'œuvre de Dieu. Quand le Britannique William Harvey, en 1628, suggère que le cœur fonctionne comme une pompe et fait circuler le sang dans tout l'organisme, les savants néerlandais reprennent ses recherches tandis que les Français Jean Riolan et Gui Patin, contemporains de Molière, les rejettent.

En Angleterre, Newton rédige la loi de la gravitation universelle en 1687 ; Jenner met au point la vaccination contre la variole en 1796 ; John Snow démontre la transmission du choléra par l'eau en 1854 ; Darwin publie *De l'origine des espèces* en 1859.

Ce n'est pas faute de savants que la France s'est fait distancer par les Anglo-Saxons à la tête de la révolution scientifique, industrielle et médicale, mais parce que ces derniers ont pu, à partir du schisme de l'Église anglicane, se sentir libres de penser sans risquer d'offenser Dieu à tout bout de champ, puis, au fil des siècles, d'exprimer et d'échanger opinions et idées sans être persécutés par le pouvoir en place ou les institutions.

Et si la méthode scientifique se développe plus librement en Angleterre qu'en France, c'est pour une raison qui tient à la manière dont on transmet le savoir dans chacun des deux pays. En France, la parole du maître est sacrée. La vérité découle de son autorité, non de preuves expérimentales. Et, de même que la parole du pape ou de ses cardinaux, elle se suffit à elle-même. En Angleterre, la parole du maître véhicule l'état des connaissances à un moment donné ; l'élève, l'étudiant, le chercheur sont encouragés à poser leurs propres questions, et à chercher les réponses à travers leurs propres expériences. Le savoir n'est pas fixé une fois pour toutes, il progresse par l'examen, la critique, la remise en cause, les essais, erreurs et intuitions nouvelles.

Les idées donnent lieu à débat. Et chacun a le droit d'être entendu.

Ce n'est pas une simple coquetterie : c'est une éthique.

*

On distingue, en première approximation, trois grandes conceptions de l'éthique :

– l'éthique de la vertu : « Mes actes sont bons parce que je suis une personne vertueuse » ;

– l'éthique déontologique : « Mes actes sont bons parce que je respecte des règles de comportement irréprochables » ;

– l'éthique conséquentialiste : « Mes actes sont bons parce que leurs conséquences sont bonnes. »

L'éthique médicale née en Grèce était du premier ordre : si le médecin était vertueux, alors ses actes étaient bons. Le problème étant de définir ce qu'est la vertu, et dans les yeux de qui. Cette conception a longtemps persisté : pensez aux médecins de Molière. S'ils sont ridicules, c'est parce qu'ils se gargarisent de leur propre boursouflure. Ils se disent vertueux parce qu'ils se pensent vertueux. Et ils se pensent vertueux… parce qu'ils sont médecins.

La déontologie médicale existe elle aussi depuis longtemps : le serment d'Hippocrate en est l'un des exemples les plus anciens. Mais la déontologie avait alors l'énorme inconvénient d'être définie par les seuls médecins, qui faisaient tout de même partie de l'élite sociale. Quand le serment d'Hippocrate interdit de « donner un pessaire abortif à une femme », ce n'est pas une prohibition de l'avortement s'il est pratiqué *par les médecins* – car s'il mentionne l'existence de pessaires abortifs, c'est que les médecins savent en faire et en prescrire. *Il interdit de donner aux femmes* (qui, en Grèce antique, n'ont aucun droit) *la possibilité d'avorter sans que leur mari l'ait décidé.* L'éthique médicale se fera ainsi toujours l'écho de la morale dominante. En France, où celle-ci sera très longtemps indissociable de la doctrine catholique, le serment d'Hippocrate sera donc opportunément interprété comme prohibant toutes les formes d'avortement.

Née dans les pays anglo-saxons, la bioéthique contemporaine est résolument conséquentialiste : pour savoir si des actes médicaux sont bons ou mauvais, il faut regarder leurs effets sur ceux qu'on soigne. Le point de vue –, et, donc, l'information, le consentement et la décision éclairée du patient ne sont pas facultatifs : ils *garantissent* qu'un geste médical est éthique. *Il ne peut pas être éthique si le patient dit qu'il n'est pas bon pour lui !*

En France, aujourd'hui encore, les « valeurs » de nombreux médecins restent furieusement coincées entre une conception vaniteuse de la vertu-inhérente-au-fait-d'être-médecin et des notions de déontologie paternalistes, dogmatiques et pétries de catholicisme. Cette mentalité archaïque reflète l'appartenance effective du corps médical à l'aristocratie sociale. Car la Révolution française n'a que temporairement changé le rapport à l'autorité et au savoir : en créant une élite intellectuelle à travers les grandes écoles, Napoléon a remplacé la noblesse de sang et la noblesse de robe par une noblesse de diplômes.

Dans les pays anglo-saxons, la valeur d'un savant (et en particulier d'un médecin) se mesure à ses actes, à ses accomplissements, au déroulé de son expérience. En France, depuis Napoléon, elle se mesure à ses titres universitaires. Et ceux qui ne font pas partie de cette « noblesse » n'ont pas voix au chapitre. Savez-vous pourquoi Louis Pasteur dut expérimenter lui-même son vaccin contre la rage pour qu'on reconnaisse l'importance de ses travaux ? Parce qu'il avait le grand tort de ne pas être docteur en médecine.

Aujourd'hui, même si la France se félicite d'être une république laïque, ce mode de pensée vertical et autoritaire (le maître est vertueux, sa parole est incontestable) hérité de l'Église catholique est encore bien vivant dans la hiérarchie, l'élitisme et les pratiques quasi liturgiques du monde médical français.

La caste médicale de la Ve République

Avant 1958, il existait en France deux filières médicales : d'un côté les facultés, avec des professeurs dont la carrière dépendait de l'Éducation nationale ; de l'autre, les hôpitaux, avec ses médecins recrutés par concours. Les uns comme les autres exerçaient en cliniques et en cabinets privés. La réforme instaurée en 1958 par le professeur Robert Debré[1], proche du général de Gaulle, crée les centres hospitalo-universitaires (CHU), fusionne les hiérarchies des grands hôpitaux et des facultés de médecine et leur adjoint des centres de recherche. Elle crée aussi un corps de professeurs hospitaliers et universitaires plein-temps (PU-PH), chargés d'assurer la triple responsabilité des soins, de l'enseignement et de la recherche. Les PU-PH reçoivent une double rémunération (en tant que médecin et en tant qu'universitaire) et, pour compenser le « manque à gagner » que représente l'obligation de travailler dans le service public, on les autorise à donner des consultations privées (et à recevoir des honoraires libres) dans les locaux

1. Il était le père de Michel Debré, qui fut ministre presque sans discontinuer sous de Gaulle et Pompidou entre 1959 et 1973, et le grand-père de Bernard Debré, urologue et député, et de son frère jumeau Jean-Louis Debré, ancien ministre et ex-président du Conseil constitutionnel.

de l'hôpital. On donne enfin aux chefs de service des CHU tout pouvoir sur les soignants, les enseignants et les chercheurs qui dépendent de leur secteur d'activité. *De facto*, les spécialistes assureront désormais le contrôle absolu de la formation médicale. (Aujourd'hui encore, alors qu'on devrait former beaucoup plus de médecins de famille que de spécialistes, les facultés de médecine française comptent parmi leurs enseignants cinq cents fois plus de spécialistes que de généralistes.)

Les étudiants sont « triés » en trois catégories ; les internes et les externes, recrutés par concours, et les autres, qui suivent l'enseignement comme ils peuvent. Il faudra attendre la révolte étudiante de 1968 pour que tous les étudiants en médecine deviennent, de droit, externes (étudiants hospitaliers) et soient tous formés au lit du malade. Auparavant, ceux qui n'étaient ni internes ni externes pouvaient faire toutes leurs études sans en voir un seul. (Ce n'était déjà plus le cas en Angleterre ou au Canada à la fin du XIXe siècle.)

Fidèles à la tradition napoléonienne de l'excellence, pendant plusieurs décennies, les CHU recruteront leurs internes via un processus de sélection édifiant et qui rappelle furieusement les rituels d'intronisation religieux. Dans le but avoué de distinguer ceux qui savent « allier la forme au fond », la copie de chaque candidat au concours de l'internat est *lue à haute voix* à un jury de professeurs qui, le dos tourné, notent la copie « à l'oreille ». Typique des mécanismes décrits par Pierre Bourdieu et Jean-Claude Passeron en 1964 dans *Les Héritiers,* cette mascarade de concours était en réalité un rite de passage fondé sur le vocabulaire, visant à trier (une nouvelle fois) les candidats en fonction de leur origine sociale avant de les inviter à rejoindre un groupe très fermé. Ce rite restera en usage jusqu'à la fin du XXe siècle. Tous les internes ainsi

« sélectionnés » sont aujourd'hui d'accord pour dire que la préparation au concours de l'internat ne leur a pas appris grand-chose, mais qu'elle a servi à tester leur détermination à s'engager dans la « voie royale » (c'est le terme consacré) de la carrière hospitalo-universitaire. Par priorité – mais aussi parce que leurs aînés le leur suggéraient –, les candidats au concours délaissaient les stages hospitaliers et le contact avec les malades pour participer à des « conférences d'internat » payantes, dirigées par d'anciens lauréats et destinées à leur enseigner la forme sous laquelle leur copie aurait le plus de chances de plaire. La « reproduction des élites » dans toute sa splendeur et son iniquité.

En 1971, l'instauration d'un numerus clausus en première année crée le processus de sélection le plus destructeur de l'histoire de la médecine. Des centaines de candidats sont soumis, pendant une année et souvent deux, à un bachotage effréné. À l'issue de chaque année, quelques dizaines seulement sont admis à poursuivre le cursus ; les autres auront sué sang et haut en pure perte, car, pendant longtemps, les efforts produits en première année de médecine n'ouvriront sur aucune autre filière. Une fois encore, la sélection se fait à travers des matières qui n'ont rien à voir avec le soin, mais testent essentiellement la capacité à ingérer sous la contrainte – et sous la menace. Bien entendu, les lycéens issus des classes les plus favorisées sont aussi ceux qui réussissent le mieux.

En 1982, les choses s'aggravent : une réforme spécifie que seuls les internes recrutés par concours peuvent entreprendre une formation spécialisée. Il y aura donc deux catégories – on devrait dire : deux classes – de médecins. Ceux qui apprennent leur métier dans les hôpitaux universitaires, les plus dotés et les plus cotés, deviendront spécialistes ; les autres, faute d'avoir réussi (ou d'avoir voulu préparer) un concours dont le contenu n'a pas été révisé ou mis à jour depuis plusieurs décennies, seront médecins généralistes. Les premiers s'installeront de préférence dans les grandes villes et les zones ensoleillées ; les seconds dans les quartiers populaires et à la campagne. Deux médecines pour deux populations.

Jusqu'au début du XXIe siècle, la sélection des futurs médecins se sera donc opérée, toute honte bue, sur des critères de classe – à savoir : la maîtrise du langage et la capacité financière des parents à assumer de longues études. Elle aura, de plus, contribué à creuser un fossé profond entre la formation des médecins spécialistes et celles des omnipraticiens : la structure du monde médical est celle d'une société de « castes », et le monde hospitalo-universitaire en est la représentation la plus spectaculaire par sa rigidité et sa hiérarchie bloquée.

2.

Les chapelles médicales françaises

Si l'élitisme médical français valorise le vocabulaire, il fait en revanche peu de cas de la rigueur scientifique. Alors que, depuis l'après-guerre, l'essentiel de la littérature médicale se publie en anglais, le monde médical français s'est longtemps refusé à lire et à écrire dans une autre langue que la sienne.

Quand j'étais étudiant au cours des années soixante-dix, rares étaient les enseignants qui citaient les travaux et les essais cliniques anglo-saxons. Ceux qui s'étaient formés en Angleterre et en Amérique étaient, pour la plupart, considérés comme des excentriques. À la bibliothèque de la faculté de médecine de Tours, beaucoup d'ouvrages en français étaient anciens et dépassés ; les plus souvent empruntés étaient ceux des professeurs en titre. Les ouvrages en anglais récents ne manquaient pas, mais ils étaient très peu consultés.

L'incapacité du monde médical français à s'ouvrir aux travaux médicaux d'autres pays explique, par exemple, que les femmes françaises et leurs enfants ont souffert des conséquences du DES (diéthylstilboestrol – Distilbène) plus longtemps que les anglo-saxonnes. Ce produit, dont la toxicité était connue depuis la fin des années cinquante, a été interdit dans les pays anglophones en 1970. En France, grâce à la prescription imperturbable des médecins de l'Hexagone, il a tranquillement poursuivi sa carrière *jusqu'en 1977*. Les plus jeunes femmes françaises exposées *in utero* au Distilbène prescrit à leur mère ont donc, à l'heure où j'écris, moins de quarante ans. Elles souffrent d'anomalies de l'utérus, de fausses-couches à répétition, de troubles de la fertilité, de cancers du vagin. Tout ça à cause du refus du monde médical français de lire et diffuser dans l'Hexagone ce qui se publiait hors de ses frontières.

Cet obscurantisme découle, en fait, d'une notion simple, inculquée de manière insensible : pour beaucoup de médecins, ce qu'ils n'ont pas appris de la bouche de leur maître est faux ou bien n'existe pas. Ainsi, on a pu leur inculquer que telle notion était avérée ou, au contraire, nulle et non avenue, sans aucune justification scientifique. Et en leur laissant entendre qu'il serait insultant d'aller vérifier.

À l'obscurantisme dogmatique s'ajoute l'esprit de chapelle. Avant que certaines directions de département deviennent collégiales (il y a seulement quelques années), chaque « patron » de CHU régnait sur son service ; ses hypothèses, ses opinions et ses valeurs faisaient figure de paroles sacrées.

Cette situation archaïque commence (enfin !) à peser sur les premiers intéressés. Dans un long article publié le 8 juin 2016 dans le supplément « Sciences et Médecine » du *Monde*, et intitulé « L'hôpital malade du mandarinat », le docteur Marc Lévêque, neurochirurgien à la Pitié-Salpêtrière, résume en quelques phrases la situation de monopole de certains hospitaliers français :

> « Sous réserve de remplir les conditions et qu'un poste se libère, on accède à cette aristocratie médicale entre trente-cinq et cinquante ans, plus facilement lorsque l'on est un homme : les femmes constituent moins de 20 % de ses effectifs, tandis qu'elles représentent près de la moitié

des médecins. Une fois ce sésame en poche, l'impétrant pourra devenir chef de service ou de pôle. Parallèlement à sa carrière hospitalière, il gravira les échelons universitaires et ses activités scientifiques lui permettront, dans le même temps, de devenir directeur de recherche, d'encadrer des thésards, de récolter des financements…

Cet investissement boulimique force, bien entendu, le respect. Alors, pourquoi s'inquiéter du cumul d'activités de ces "hypermédecins" ? Est-il encore acceptable que le médecin qui passe, parfois, le moins de temps dans son service en raison de ses multiples responsabilités puisse demeurer à sa tête, souvent jusqu'à sa retraite ? Ce différentiel important de reconnaissance entre cette élite et les autres médecins hospitaliers, parfois tout aussi méritants et titrés, n'engendre-t-il pas amertume et tensions dans beaucoup de services ? Une rancœur qui ne manque pas de s'exacerber lorsque le médecin hospitalier comprend qu'il lui faut être "chaperonné" chaque fois qu'il souhaite innover, publier ou, tout simplement, s'entretenir avec son administration. À l'heure où l'hôpital public souffre d'un défaut d'attractivité, cette pesante hiérarchie doit aussi être reconsidérée. Il deviendra de moins en moins compréhensible que les membres de ce corps ne puissent remettre régulièrement leurs titres en jeu. »

On notera que cet article appelle essentiellement à « ouvrir la carrière » à d'autres qu'aux mandarins. Quant à « soigner », le mot n'y apparaît que deux fois. Le mot « patient », une seule.

Fresques pornographiques et chirurgie élitiste

J'ai commencé mes études de médecine il y a plus de quarante ans. Souvent, lorsque je les évoque, j'entends dire que la formation des médecins a bien changé depuis, et que le personnel enseignant s'est beaucoup renouvelé. On pourrait, effectivement, l'espérer. Malheureusement, la plupart des médecins formés à la même époque que moi sont toujours en activité, les plus compétitifs (c'est-à-dire les plus élitistes) ont pris la place des « patrons » qui les ont sélectionnés, choisis et cooptés – car telle est la coutume, en France, dans toutes les sphères de pouvoir. La plupart d'entre eux n'étaient pas, quand nous étions étudiants, d'ardents défenseurs du partage et de la démocratie sanitaire ; il y a peu de chances qu'ils le soient devenus depuis.

Il n'y a pas eu de nouveau mai 68 – en tout cas, pas en médecine – et, depuis 2004, date à laquelle j'ai publié *Les Trois Médecins,* des jeunes gens m'écrivent pour me dire que, sur le fond, rien n'a changé. L'élitisme règne plus que jamais, la méfiance à l'égard de la médecine anglo-saxonne est encore vive, les insuffisances de la formation encore stupéfiantes, et le régime de harcèlement subi par les étudiants n'a pas faibli. Comme le rapportent bon nombre de blogs d'étudiants en médecine, l'humiliation (« T'es qu'une merde ! »), la culpabilisation (« Si tu fais pas ce qu'on te dit, t'apprendras jamais ! »), le « terrorisme » (« Si tu n'apprends pas ce qu'on te dit, les patients mourront ! ») sont encore des méthodes pédagogiques courantes dans les facultés de médecine françaises.

Car ces facultés ne forment pas au(x) soin(s), elles pérennisent les valeurs élitistes d'une culture de caste. Cette « culture » a quelques caractéristiques qui méritent une description détaillée.

Pour commencer, le mépris est de rigueur. Jusqu'à tout récemment, certains doyens accueillaient les étudiants en première année en soulignant que seule « la crème d'entre eux » aurait le privilège de devenir médecins et que, parmi ceux-là, seule « la crème des crèmes » pourrait emprunter la « voie royale » hospitalo-universitaire. Plus élitiste que ça, tu meurs !

Dans toutes les facultés, les redoublants de première année méprisent les « primants », beaucoup de reçus méprisent ceux que l'examen a laminés, mais aussi ceux qui choisissent de devenir sages-femmes ou dentistes plutôt que médecins ; nombre d'étudiants hospitaliers méprisent les « petits jeunes », la plupart des internes méprisent les externes, quantité de spécialistes méprisent ouvertement les généralistes et un nombre considérable de professionnels de tous statuts méprisent souverainement « tout ce qui n'est pas de leur bord ». À commencer par les femmes.

Quelques exemples.

Une chirurgienne m'a raconté que, juste après avoir été reçue au concours de l'internat, elle brigua un service prestigieux. Elle était si bien notée qu'elle n'eut aucune difficulté à y entrer. Le jour de son arrivée, le patron, s'adressant devant elle à ses chefs de clinique, déclara sans rire : « Notre spécialité est en péril. La moitié de nos nouveaux internes sont des femmes. » Six mois plus tard, quand elle quitta le service, le même patron lui lança : « Vous avez peut-être de l'avenir dans ce métier, mon petit. Vous êtes la première pisseuse que je ne parviens pas à faire pleurer au bloc. »

Juste après le vote de la loi Veil (1975), en pur produit de l'influence psychanalytique que j'évoquais plus haut, un mandarin tourangeau de la gynécologie invoquait Freud ou Lacan dans son cours magistral pour « expliquer » que lorsqu'une femme est enceinte, c'est toujours par « désir inconscient de grossesse », jamais parce qu'un médecin lui a refusé une contraception. Il insistait sur la « blessure narcissique » provoquée par l'IVG, suggérait que l'on surveillât de près les ravages émotionnels de cette « mutilation » sur les pauvres victimes et se félicitait que la loi fût alors soumise à une période de probation.

Dans le même amphithéâtre, à l'heure suivante, un de ses collègues mandarins commençait l'un des cours de gastroentérologie de la manière suivante : « Quand vous serez installé, 70 % de vos clients seront des femmes. Et, donc, vous soignerez 70 % de constipées. »

Cette misogynie d'un autre âge n'a pas disparu, comme en témoignait en 2015 la polémique autour des « fresques » pornographiques des salles de garde de CHU. Les étudiants et les hospitaliers français défendaient bec et ongles le caractère « artistique » et « culturel », pour ne pas dire « patrimonial », de peintures mettant en scène des médecins de sexe masculin (portraits, parfois, de patrons en exercice) dans des scènes d'orgie subies par des corps féminins assimilés à ceux de prostituées.

Une des plus représentatives (on peut la voir sur le site de la revue *Slate.fr*[1]) est une caricature du « Sacre », le tableau de David, avec un patron de l'hôpital Bichat dans le rôle de Napoléon. Toutes les figures masculines sont vêtues d'uniformes impériaux ; toutes les figures féminines sont nues sauf celle d'une « Joséphine » à la peau noire faisant une fellation au Professeur-Empereur. En dehors même du fait qu'on tolère une telle pratique (voire qu'on la juge « artistique »), on peut s'interroger sur l'éthique d'un professeur de médecine qui accepte d'être ainsi représenté.

Qu'on se rassure, la mentalité archaïque des mandarins n'est pas *seulement* fondée sur le sexisme. Le mépris de classe était également très présent quand j'ai fait mes études, et il n'a pas disparu depuis, comme je l'ai montré au début de ce livre. Et il venait de loin : au début des années quatre-vingt,

1. Bruet-Ferréol Quentin, « La tradition des fresques obscènes des salles de garde des hôpitaux parisiens », *Slate.fr*, 20 janvier 2015.

j'ai assisté, au cours d'une journée de formation continue destinée spécialement aux généralistes, à la conférence d'un chirurgien orthopédiste extrêmement réputé. Il y abordait les principes guidant la chirurgie réparatrice de la main. Il insista sur une notion à ses yeux essentielle : après un accident, la réparation d'une main devait absolument prendre en compte la profession du patient. S'il s'agissait d'un pianiste, il « allait de soi » qu'il faudrait sauver tous ses doigts, pour qu'il puisse rejouer de son instrument. S'il s'agissait, en revanche, d'un ouvrier du bâtiment, il « suffisait » de sauver le majeur, l'annulaire et l'auriculaire, indispensables pour bien tenir un manche de pioche ; ça lui permettrait de retourner au travail.

Eh non, il ne plaisantait pas.

Humiliation et intimidation

Il ne semble pas suffisant de mépriser les patients, il faut aussi faire sentir aux étudiants et aux autres professionnels de santé à quel point ce mépris est une attitude « normale ». En 2006, j'ai écrit l'argument et collaboré au tournage de *L'École de médecine,* édifiant documentaire en dix parties de Marie Agostini diffusé en 2007 sur la chaîne franco-allemande Arte[1]. Quand on le visionne, on découvre avec stupéfaction qu'internes et médecins n'hésitent pas, dans le couloir et devant la caméra, à violer leur obligation de confidentialité en discutant ouvertement de la situation d'un patient et en se demandant à haute voix (et sans se rappeler que les murs sont en carton-pâte) s'il est « bien

1. La série peut être achetée sur le site d'Arte : http://boutique.arte.tv/f4324-ecole_de_medecine_serie. On peut aussi en voir de nombreux extraits en ligne sur YouTube et Dailymotion.

raisonnable » de lui décrire la gravité de son état. Les mêmes médecins suggèrent aux malades des choix thérapeutiques en indiquant précisément lequel « vaut mieux pour vous » et en ajoutant qu'en cas de refus ou d'un autre choix ils ne répondent de rien.

Au début du XXIe siècle, dans les hôpitaux universitaires français, la culture dominante veut aussi que l'on humilie les étudiants, en leur confiant les tâches les plus absurdes et les plus inutiles, et en les culpabilisant volontiers de ne pas les avoir remplies. On considère de haut les étudiant.e.s qui posent des questions ou expriment leurs réflexions : « Tu parleras quand tu seras interne » est une phrase courante qui semble avoir été intégrée en même temps que les questions du concours. Comme me le déclarait une étudiante qui revenait de quatre mois de stage au Québec, « à Montréal, la veille d'une consultation spécialisée, le médecin t'indique la maladie dont souffre le patient que tu vas rencontrer. Tu as le temps de lire et de t'informer, et le lendemain on t'invite à participer à la discussion. À Paris, on ne te prévient de rien, on te plante devant un patient que tu n'as jamais vu, on te pose des questions sur une maladie dont tu ignores tout, et on t'engueule parce que tu ignores ce qu'on est censé t'enseigner ».

Au rudoiement et à la culpabilisation, ajoutez le « terrorisme » – le même que l'on fait subir aux patients, mais soigneusement adapté à l'éducation des futurs praticiens. Il suffit en effet de laisser entendre que la tâche la plus minime, la plus ridicule, la plus humiliante est indispensable non seulement aux soins, mais surtout à la survie d'un malade. « Quoi ? Tu n'as pas récupéré tel résultat d'examen ? Tu veux que le patient *meure*, c'est ça ? » C'est culpabilisant et injuste (l'étudiant doit-il servir de garçon de courses à l'interne ou au chef de clinique ?) et c'est, bien sûr, terrifiant : la vie et la mort des patients dont s'occupent (en principe) un interne chevronné, un ou deux chefs de clinique et un escadron d'infirmières sous la supervision d'un grand patron estampillé dépendraient donc exclusivement du zèle de l'étudiant à récupérer la transcription d'un résultat qu'on peut obtenir par téléphone ?

C'est bien sûr invraisemblable, mais quand c'est aboyé à longueur de journée par des individus qui menacent également de ne pas valider vos stages – et, donc, de vous faire prendre plusieurs mois de retard –, ça marche. Au bout de quelques semaines, beaucoup de jeunes gens ainsi maltraités se comportent comme des chiens battus : ils ont sans arrêt peur de déclencher les mouvements d'humeur de ceux dont ils sont (en principe) les disciples et, pour l'éviter, ne font que ce qu'on leur a dit de faire, répètent mot pour mot ce qu'on les a sommés de retenir, n'expriment aucune idée personnelle – ce serait malvenu – et se fondent dans le décor.

Plus tard, devenus internes de spécialité ou résidents de médecine générale, s'ils sont toujours soumis à des praticiens maltraitants, ils adoptent une attitude de défense permanente qui consiste à ne jamais prendre d'initiative afin de ne pas se mettre leur supérieur à dos. Leur préoccupation première devient d'avoir la paix, non de soigner. Terrorisés à l'idée de ne pas se mettre en faute, ils en oublient de chercher à bien faire leur métier.

Attention : chasses gardées !

Pendant plusieurs décennies, j'ai entendu des enseignants de faculté se plaindre qu'un trop grand nombre de praticiens finissaient leurs études avec la certitude qu'ils savaient tout ce qu'il y avait à savoir et ne cherchaient pas à entretenir leurs connaissances. Certains de ces enseignants reconnaissaient, gênés, qu'éduquer les médecins dans des chapelles hermétiques était moins qu'idéal ; d'autres manifestaient leur mépris envers leurs anciens élèves : s'ils étaient aussi « mauvais », c'est parce qu'ils manquaient d'intelligence, et non parce que leurs méthodes avaient failli. En faculté de médecine, l'enseignement est irréprochable.

Lors de la publication de mon livre *Contraceptions mode d'emploi*, on me rapporta que plusieurs gynécologues français de renom trouvaient que je me mêlais de ce qui ne me regardait pas. *De quel droit* un vulgaire médecin généraliste publiait-il un manuel grand public décrivant toutes les méthodes contraceptives ? Il n'y connaissait rien !

Aux États-Unis, en Angleterre, au Canada, les manuels du même genre sont légion, et chaque publication fait l'objet d'une analyse critique détaillée, soulignant les points forts et les points faibles de l'ouvrage. À ma connaissance, aucune revue de gynécologie française ne consacra la moindre note de lecture à ce livre, pas même pour en dire du mal. En revanche, certains interlocuteurs me reprochèrent (verbalement) de ne pas citer mes sources… et se turent lorsque je leur rappelai qu'elles figuraient dans la section « Références », à la fin du bouquin. Ils n'avaient pas tourné les pages si loin. D'autres affirmèrent (sur les ondes ou par courrier) que, lorsqu'on donne « trop » d'informations aux femmes, elles n'y comprennent rien, et que ça diminue le respect qu'elles portent à leur médecin.

Sans rire.

Médecins violeurs : une cécité de caste

La France est un pays profondément sexiste. Il n'est pas surprenant que la « culture » élitiste des CHU le soit aussi. Sous prétexte d'« humour carabin », les étudiantes, internes, infirmières et sages-femmes sont sans cesse harcelées verbalement et physiquement (les mains baladeuses ne sont pas du tout une exclusivité des ministres ou des députés). Ledit « humour » n'épargne pas les patientes, bien entendu. En 2014, un de mes correspondants m'envoyait deux cases « humoristiques » circulant parmi ses amis anesthésistes. La première représente quatre médecins en tenue de bloc opératoire affairés autour d'une femme étendue sur une table d'intervention. L'un d'eux (l'anesthésiste) dit : « Elle dort, on peut y aller. » Dans le dessin suivant, les quatre hommes, entièrement nus, violent collectivement la patiente endormie. Le simple fait que ce dessin circule et (au dire de mon correspondant) fasse rire les étudiants qui le diffusent n'est guère étonnant dans une culture où certains « enseignants » trouvent tout naturel d'inviter les étudiants à pratiquer, au bloc opératoire, examens gynécologiques ou examens de prostate sur des patient.e.s endormi.e.s (et non prévenu.e.s).

En 1992, Cecil Jacobson, spécialiste américain de la fertilité, fut poursuivi et condamné pour fraude : il avait fait croire à certaines patientes qu'elles étaient enceintes en leur injectant des hormones pour provoquer les symptômes de grossesse [1]. Il pratiquait aussi de fausses échographies, puis annonçait la mort du fœtus, ce qui lui permettait de recommencer les traitements, qu'il facturait, évidemment, au prix fort. Il avait aussi inséminé ses patientes avec son propre sperme et les procureurs estimaient qu'il était le père biologique de près de soixante-quinze enfants ainsi conçus. Les parents qui vinrent témoigner durent le faire dans l'anonymat afin que leurs enfants n'apprennent pas leur origine

1. Voir à ce sujet : http://www.nytimes.com/1992/03/05/us/doctor-is-found-guilty-in-fertility-case.html.

biologique par les médias. L'affaire fut largement décrite dans la presse, elle fit même l'objet d'un livre[1] et de plusieurs téléfilms et épisodes de téléséries.

Peu de médecins français lisent la presse américaine et beaucoup ne regardent pas la télévision. Ceci explique sans doute la « surprise » de certains lorsque, vingt ans plus tard, en février 2014, André Hazout, gynécologue hospitalier français spécialiste de la procréation assistée, fut traduit en justice pour agressions sexuelles et viols à la suite de plaintes déposées par plusieurs patientes. Comme l'enquête l'avait montré, ses comportements de harcèlement sexuel étaient connus depuis longtemps, en particulier ses gestes déplacés quotidiens à l'égard du personnel féminin dans le service dont il était vacataire (celui du professeur Frydman, « père » du premier bébé in vitro français).

La première plainte déposée contre lui remontait à… 1988[2]. L'Ordre des médecins n'avait pas jugé utile de donner suite, et en 2006, alors que l'enquête était déjà ouverte, son ancien patron et confrère lui avait remis, sans sourciller, la Légion d'honneur, décoration napoléonienne si prisée par l'élite française. Lorsque, au cours de son procès, Hazout reconnut qu'il était « peut-être le père biologique[3] » des enfants de certaines des femmes qu'il avait « traitées » pour infertilité, la presse médicale et les institutions ordinales françaises ne tressaillirent même pas. Il est vrai que si violer une patiente est un crime, d'après la loi française, lui faire un enfant par FIV ne l'est pas. Ce n'est

1. Nelson R., *The Babymaker: Fertility, Fraud and the Fall of Doctor Cecil Jacobson*, Bantam Books, 1994.

2. Voir : http://www.liberation.fr/societe/2014/02/02/dr-hazout-gynecologue-repute-et-plus-si-fragilite_977250

3. Voir : http://www.dailymail.co.uk/news/article-2552101/Fertility-doctor-accused-rape-admits-fathered-children-dozens-clients-sex-with.html

qu'un grossier manquement à l'éthique et un comportement monstrueux.

André Hazout n'était pas le premier médecin français de renom poursuivi pour viols et harcèlement sexuel. En 2002, le médecin sexologue Gilbert Tordjman avait lui aussi fait l'objet de plusieurs plaintes[1]. Le magistrat instructeur qui dirigeait l'enquête lui avait interdit d'exercer ; il avait passé outre et s'était retrouvé en prison. Le premier témoignage d'agression sexuelle qu'il avait commis avait été publié par la presse en 1983… et l'auteure de l'article les avait subies en 1978 !

Si les transgressions commises par certains praticiens français restent impunies, n'est-ce pas parce que leurs confrères et les représentants de la profession (l'Ordre national, en tout premier lieu) ne se pressent pas pour les dénoncer ?

Dans l'affaire Hazout, la presse a souligné les insuffisances scandaleuses de l'Ordre, qui furent d'ailleurs décrites en détail pendant le procès. Ces « insuffisances » ne m'ont pas surpris. Peu avant la fin de mes études, j'avais entendu un médecin par ailleurs fort respecté me raconter avec une certaine satisfaction comment le conseil départemental de l'Ordre dont il avait été le secrétaire avait « étouffé » le viol commis par un gynécologue sur une patiente. Comme je me scandalisais de leur attitude, il me répondit :

« Mais bien sûr qu'on a étouffé l'affaire ! Sinon, ça aurait foutu sa carrière en l'air ! » Dans son esprit, préserver la carrière d'un confrère était plus important que de rendre justice à la patiente.

1. Voir : http://www.lepoint.fr/actualites-societe/2007-01-19/la-chute-du-pape-de-la-sexologie/920/0/47451

En France, manifestement, le fait de violer des patientes n'est pas suffisamment grave pour interdire à un médecin d'exercer. On comprend alors qu'il soit rare de traîner un médecin violeur en justice.

Des professionnels « au-dessus de tout soupçon »

Dans de nombreux pays (Pays-Bas, Royaume-Uni, Canada, en particulier), par principe, la justice et les instances disciplinaires prennent très au sérieux les plaintes déposées par des patients ; à leurs yeux, chaque faute commise par un médecin entache la réputation de la profession tout entière. En France, l'Ordre des médecins fonctionne sur l'a priori inverse : chaque plainte déposée par un.e patient.e est sujette à caution, et c'est d'abord aux professionnels qu'on accorde le bénéfice du doute.

Cette omerta n'est pas spécifique à la France. Dans tous les pays du monde, il fut longtemps d'usage qu'on tendît un voile de silence entre les transgressions des médecins et les yeux du public. Depuis le début de ce siècle, nombreux sont les professionnels qui cherchent à clarifier l'atmosphère.

En 1997, un ouvrage collectif intitulé *Problem Doctors – A Conspiracy of Silence* (édité par Peter Lens et Gerrit van der Wal, Amsterdam, IOS Press, 1997) brosse un panorama de ces transgressions : erreurs médicales à répétition, toxicomanie, harcèlement sexuel et viol, supercheries scientifiques, alcoolisme. Une section du livre contient des articles rédigés par des auteurs hollandais, américains, britanniques, allemands, australiens, canadiens analysant les approches permettant de sanctionner et si possible de prévenir les catastrophes commises par ces « médecins à problèmes ». Tous insistent sur la nécessité de rappeler aux praticiens transgressifs leurs obligations déontologiques et éthiques, de leur venir en aide s'ils sont en difficulté, mais d'abord et surtout de faire respecter les lois qui protègent les patients.

En net contraste avec les nombreux détails techniques, cas et chiffres dont sont bourrés ces articles passionnants, un texte court, intitulé « When the Doctor is Ill » (« Quand le médecin est malade ») décrit de manière extrêmement vague les problèmes posés, occasionnellement, par des médecins ayant parfois des troubles du comportement, pas tout à fait compétents ou souffrant de troubles mentaux non définis. L'article va jusqu'à préciser que les procédures visant à régler ces situations sont « toujours très longues »... si longues que le problème se « résout souvent tout seul » avant d'être examiné par l'institution de tutelle. Par qui cet article a-t-il été rédigé ? Vous l'avez deviné : par deux membres éminents de l'Ordre des médecins français. Pour eux, on le comprend, les médecins à problème n'existaient pas en France.

Lorsqu'un médecin français interpelle directement ses confrères, en revanche, le monde médical français se montre plus sourcilleux. Il n'est pas correct de critiquer le « club » qui vous fait la faveur de tolérer votre présence.

En 2009, peu de temps avant mon émigration à Montréal, le quotidien *Le Monde* me proposa de publier une tribune, consacrée au sujet de mon choix. J'écrivis un texte intitulé : « La caste hospitalo-universitaire française est l'ennemie du système de santé[1]. » L'article parut la semaine de mon arrivée au Québec. Quelques jours plus tard, Daniel Weinstock, professeur de philosophie politique de réputation internationale et alors directeur du centre de recherche en éthique de l'Université de Montréal

1. Accessible en ligne à l'adresse : http://martinwinckler.com/spip.php?article942

(CRÉUM), me confia sa stupéfaction : le vice-doyen d'une faculté de médecine française venait de lui adresser un courriel (qu'il me montra) pour se plaindre de mes déclarations dans *Le Monde* et s'étonner vivement que le CRÉUM m'ait accordé une bourse de recherche pour l'année. Daniel n'arrivait pas à croire qu'un mandarin français lui écrive dans l'espoir à peine voilé de me faire virer. Ledit mandarin ignorait le fonctionnement collégial et démocratique du CRÉUM. S'il avait déchiffré l'acronyme, il se serait peut-être attardé sur le mot « éthique ».

Mais qu'y a-t-il de plus vain qu'un docteur français froissé ?

3.

Collusion, privilèges et domination

Avérés ou non, les comportements de « caste » sont perçus dans le public comme une constante de la profession médicale. « Les médecins se protègent entre eux », entend-on dire. C'est souvent vrai, d'autant qu'un médecin se doit de défendre ses confrères : ils ont en général les mêmes intérêts que lui et peuvent le soutenir dans les moments difficiles (en particulier s'il a des problèmes de santé).

Si bien que, lorsqu'un médecin se voit soupçonné de comportement malhonnête ou, au moins, inacceptable, l'assourdissant silence de ses confrères est perçu comme un appui inconditionnel, pour ne pas dire complice. C'est parfois faux, mais comment le savoir, puisque les premiers intéressés justifient ce silence par une « confraternité » assez douteuse ?

Dans la population, le sentiment prévaut qu'en cas de coup dur la loyauté des médecins ira d'abord à leurs confrères. Les patients ? Ils ne sont pas du même monde.

Pour que ce sentiment disparaisse, il faudrait que tout praticien s'engage solennellement à se montrer toujours solidaire des patients. Or, le moins qu'on puisse dire, c'est que la profession médicale a de bonnes raisons de n'être solidaire que d'elle-même.

*

En plus de ses privilèges socioéconomiques flagrants – revenus, respect, statut –, chaque médecin jouit de deux atouts, inhérents à la nature même de la profession, et qui sont loin d'être mineurs.

D'abord, il est beaucoup plus facile à un médecin d'évoluer – ou de guider un proche – dans le labyrinthe des structures de santé, des hypothèses cliniques, des investigations diagnostiques et des traitements proposés pour une maladie donnée. *Un médecin peut se soigner et faire soigner sa famille plus vite et plus facilement qu'un non-médecin.* En France, une règle tacite d'entraide entre professionnels voulait même, jusqu'à une époque toute récente, qu'on délivre ses soins gratuitement à un confrère et aux membres de sa famille.

Le second privilège, beaucoup plus marqué en France que dans les pays de culture anglo-saxonne comme le Canada, réside dans la posture dominante qu'occupent les médecins parmi les professions de santé. Cette suprématie n'est justifiée ni par la complexité de la formation ni par les aptitudes professionnelles, encore moins par des critères scientifiques. Elle découle, en réalité, des circonstances historiques et sociales esquissées plus haut. C'est un privilège de castre, un point c'est tout. Illustration :

Sur le site de l'Ordre des infirmières et infirmiers du Québec, on peut lire :

> « L'infirmière clinicienne exerce en soins complexes tels les soins intensifs, la traumatologie, la santé

communautaire et la santé mentale. En plus d'évaluer l'état de santé, de déterminer le plan de soins et de traitements infirmiers et de prodiguer des soins et des traitements infirmiers et médicaux, l'infirmière clinicienne conçoit et applique des programmes de soins. De plus, elle coordonne les soins et les services et peut participer à des projets de recherche. »

Ce statut d'infirmier.e clinicien.ne est apparu d'abord en Angleterre. Il existe dans tous les pays anglo-saxons et dans les pays scandinaves. En France, il n'existe pas. Infirmières et infirmiers y sont considérés comme les exécutants des médecins et n'ont ni fonction diagnostique ni poids décisionnel dans le choix d'un traitement. Pour être entendu.es, il leur faut travailler avec des médecins qui veuillent bien écouter. Et qui les respectent.

*

Sur le site de l'Ordre des sages-femmes du Québec, à la page « Définition d'une sage-femme », on peut lire :

« La sage-femme est une professionnelle de la santé formée pour être entièrement responsable des soins et des services durant la grossesse, l'accouchement et la période postnatale pour la mère et le nouveau-né, et ce, jusqu'à six semaines après la naissance. La sage-femme ***est une professionnelle autonome*** [...] (qui) travaille au sein d'une maison de naissance ou d'un service de sages-femmes. Elle fait partie d'une équipe multidisciplinaire constituée par des professionnels du Centre de santé et de services sociaux (CSSS) ou de l'hôpital de référence [...], effectue les examens cliniques nécessaires et peut prescrire les échographies, les tests de dépistage prénatal ainsi que différentes analyses de laboratoire. Son approche est axée sur la normalité de la grossesse, de l'accouchement et de la période postnatale. »

Sur le site de l'Ordre français des sages-femmes, les premiers paragraphes de la rubrique « compétences » indiquent clairement que, dans l'Hexagone, les professionnelles de la naissance disposent d'une autonomie très limitée :

> « L'exercice de la profession de sage-femme comporte la pratique des actes nécessaires au diagnostic, à la surveillance de la grossesse et à la préparation psychoprophylactique à l'accouchement, ainsi qu'à la surveillance et à la pratique de l'accouchement et des soins postnataux en ce qui concerne la mère et l'enfant, sous réserve des dispositions des articles L. 4151-2 à L. 4151-4 et suivant les modalités fixées par le Code de déontologie de la profession, mentionné à l'article L. 4127-1. L'examen postnatal peut être pratiqué par une sage-femme si la grossesse a été normale et si l'accouchement a été eutocique. L'exercice de la profession de sage-femme peut comporter également la réalisation de consultations de contraception et de suivi gynécologique de prévention, *sous réserve que la sage-femme adresse la femme à un médecin en cas de situation pathologique*. En cas de pathologie maternelle, fœtale ou néonatale pendant la grossesse, l'accouchement ou les suites de couches, et en cas d'accouchement dystocique, *la sage-femme doit faire appel à un médecin*. Les sages-femmes *peuvent pratiquer les soins prescrits par un médecin* en cas de grossesse ou de suites de couches pathologiques[1]. »

1. Souligné par l'auteur.

Comment mieux dire que les sages-femmes françaises exercent sous tutelle ?

Nombreux sont les pays d'Europe ou d'Amérique où les sages-femmes accouchent sans supervision. Elles ne font appel aux médecins que dans les cas où leur intervention est nécessaire – c'est-à-dire une minorité. En France, comme je l'ai déjà évoqué, les syndicats de gynéco-obstétriciens s'opposent farouchement aux accouchements à domicile et à la création de « maisons de naissance ». Rien ne justifie cette exigence de monopole, surtout pas le bien des patientes, car cela contribue à surmédicaliser l'accouchement, et donc à augmenter le risque d'iatrogénie – c'est-à-dire de maladies ou de traumatismes provoqués par les interventions médicales.

L'hostilité de certains obstétriciens à l'égard des sages-femmes est non seulement antiscientifique, mais aussi liberticide. Rappelons le Code de la santé publique :

> Article R4127-68
>
> Dans l'intérêt des malades, les médecins doivent entretenir de bons rapports avec les membres des professions de santé. *Ils doivent respecter l'indépendance professionnelle de ceux-ci et le libre choix du patient.*
>
> Avec l'accord du patient, le médecin échange avec eux les informations utiles à leur intervention.

N'est-ce pas tout à fait clair ? Ou bien faudrait-il que certains réapprennent à lire ?

Harcèlement et délits d'initié à tous les étages

La structure de « caste » du milieu hospitalo-universitaire français a été mise en lumière de manière spectaculaire et dramatique lorsque, en décembre 2015, le professeur Jean-

Louis Mégnien s'est jeté par la fenêtre de son bureau, au septième étage de l'hôpital Georges-Pompidou. Le harcèlement dont il faisait l'objet durait depuis de nombreux mois. L'enquête préliminaire pointait du doigt deux facteurs favorisants : une direction autoritaire et des luttes de pouvoir entre chefs de service. Et tout ça ne datait pas d'hier. Car l'intelligentsia médicale n'œuvre pas en circuit fermé : elle infiltre aussi les plus hautes instances décisionnelles.

Comme le rappelait l'hebdomadaire *Marianne* dans un article du 19 janvier 2016 :

> Avant même que l'établissement sorte de terre, les blouses blanches ont obtenu des pouvoirs publics qu'ils l'érigent à Paris, et non dans sa banlieue qui en avait pourtant plus besoin. Quand il s'est agi de nommer les premiers chefs de service de cet hôpital convoité, le directeur n'a pas eu son mot à dire. « J'ai eu la main sur l'organisation et le management, mais pas sur le choix des médecins », se souvient Louis Omnès, à la barre du paquebot de 1991 à 2003.
>
> Le regroupement de trois hôpitaux au sein de l'HEGP suppose des suppressions de postes, pour éviter les doublons. Pas un médecin n'en fera les frais. « En biologie, par exemple, on a réduit de cent trente les emplois non médicaux. On pouvait gagner vingt postes de biologiste. Pas un n'a été touché ! » Douze ans plus tard, alors que l'APHP taille dans le vif, il y a toujours une dizaine de docteurs « en trop » à l'HEGP.

*

Autre caractéristique des médecins les mieux placés dans la pyramide : ce sont des « initiés ». Ils disposent parfois d'informations confidentielles, et ils sont en mesure d'en profiter. Le 3 novembre 2010, dans *Le Nouvel Observateur* François Krug signe l'article suivant :

> Étrange mélange des genres entre médecine et finance : un spécialiste français de l'hépatite C conseillait à la fois un laboratoire testant un nouveau médicament et des fonds d'investissement spécialisés dans la santé. Les informations confidentielles qu'il leur a fournies leur auraient permis d'éviter de lourdes pertes en Bourse. [...]
>
> À l'origine de l'affaire : l'Albuferon, un médicament contre l'hépatite C testé par le laboratoire HGSI (Human Genome Sciences Inc.). Yves Benhamou appartenait au comité d'évaluation de l'Albuferon, et connaissait donc les résultats des tests confidentiels menés par HGSI. HGSI est coté au Nasdaq : les résultats des tests ont un impact direct sur son cours de Bourse. Fin 2007, justement, ces résultats ne sont pas brillants. La mise sur le marché de l'Albuferon est compromise. HGSI l'annonce officiellement fin janvier 2008, et le cours de son action s'effondre immédiatement de 44 %.
>
> La SEC, l'autorité des marchés financiers, est intriguée : dans les semaines ayant précédé l'annonce, six hedge funds spécialisés dans la santé ont revendu toutes leurs actions HGSI. S'ils les avaient conservées, ils auraient perdu 30 millions de dollars. L'enquête de la SEC révélera que ces fonds ont ensuite racheté des actions HGSI à moitié prix. Yves Benhamou était justement consultant pour la société gérant ces six hedge funds.

Liaison fatale : médecins et mandats électoraux

En 2014, trois cent quarante-neuf médecins et onze chirurgiens étaient maires d'une commune de France ; en

2016, vingt-trois médecins et deux chirurgiens sont députés. Comme ces chiffres le montrent, dans l'esprit des professionnels de santé et des électeurs, la direction des affaires publiques s'accorde parfaitement avec l'activité médicale.

Je pense tout le contraire, et voici pourquoi.

Devenir maire ou conseiller municipal – et a fortiori membre de l'Assemblée nationale –, c'est acquérir un pouvoir exorbitant qui contrevient en tout point avec l'éthique : cela augmente en effet l'ascendant initial exercé par les médecins sur les patients – alors que, nous l'avons dit dès le début de ce livre, le soin est incompatible avec une relation de pouvoir.

Un médecin qui se présente à un mandat électoral bénéficie d'un préjugé favorable bien supérieur à celui que l'on porte à – mettons – un candidat artisan, fonctionnaire, infirmière ou professeur de collège. La notoriété du médecin et son « aura » lui confèrent un avantage qui n'a rien de démocratique. Et un poste d'élu[1] protège durablement.

Être médecin et assumer une fonction d'élu est, clairement, une tromperie : on ne peut pas soigner au jour le jour des personnes dans un cadre privé tout en dirigeant des affaires publiques. À mon sens, ce cumul sera inévitablement mauvais pour *les deux* activités, car le médecin sait sur les personnes des choses que l'élu ne devrait pas savoir, et inversement. Il n'est pas un simple citoyen, mais un détenteur de secrets parfois extrêmement gênants pour ceux qu'il côtoie. En tant que médecin, il n'a pas le droit de les utiliser. Mais ceux qui le croiseront en tant qu'élu peuvent redouter (à tort ou à raison) qu'il s'en serve. Bref, le seul qui bénéficie vraiment de la situation, c'est le médecin. Quiconque prétend le contraire est aveugle – ou manque singulièrement de bon sens.

1. Comme on l'a vu p. 123.

Un chirurgien élu à une grande mairie ne soignera, tout simplement, plus les mêmes patients qu'avant. Et son statut sera source de lourds conflits d'intérêt dans les décisions concernant l'hôpital public dont sa ville est la gérante et la clinique dont il est l'un des associés – sans parler des marchés publics…

Un médecin devenu député sera sollicité par des groupes de pression et des lobbies qui ne seraient jamais venus le voir lorsqu'il n'avait pas ce statut. Veut-on vraiment qu'un cancérologue dont les recherches cliniques sont financées ou encouragées par un industriel devienne représentant du peuple et législateur ? Est-il impossible de voir à quel point cette situation est moralement problématique ? Veut-on réellement nous faire croire que, parce qu'il s'agit d'un cancérologue, d'un gynécologue ou d'un radiologue respecté par ses pairs, la probité d'un député ou d'un sénateur est assurée ?

En France, un certain nombre de personnes (cadres de la police, militaires de carrière, préfets, magistrats) ne sont pas éligibles, précisément parce que les conflits d'intérêt sont évidents. Les médecins ne devraient pas l'être non plus. Ils sont censés soigner toute la population et non la diriger – ou imposer leur idéologie politique ou morale. Car ce ne sont pas des saints et, comme on l'a vu, cela peut être nocif dans l'enceinte d'un cabinet privé. Le risque n'est pas moins grand dans un conseil municipal ou dans l'hémicycle.

4.

L'ENSEIGNEMENT MALTRAITANT

En 2004, dans mon roman *Les Trois Médecins,* j'ai repris la trame des *Trois Mousquetaires* pour conter l'épopée d'une poignée d'étudiants en médecine pendant les années soixante-dix. C'est une transposition fidèle, qui respecte tous les morceaux de bravoure du roman de Dumas et donne à ses personnages principaux des alter ego dans l'organigramme de la faculté : le professeur Fisinger (Louis XIII) en est le doyen ; le vice-doyen Le Riche (Richelieu), professeur de gynécologie-obstétrique, a pour assistants les docteurs Hoffmann (Milady) et Budd (Rochefort), et parraine les internes en chirurgie (les gardes du Cardinal). Son adversaire, le professeur Vargas (M. de Tréville), chaperonne les étudiants voués à la médecine générale, parmi lesquels Bruno Sachs (D'Artagnan) et ses amis André (Aramis), Basile (Porthos) et Christophe (Athos).

Interrogé à la sortie du livre par un membre de la Société des amis d'Alexandre Dumas, je l'entendis s'étonner : « Comment avez-vous fait pour transposer *Les Trois Mousquetaires* de manière aussi réussie ? » Après avoir réfléchi quelques secondes, je me suis surpris à répondre : « Au fond, c'était très simple : CHU et facultés de médecine sont structurés comme la France de Louis XIII. »

Comme je l'ai évoqué plus haut, la hiérarchie sociale, intellectuelle et morale du monde médical français ne fait que reproduire celle de la société française. Cette dernière peut être représentée symboliquement sous la forme d'une pyramide de sphères (d'activité et d'influence). Et à l'intérieur de ces sphères se trouvent des sphères plus petites, constituées par des castes professionnelles ou d'intérêt : les avocats, les médecins, les chefs d'entreprise, les énarques.

Les sphères supérieures sont les centres de pouvoir politique et économique. Dans un pays aussi centralisé et hiérarchisé que la France, statut, pouvoirs et influence sont étroitement liés à l'implantation géographique. La sphère la plus élevée se trouve à Paris. Les sphères situées juste en dessous sont les grandes villes de province – Lille, Strasbourg, Lyon, Marseille, Toulouse…

Les sphères du sommet sont presque hermétiques. Il est quasiment impossible d'y accéder si on est né dans une sphère située en dessous. Sauf si quelqu'un qui s'y trouve déjà vous y fait pénétrer. Et si tel est le cas, vous resterez éternellement son débiteur.

À mesure qu'on s'approche du sommet, les sphères deviennent de plus en plus petites. Seuls les membres des castes les plus favorisées peuvent s'y côtoyer et y évoluer à leur guise. À mesure que l'on se rapproche de la base, le pouvoir et l'influence diminuent, les moyens également. Et la pression des sphères supérieures ne fait qu'augmenter.

Il en va exactement de même dans un CHU.

*

Dans tous les pays du monde, un médecin, avant même de délivrer des soins, est perché sur son piédestal personnel grâce, le plus souvent, à ses origines sociales. Un piédestal visible par tou.te.s. Cette position de supériorité symbolique le pare de qualités « intrinsèques » ; le respect inspire la confiance, la confiance est source de réassurance et d'effet placebo ; il lui confère aussi un ascendant redoutable.

Dans de nombreux pays, l'enseignement et la formation éthique (quasi inexistante en France) incitent vivement les praticiens à voir ce piédestal comme contraire à la bonne délivrance des soins, et les exhortent à ne pas se percher dessus. En France, le piédestal est inclus dans la panoplie du médecin et sa hauteur s'élève avec le statut et la position hospitalo-universitaire. De sorte que l'asymétrie « fonctionnelle » de la relation de soin se double très souvent d'une asymétrie sociale visible et même revendiquée ; pour la France, le schéma de la p. 24 pourrait être redessiné de la manière suivante :

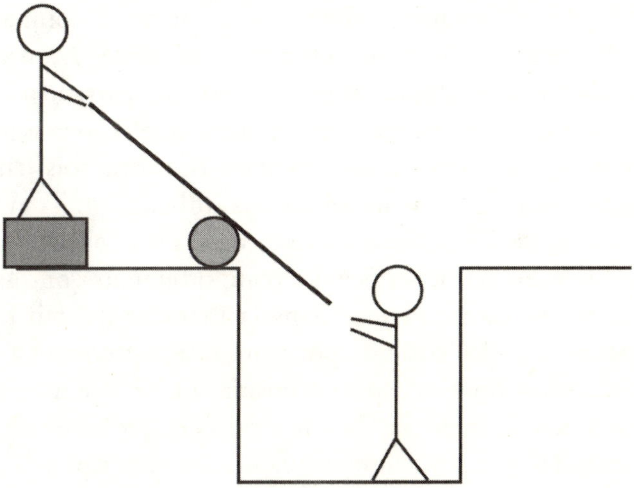

Ce piédestal – et l'ascendant qu'il pérennise –, nombre de médecins français en ignorent ou en nient l'existence ; d'autres le revendiquent comme un droit indisputable ;

très peu sont prêts à reconnaître qu'il s'agit d'une position incompatible, par sa nature même, avec l'échange horizontal, coopératif, que nécessite la délivrance des soins.

Certains usent, voire abusent, de cet ascendant sans que cela suscite en eux le moindre dilemme. D'autres, et ils sont nombreux, en ont douloureusement conscience. Mais, lorsqu'ils s'efforcent de se comporter autrement, ils se heurtent souvent au même type de réaction de la part de leurs aînés ou de leurs confrères : « Mais comment peux-tu soigner correctement des patients qui ne se plient pas à tes instructions ? »

Le paternalisme médical est une logique qui se mord la queue. Et qui ne veut pas en démordre.

*

Au début des années 2000, j'ai été invité à donner une conférence à l'Université libre d'Amsterdam. Mon hôte, professeur de médecine interne, m'invita à participer à une réunion de synthèse avec les internes qu'il supervisait. Ils venaient des quatre coins des Pays-Bas, une fois par trimestre, échanger sur les situations difficiles qu'ils avaient rencontrées. L'un d'eux raconta qu'il avait observé de la part de son chef de service des comportements contraires à l'éthique – en particulier dans la manière dont il faisait pression sur des patients pour qu'ils acceptent un traitement. Mon hôte m'expliqua ensuite qu'un membre de la faculté rencontrerait ce chef de service, et que si ce praticien n'amendait pas son comportement, il n'aurait plus le droit de superviser des internes, que son service perdrait ses financements de recherche, et que sa nomination pourrait être révoquée. Je lui demandai s'il ne craignait pas des représailles sur l'interne qui avait rapporté son comportement. Il me répondit que s'il y en avait, les conséquences pour le médecin seraient encore plus sévères. Et tout le monde le saurait.

Tout ça relève du simple bon sens : on ne peut pas apprendre à soigner quand on est maltraité. On ne peut pas apprendre à respecter quand on est soi-même traité par le mépris. On ne peut pas apprendre le travail en commun quand un petit nombre de praticiens laissent entendre que certains soignants valent moins que les autres.

Tous les étudiants en médecine croisent des professionnels respectueux – aides-soignant.e.s, infirmièr.e.s, sages-femmes, orthophonistes, médecins – qui leur enseignent leur métier. J'ai eu moi aussi la chance d'en croiser, et je leur dois beaucoup. Leurs qualités n'avaient rien à voir avec leur statut, elles découlaient de leur personnalité et de leur attitude. Ces femmes et ces hommes se comportaient en soignants.

Malheureusement, plus une structure est hiérarchisée et compétitive, plus elle favorise l'ascension et la suprématie d'individus qui aiment la compétition et les luttes de pouvoir. Au sommet de la pyramide hospitalo-universitaire française, l'une des plus hiérarchisées d'Occident, on rencontre donc beaucoup plus d'hommes et de femmes de pouvoir que de soignants et d'enseignants bienveillants.

Or, rappelons-le, le pouvoir est incompatible avec le soin.

A fortiori, avec *l'enseignement* du soin.

*

Le sentiment de supériorité inconscient ou revendiqué par de nombreux médecins s'exerce aussi sur les autres professionnels de santé : les facultés de médecine suggèrent en effet aux futurs praticiens qu'ils valent mieux que tous les autres. Ainsi, les cours donnés *aux* médecins par des infirmier.e.s, des sages-femmes ou des orthophonistes sont rares, pour ne pas dire inexistants. En revanche, dans la formation de ces professionnel.le.s, les cours donnés *par* les docteurs – ceux qui savent – sont monnaie courante.

De plus, si les connaissances médicales sont acquises par assimilation de notions livresques, le savoir-faire et le comportement le sont plutôt par émulation et imitation. L'apprentissage « au lit du patient » consiste pour l'étudiant à copier son attitude et ses gestes sur ceux du résident ou du praticien hospitalier qui lui servent de mentor – et, donc, de modèle de rôle. Si celui-ci se comporte avec la même morgue et le même mépris qu'un marquis de Louis XIV, l'étudiant se trouvera devant un dilemme : ou bien il rejette cette attitude et court le risque de ne rien pouvoir apprendre de la part de ce praticien-là, ou bien il choisit d'absorber ce que son « maître » lui montre, avec cette fois le risque d'adopter lui aussi des postures inacceptables.

Au cours d'un de mes premiers stages, dans un service de soins chroniques, j'ai assisté à la scène suivante : le chef de service, enseignant abordable et très ouvert à nos interrogations, nous avait réunis autour d'un patient âgé, plongé dans un coma profond. Après avoir expliqué les accidents vasculaires qui l'avaient mis dans cet état, notre patron déclara : « Demain matin, nous disséquerons ensemble une veine du pied pour poser une perfusion. »

Surpris, je demandai : « Je ne comprends pas. La perfusion que ce patient porte au bras fonctionne parfaitement. Et si elle se bouchait, on pourrait lui en poser à l'autre. Pourquoi disséquer une veine de son pied ? »

« Eh bien, pour vous montrer comment faire. »

Au grand effroi de mes camarades, je répondis :

« Alors, je regrette, monsieur, mais je ne serai pas présent. »

Le praticien me regarda avec de grands yeux, avant de soupirer : « Vous avez raison. Il n'en a pas besoin. C'était une mauvaise idée. »

Cet homme, qui m'a par ailleurs beaucoup appris, était l'un des médecins les plus humains que j'ai rencontrés ; il était aussi notre enseignant de médecine légale et de déontologie. Le fait qu'il ait pu, l'espace d'un instant, oublier que le patient allongé devant nous était un être humain et non un objet d'expérimentation ou de démonstration nous en dit long sur les effets pervers de l'univers hospitalier : confrontés à la double mission de soigner et d'enseigner, les professionnels les plus attentifs ne se rendent pas toujours compte du conflit d'intérêts manifeste entre les deux ; le patient est là pour être soigné, *il n'est pas là pour servir de mannequin de démonstration.*

Quarante ans plus tard, les problèmes sont les mêmes, car les institutions n'ont pas changé, et tous les praticiens ne tendent pas l'oreille aux interpellations des étudiants.

*

En 2016, les blogs de médecins, débutants ou chevronnés, ne manquent pas. Ceux que tiennent des étudiants en médecine ne sont pas rares non plus, même si l'anonymat est de rigueur en ce qui les concerne : s'ils s'avisent de critiquer l'enseignement qu'on leur délivre, les sanctions sont immédiates. Il n'empêche qu'ils reflètent très précisément les dilemmes dans lesquels on les plonge. En témoigne cet extrait du blog « Litthérapie ». Son auteur raconte comment on l'a fait participer à une séance de sismothérapie – autrement dit : d'électrochocs.

> « Je suis entré dans une pièce de taille modeste, où deux patients étaient allongés sur des lits, branchés à

une série de machines, un peu comme en réanimation. Deux infirmières encadraient l'un d'entre eux, l'interne se trouvait à sa tête, des électrodes posées sur les tempes du malade endormi. L'une des infirmières me lance : "Je fais celle-là, car on ne pensait pas que tu viendrais, mais ensuite, je te laisse faire l'autre." Je ris benoîtement, les salue, m'excuse, et décline gentiment l'invitation à appuyer sur le bouton pour délivrer le choc au prochain patient.

Les réactions sont diverses. La plus évidente est celle-ci : "Ah, mais si tu n'appuies pas sur le bouton, autant aller chercher quelqu'un pour te remplacer, car c'est le rôle de l'externe. Les infirmières ne veulent pas faire ça en principe, c'est comme ça, alors il va falloir s'y plier." Elle a malheureusement écrasé le timide : "Ah, enfin un externe qui n'est pas un mouton !" murmuré par une infirmière.

On m'a expliqué la technique de l'électro-convulsivothérapie. Le principe, très très vaguement. Quand j'ai demandé les effets éventuels à long terme, l'interne m'a répondu, désolé, qu'il ne savait pas, qu'on lui demandait juste de faire les sismo, et qu'ensuite, il n'avait pas tellement d'avis sur la question. Ni réellement le choix : il fallait bien que quelqu'un s'y colle. Je me voyais mal, déjà en retard, déjà remarqué par mon entrée rebelle, contacter en urgence un de mes collègues pour me faire remplacer parce que je ne me sentais absolument pas d'appuyer sur un bouton.

Pourtant, voilà, tout semblait presque irréel. L'anesthésiste qui, sans dire un mot, sans prévenir, injecte le produit dans les veines du patient. L'interne qui, machinalement, vérifie les électrodes disposées sur le patient et s'empare de ses manches. Une question part, l'air de rien, à propos d'un autre patient dont le nom est mentionné sans gêne, concernant un examen programmé en fin de semaine. Je suis ailleurs, je ne réalise qu'après ce qui, autrefois, m'aurait choqué. J'ai eu l'impression de ne pas être moi lorsque mon doigt s'est posé sur l'appareil. Lorsqu'une longue sonnerie retentit. Lorsque le patient commence à convulser et que nous comptons, glacials, les secondes d'agitation et que notre décompte s'achève au bruit du tracé qu'imprime la machine.

Qu'est-ce que j'ai fait ? Qu'est-ce que je deviens ? Un genre de robot. Un être manipulable qui doit faire ce qui doit être fait, sans chercher à comprendre pourquoi il le fait. Est-ce cela, le médecin moderne ? Un technicien qui agit et ne pense plus ? Quelqu'un qui oublie pourquoi il soigne en croyant qu'il soigne mieux ? Un automate apte à poser des diagnostics toujours plus précis, toujours plus pointilleux, mais qui, ne réfléchissant qu'en algorithmes et en protocoles, ne sait plus dire bonjour, se présenter, respecter l'autre, lui demander son accord ?

Sommes-nous, étudiants, amenés à suivre aveuglément des ordres, alors même qu'ils vont à l'encontre de nos convictions, fragiles comme des brins d'herbe à peine sortis de terre, que l'on piétine à grand renfort d'autorité, de nécessité, de menaces ?

Doit-on se plier, se conformer à cette vision de la médecine comme une prouesse technique, sans la moindre éthique ? Peut-on vraiment s'étonner que 67 à 80 % des étudiants en médecine ne demandent pas ou plus le consentement à leur patient.e.s avant d'agir ? Peut-on vraiment s'étonner qu'ils violent le corps et l'âme de gens parfois sans le moindre scrupule ? Peut-on vraiment leur reprocher de devenir des machines, alors même que la plupart de ceux qui leur enseignent la médecine ne rêvent justement que d'une armée de blouses blanches, sages comme tant de soldats bien dociles, que le souci de l'éthique ne puisse au grand jamais réveiller le feu de l'humanité qui sommeille en chacun de nous ?[1] »

En soumission à l'autorité

Cette description évoque furieusement la redoutable expérience de Milgram. Pour les lecteurs qui n'en sont pas familiers, en voici le résumé : en 1961, Stanley Milgram mit au point une expérimentation de psychologie comportementale sur la soumission à l'autorité. On demanda à des volontaires d'administrer à des sujets, installés dans une pièce vitrée, des « chocs électriques » d'intensité croissante lorsqu'ils donnaient de mauvaises réponses à un questionnaire ; le tout, sous la supervision d'un chercheur en blouse blanche. En réalité, les « sujets » étaient des acteurs qui faisaient semblant de recevoir les chocs. Ce qu'on étudiait, c'était la docilité des volontaires à « obéir aux ordres » et le moment où ils refuseraient de presser sur le bouton. Quand ils faisaient mine d'arrêter, l'homme en blouse blanche les invitait fortement à poursuivre. Sur les quarante participants de la première expérience, vingt-six allèrent jusqu'à donner le choc « maximum ». Milgram en conclut que, sous la pression de l'autorité, beaucoup d'individus sont prêts à commettre des gestes discutables.

---

1. « Futurs médecins : ça se forme ou ça se conforme ? », extrait du blog Litthérapie, https://littherapie.wordpress.com/2015/10/27/futurs-medecins-ca-se-forme-ou-ca-se-conforme/ Consulté le 14 juillet 2016 et reproduit avec l'aimable autorisation de l'auteur.

L'expérience de Milgram a été de nombreuses fois commentée et critiquée. Une étude publiée dans le *British Journal of Psychology* en 2014 conclut à quelque chose de plus sinistre encore ; pour ses auteurs, les participants de l'expérience les plus « actifs » ne le furent pas par docilité, mais par enthousiasme, en pensant qu'ils agissaient dans l'intérêt collectif, et parce que le chercheur en blouse blanche leur avait présenté leurs actions comme bonnes « pour la science ».

En 2016, dans les facultés de médecine française, il est encore trop fréquent d'entendre des enseignants dire aux étudiants : « Fais ce qu'on te dit de faire » sans que personne n'ose suggérer que le geste demandé est peut-être inacceptable. À ces ordres s'ajoutent deux corollaires qui achèvent de « verrouiller » l'étudiant.

Le premier est : « Si tu n'obéis pas à ton maître, tu n'apprendras jamais à faire les gestes qui comptent. » Le second est encore plus tordu : « Si tu n'apprends pas les bons gestes, et si tu ne les fais pas comme on te les apprend, les patients *mourront.* »

On voit immédiatement en quoi ce type d'injonction est contraire à l'éthique : le patient n'y figure jamais comme un sujet ; le geste qui est imposé à l'étudiant vaut avant tout par sa valeur d'apprentissage autoritaire, de répétition mécanique, et non par sa valeur pour les patients à venir. Alors que, somme toute, ausculter un poumon n'est pas destiné à satisfaire le médecin par la découverte d'un bruit suspect, mais à vérifier si le patient a une raison d'être essoufflé !

On voit aussi ce que ces injonctions ont de pervers : la non-conformité aux ordres imposés par le maître serait « mortelle » pour le patient. Comment un étudiant pourrait-il s'élever contre l'autorité censée lui enseigner ce qui est « vrai » et « bon » ?

Toutes proportions gardées, un enseignement de ce type – par lequel beaucoup d'enseignants ne font que reproduire ce qu'ils ont eux-mêmes subi vingt ans plus tôt – est beaucoup plus comparable à un « dressage » qu'à une éducation. Et les enseignants le dispensent en même temps qu'ils expérimentent.

Des patients cobayes…

L'attribution de la triple autorité (soin, recherche, enseignement) aux chefs de service de CHU par la réforme Debré de 1958 a eu pour conséquence que beaucoup d'entre eux se sont voués à ce qui valorise (et rapporte) le plus – à savoir la recherche. Ou, pour être plus précis, l'expérimentation sur les patients. Ainsi, jusque dans les années soixante-dix, il était de coutume que les psychiatres testent des molécules sur les personnes hospitalisées… pour en identifier les effets ! Citons un passage d'un article publié dans *La Recherche* :

> Synthétisé en 1950 dans les laboratoires de Rhône-Poulenc, le premier des neuroleptiques, la chlorpromazine, aurait pu rester dans les tiroirs de la firme si Henri Laborit n'était passé par là. Il travaillait à l'époque comme médecin militaire à l'hôpital de Bizerte en Tunisie et cherchait comment améliorer les conditions d'intervention chirurgicale sur les soldats en état de choc. L'idée lui vint alors d'utiliser des substances susceptibles de bloquer les réactions incontrôlables de leur système nerveux : des antihistaminiques de la famille des phénothiazines que lui procurait Rhône-Poulenc. Ayant remarqué que l'une de ses molécules, la chlorpromazine, provoquait un « désintérêt du malade pour ce qui se

passe autour de lui », Henri Laborit encouragea des psychiatres à la tester sur des malades mentaux. C'est ainsi que Jean Delay, chef du service de psychiatrie de l'hôpital Sainte-Anne à Paris, et son assistant Pierre Deniker mirent en évidence les effets bénéfiques du médicament sur l'agitation et les délires des malades mentaux : « Plongés dans une douce indifférence, ils semblent séparés de l'ambiance par une cloison invisible », notèrent Delay et Deniker en 1952[1].

En 1952, il faut le préciser, il n'existait pas de réglementation des essais thérapeutiques, pas de demande de consentement, pas de comité d'éthique. Le médecin décidait seul de ce qui est bon ou non pour le malade.

En 1977, alors que j'étais étudiant dans un service de psychiatrie, le médecin-chef m'imposa, comme à tous les étudiants, une journée d'enregistrements et de tests. Il étudiait les effets du stress sur les contractions intestinales. L'expérimentation était indolore : on me posa quelques électrodes sur l'abdomen, on me fit passer des tests psychologiques, enregistrés pendant que je mangeais, pendant que je lisais et pendant que je faisais la sieste. Mais on ne m'avait à aucun moment demandé mon accord ; on m'avait cependant laissé entendre qu'en tant qu'étudiant j'étais tenu de me prêter à cette petite « fantaisie » du chef de service. On ne m'avait pas expliqué non plus ce qu'il adviendrait des résultats ni donné la moindre garantie de confidentialité quant aux renseignements glanés à mon sujet. Si l'expérimentateur avait décidé de glisser un médicament dans la compote ou la soupe qui me fut servie pour en étudier les effets sur mes contractions intestinales, je n'en ai rien su.

1. Cité par Jean-Noël Missa dans « Le hasard, ferment des psychotropes », *La Recherche*, 1er avril 2007, p. 56.

Je ne sais pas s'il soumettait ses patientes – il s'agissait d'un service de psychiatrie pour femmes – aux mêmes tests. Ou à d'autres. Je ne sais rien de plus. On s'est bien gardé de m'en dire trop.

… ou exposés comme du bétail

La même année, j'ai souffert d'une éruption très désagréable, puisqu'elle était située à la partie supérieure de mes deux cuisses, aux plis de l'aîne. Je souffrais le martyre et, parce que je ne voulais pas passer un temps fou à attendre une consultation chez un dermatologue, je m'adressai la consultation publique de dermatologie du CHU.

On me donna un rendez-vous rapide (le lendemain). Sans me dire qui allait me recevoir, on me fit attendre dans un box à deux portes. Quand la seconde porte s'ouvrit, on me fit entrer dans une salle assez sombre où siégeait, derrière un bureau, le professeur en chaire de dermatologie de l'hôpital. Il était entouré d'une demi-douzaine d'internes et d'étudiants, debout autour de lui. Le professeur ne se leva pas, il ne leva même pas les yeux de la fiche, mais me demanda ce que j'avais. Je répondis en balbutiant que je pensais avoir une mycose des plis. Il répondit : « Montrez-nous. » Puis, comme je cherchais du regard un coin où me déshabiller : « Allez, baissez votre pantalon et votre slip ! » Impressionné, je m'exécutai sans réfléchir. Il fit alors signe à l'un des étudiants qui l'entouraient. Le jeune homme s'approcha de moi, une lampe de poche à la main, se pencha, éclaira mon entrejambes, hocha la tête et, se tournant vers le bureau dit : « Oui, monsieur, c'est bien ça. » Le professeur fit signe aux autres étudiants qui, à tour de rôle, se passèrent la lampe et m'examinèrent, pour certaines (car il y avait des femmes) avec une certaine gêne.

Le professeur ne leva pas le nez, il rédigea une ordonnance qu'il me fit porter par l'un de ses acolytes et me congédia.

*

Il devait s'agir de pratiques courantes en dermatologie, car, à la même époque, la journaliste Claire Brisset publiait dans *Le Monde* l'article suivant :

« Une exposition de malades à l'hôpital Saint-Louis.

> Ce n'est pas une poupée ni une voiture ou un aspirateur, c'est une adolescente. Marie-Laure, quinze ans, l'une des soixante malades qui ont été « exposés » le jeudi 8 mars à l'hôpital Saint-Louis. Sous ses pieds posés sur une chaise, une pancarte : « Ne pas toucher ». Car, pour les autres, on touche, on touche même beaucoup. On tâte, on inspecte, on dit « Pouvez-vous vous tourner ? » Cette effarante mise en scène a lieu chaque année en mars, pour inaugurer les Journées dermatologiques de Paris, qui réunissent traditionnellement des centaines de congressistes à l'hôpital Saint-Louis.
>
> [...] Les malades sont placés dans les salles de consultation de trois pavillons de dermatologie où défilent en rangs serrés les congressistes, qui commentent à voix forte les cas rares ainsi présentés. Chaque congressiste est muni d'un volumineux catalogue où, suivant la formule des musées, chaque malade porte un numéro. Les congressistes peuvent ainsi lire la description détaillée des cas et se reporter à l'original, assis sur une chaise, dûment numéroté.

Le jeudi 8 mars, la palette des cas ainsi présentés a paru intéressante. En effet, au numéro 20, une jeune fille en soutien-gorge a pu se faire tâter abondamment puis interroger en ces termes : « Quel âge avez-vous, ma petite chatte ? » Au numéro 24, un enfant de quatre ans porte une lésion au pied. « Ça chatouille quand on te touche ? Tu seras beaucoup chatouillé aujourd'hui. » [...]

Dans un autre pavillon est exposée une mongolienne, un peu plus loin un lépreux. Il est malien. Derrière son dos, une grande pancarte porte la mention « Hansen ». C'est devenu une rareté. Plus loin, une dame d'une soixantaine d'années proteste à mi-voix : « C'est comme à la foire du Trône. J'ai l'impression d'être un bestiau. On ne m'avait pas dit que cela se passerait comme ça, on m'avait juste demandé si je voulais bien participer à une réunion. [...]

L'an dernier, l'exposition a permis de montrer un certain nombre de réfugiés récemment arrivés du Sud-Est asiatique et porteurs de maladies rares. Donc « intéressantes ». Cette année, l'Afrique était solidement représentée. Aujourd'hui, ceux qui détendent la formule estiment sans rire qu'elle est profitable au prestige de la dermatologie française et de l'hôpital Saint-Louis, en particulier. Il est vrai que, jeudi, on entendait parler beaucoup de langues étrangères dans les pavillons de l'exposition[1]...

*

1. Claire Brisset, *Le Monde*, 10 mars 1979.

La « présentation de patient » n'était pas limitée à la dermatologie, ni même à l'hôpital Saint-Louis. À l'époque où je faisais mes études au CHU de Tours, plusieurs camarades racontèrent par écrit un cours que leur professeur de maladies digestives avait consacré aux ravages de l'alcoolisme ; il avait fait sortir de son lit une malade hospitalisée et l'avait fait monter sur l'estrade. Il avait désigné ses tremblements, son abdomen déformé par l'ascite et son visage constellé de vaisseaux dilatés. Il lui avait même demandé de dire quelques mots pour que les étudiants entendent ses difficultés à articuler, « typiques d'une alcoolique chronique ».

*

Quinze ans plus tard, au début des années quatre-vingt-dix, une amie me décrivit avec horreur l'humiliation qu'on lui avait fait subir dans le service de gastro-entérologie d'un CHU parisien.

Quand elle s'était présentée à la consultation, on l'avait fait attendre dans un box à deux portes, en lui demandant de se déshabiller entièrement et d'enfiler une simple chemise, fendue à l'arrière. On l'avait fait entrer dans une salle où se trouvait, sans qu'on l'ait prévenue, un groupe d'internes postés autour de leur patron. L'un d'eux l'avait guidée jusqu'à une table d'examen installée au milieu de la pièce. Là, il l'avait fait monter sur la table et lui avait demandé de s'agenouiller et de se prosterner, le visage contre le cuir. Pendant qu'elle se cachait le visage, honteuse, elle avait entendu quelqu'un enfiler un doigtier en caoutchouc et l'avait senti, sous le regard de tous, lui glisser sans ménagement l'index, puis un objet rigide, dans l'anus. Cinq minutes plus tard, elle ressortait en larmes. L'examinateur n'avait pas prononcé un mot. Avant qu'elle ait fini de se rhabiller, elle avait entendu la porte du box s'ouvrir (sans qu'on ait frappé) et un jeune homme lui déclarer : « On va écrire à votre médecin traitant. Au revoir, madame. » Elle avait appris plus tard que la consultation en question avait essentiellement pour fonction d'enseigner l'endoscopie aux internes. Ce n'était donc probablement pas le professeur qui l'avait « examinée ».

L'apprentissage indélicat du toucher vaginal

Dans les facultés de médecine françaises, jusqu'en 2015 au moins, l'objectification des patients était « justifiée » dans l'esprit des enseignants par la formation des futurs médecins.

Ou, plutôt, leur dé-formation.

L'illustration la plus récente des manquements éthiques régnant dans l'enseignement médical date de 2015 ; c'est la polémique des « touchers vaginaux sous anesthésie générale ». Je reproduis ici des extraits d'un texte de Bruno Py, professeur de droit privé et sciences criminelles à l'université de Lorraine, qui résumait l'affaire dans ses dimensions morales et juridiques :

> « C'est le journal gratuit *Metronews* qui fut à l'initiative d'une violente campagne médiatique par la publication le 2 février 2015 d'un article intitulé : « Touchers vaginaux sur patientes endormies : un tabou à l'hôpital ? » Cet article révélait que, sur le site de l'université Lyon-Sud, un document officiel suggérait que les étudiants devaient s'exercer au toucher vaginal sur des patientes endormies au bloc opératoire. Des réponses maladroites de la doyenne de l'UFR concernée et du président du Collège national des gynécologues et obstétriciens français amplifiaient l'émotion. Toute la presse nationale s'était alors enflammée.

Le ministre de la Santé s'apprêterait à saisir le président de la Conférence nationale des doyens des universités de médecine.

L'explication sociologique. [...] Les explications fournies globalement par les médecins qui justifient ces pratiques sont désarmantes d'anachronisme. « C'est utile. Les patients ne s'en rendent pas compte. Si on leur demande, ils refuseront. De toute manière, ils doivent bien s'en douter »... Si nul ne conteste l'utilité de l'enseignement du toucher rectal et du toucher vaginal, chacun des autres arguments est facile à renverser. L'inconscience n'est pas une raison, mais une circonstance aggravante de vulnérabilité. Le risque de refus est le corollaire de l'exigence légale de respect du consentement. Le consentement n'est pas un luxe, mais une nécessité juridique absolue. Enfin, le consentement ne se présume pas.

La qualification pénale envisageable. La loi du 23 décembre 1980, dans sa nouvelle définition du viol, n'a pas lié la qualification à la satisfaction d'une pulsion sexuelle. « Tout acte de pénétration sexuelle, de quelque nature qu'il soit, commis sur la personne d'autrui, par violence, contrainte, menace ou surprise, constitue un viol. » Aussi peut-on envisager que tout acte médical entraînant une pénétration des organes sexuels, imposé par violence, contrainte, menace ou surprise puisse être qualifié de viol. Ce pourrait être le cas pour un frottis vaginal, un toucher rectal, une échographie endovaginale ou une coloscopie imposés par un médecin. Pour le droit pénal, abuser sexuellement de la femme ivre ou assoupie ou pratiquer un toucher rectal sur un patient anesthésié constitue le crime de viol.

Dès 1956, dans le *Traité de droit médical*, on pouvait lire :

« Il n'est nullement vrai que l'entrée, même volontaire, du malade à l'hôpital ou dans une clinique implique nécessairement l'acceptation, faite par avance, des traitements que les médecins de cet établissement jugeront bon de lui faire subir, ni que l'anesthésie consentie comporte d'avance le consentement à une opération quelconque. »

Nul ne conteste l'importance de former tous les étudiants en médecine à l'examen clinique qui restera à jamais primordial, quels que soient les progrès technologiques. Mais cet enseignement clinique, au lit du malade, suppose désormais d'y associer chaque patient, dans le respect de sa liberté d'accepter ou de refuser cette participation passive à l'apprentissage du futur médecin. Pour la loi, le patient ne doit plus être considéré comme un objet pédagogique, mais, s'il en est d'accord, comme un sujet pédagogique[1]. »

1. Py Bruno, « Le patient, "objet" pédagogique ? » – in « Mélanges en l'honneur du professeur Claire Neirinck », Éditions LexisNexis, 4 août 2015.

5.

De la dé-formation médicale

Comme le résumait une étudiante lors d'une rencontre publique à laquelle je participais, il y a une dizaine d'années, le patron d'un service impose ses décisions à ses « agrégés » ; les agrégés imposent leurs diktats aux chefs de clinique ; les chefs de clinique transmettent les leurs aux internes et aux infirmières ; les internes aux étudiants ; et les étudiants, sur qui apprennent-ils à exercer l'autorité et les menaces que leurs aînés exercent sur eux ? Sur les patients !

Effectivement, au paradoxe premier de la formation médicale à la française (« Je te domine, je t'humilie, je te fais peur, je te maltraite. – Et tout ça, ça fait un médecin français ») s'en ajoute un second, plus destructeur encore : « Si le patient refuse de se soigner, c'est qu'il est inconscient des dangers. *Tu dois lui faire peur.* »

La peur est omniprésente dans la formation médicale française.

Mais il y a deux sortes de peurs. La première naît de ce que les étudiants observent sur les patients : la souffrance, la fièvre intense, la jaunisse, les saignements, le coma, les plaies, les déformations et les cicatrices. Tout ça fait peur à la plupart d'entre nous. Le meilleur moyen de calmer leurs peurs, c'est de montrer aux futurs médecins comment on soigne, on panse, on répare. Quand on voit un nourrisson convulser de fièvre, ça fait peur. Quand on sait faire cesser ces convulsions fébriles et quand on sait qu'elles sont le plus souvent bénignes, on n'a plus peur. Le savoir et le savoir-faire permettent au médecin de mettre ses peurs de côté, de rassurer tout le monde et de soigner.

Mais, outre qu'il ne leur apprend pas à maîtriser ces peurs-là (ni à rassurer les patients), l'enseignement à la française en instille une autre dans la tête des étudiants : celle de déplaire à leurs maîtres en ne traitant pas le patient comme ils le font eux-mêmes – ou disent de le faire.

Le patient qui ne se conforme pas à ce qu'on lui a prescrit se met *toujours* en danger ; en outre, il ébranle, par son « inconscience » et son refus de se soigner, la « vérité » médicale. Par conséquent, le médecin qui ne cherche pas à le « ramener dans le droit chemin » est complaisant, ou faible, ou dénué d'autorité ; c'est un traître à sa profession, à ses maîtres, à sa mission, à son serment. Pas moins.

Cette conception du métier de médecin fondée sur la peur et sur la soumission, les étudiants la subissent quotidiennement. Ce n'est pas un apprentissage du soin, mais l'opposé : un apprentissage du pouvoir. S'agit-il encore de formation scientifique ? N'est-on pas plutôt dans le lavage de cerveau ?

De fait, la « culture » hospitalo-universitaire française présente les caractéristiques suivantes :

– soumission à l'autorité des dirigeants

– exigence d'engagement exclusif envers le groupe

– harcèlement moral des « réfractaires »

– dénigrement des valeurs personnelles

– réactions stéréotypées face aux doutes existentiels

– adoption d'un langage propre (hermétique aux étrangers)

– rejet des critiques extérieures

– refus de se plier aux lois de la société…

Ces caractéristiques ressemblent terriblement à celles d'une secte. Et ça n'a rien d'étonnant : le but n'est pas d'éduquer les étudiants en médecine, mais de les *endoctriner*.

*

En France, dans toutes les structures institutionnelles destinées à l'enseignement, la pédagogie a longtemps reposé – et repose encore, dans beaucoup de filières – sur la parole du maître, l'apprentissage des règles et la pénalisation de celles et ceux qui ne s'y plient pas. À mesure que les enfants grandissent, humiliations et réprimandes sont beaucoup plus courantes qu'encouragements et félicitations. Élitisme oblige, il ne s'agit pas de permettre à chacun d'acquérir du savoir à sa propre mesure, à sa propre vitesse, mais de trier le bon grain de l'ivraie, en éliminant les « médiocres » (les plus faibles) afin que les « meilleurs » (les plus résistants) accèdent aux écoles les plus réputées. En faculté de médecine, le phénomène s'accentue à double titre.

Dans le monde des humains comme dans le monde vivant en général, il n'y a pas de « norme » biologique, mais de multiples variantes : on le constate aussi bien dans l'aspect des individus (la taille, la forme du visage, la couleur de la peau, des yeux ou des cheveux) que dans les aptitudes sensorielles (certains voient d'innombrables teintes, d'autres sont daltoniens ; les adolescents perçoivent des fréquences que les adultes n'entendent plus) ou cognitives : certains d'entre nous sont à l'aise avec les chiffres, avec les langues, avec un instrument de musique, d'autres encore quand il s'agit de courir, danser ou jouer la comédie, d'autres enfin pour travailler sur des objets minuscules.

La norme est donc une notion très fluctuante, variable d'une personne à l'autre.

Soigner quelqu'un qui est malade, c'est l'aider à retrouver *sa* norme : l'état dans lequel il ne se sent plus malade, ne souffre pas, se porte aussi bien que possible.

Soigner, c'est aider le patient à retrouver un état qui *le* satisfait. Et les explorations diagnostiques et protocoles de traitement sont des outils dont se servent les médecins pour atteindre un résultat désiré par le patient, non par les médecins eux-mêmes.

Du moins, quand on admet que le patient a son mot à dire.

Dans notre pays, l'enseignement médical accorde très peu de place aux variations physiologiques. Il se focalise, au contraire, sur la recherche des anomalies, de préférence les plus grosses, celles qui sont source de pathologies lourdes. Apprendre la médecine consiste en grande partie à dépister tout ce qui est « hors norme », afin de *ne jamais passer à côté d'une maladie*. Car c'est la maladie qui compte, et non le patient. C'est le diagnostic de la maladie rare qui gratifie le médecin, non la guérison de celui qui en souffre.

« J'ai eu le sentiment d'être considéré comme un cas, non comme une personne », entend-on souvent dire par des personnes sortant de l'hôpital ou d'une consultation spécialisée.

À l'hôpital et en ville, j'ai beaucoup plus souvent entendu: « J'ai fait un beau diagnostic » que : « Je suis content, le patient gravement malade que je soignais hier va mieux. »

De fait, dans les facultés de médecine françaises, il est très difficile d'acquérir un regard critique : pour cela, il faudrait que les enseignants soient prêts à s'y soumettre et valorisent les questions, les interpellations, la contradiction, le débat de leurs étudiants. Mais comment le pourraient-ils ? Leurs propres maîtres ne s'y sont pas soumis non plus.

Et comme il faut tout de même adopter un semblant d'esprit scientifique, ce sont les autres que l'on critique. Ceux qui n'ont pas le même statut. Ceux qui ne sont pas de la même caste. À l'hôpital, j'ai entendu beaucoup plus de quolibets, d'invectives méprisantes, toujours faites à distance, en direction des médecins de ville ou des généralistes de campagne, que de questionnements francs entre professionnels du même service.

Devenir médecin consiste avant tout à devenir un « docteur » – quelqu'un qui sait, qui diagnostique et qui traite *comme ses maîtres*. Il ne s'agit pas du tout de montrer qu'on sait soulager des souffrances, mais qu'on sait bien reproduire ce qu'on a appris, afin d'être digne de devenir docteur à son tour. Apprentissage des nuances, acquisition d'un savoir-faire soignant et prise en compte du patient ne font pas partie du programme.

*

L'endoctrinement médical est par son élitisme tout à fait comparable à celui que subissent les élèves des grandes écoles militaires ou d'administration, humiliation à la clé ; il n'y a en effet que deux options : « Si t'es pas un *cador*, ça veut dire que t'es nul. »

L'endoctrinement se nourrit de violence morale. Toutes proportions gardées, beaucoup d'enseignants se comportent comme des pères fouettards, et leurs étudiants, tels les enfants battus, n'ont de cesse de satisfaire leurs attentes. Car l'enjeu est grand : déplaire au patron, quel que soit l'échelon sur lequel on a le pied, c'est courir le risque, au minimum, de ne pas recevoir son enseignement ; au maximum, d'être exclu de ses faveurs, de son service, voire de la profession. En plus d'être le signe d'une inexcusable médiocrité, ne pas être un *cador* est aussi une transgression proprement criminelle, puisque, rappelons-le, « Tes patients mourront ! »

La fonction apostolique

Se trouver enfermé dans ce réseau d'injonctions conduit, inévitablement, à se sentir menacé en permanence : par les patients « difficiles », par les demandes imprévues et surprenantes, par tout ce qui n'entre pas dans les « cases diagnostiques ».

En 2005 et en 2006, dans une faculté de médecine parisienne (Paris V-Descartes), j'ai été brièvement généraliste enseignant « de base ». Comme tous mes collègues généralistes (qui venaient donner des cours entre deux séries de consultations à leur cabinet) je n'avais pas de statut officiel. La faculté nous rémunérait au lance-pierres (et souvent pas du tout) et l'enseignement que nous étions invités à délivrer au compte-gouttes était noyé dans l'océan des cours de spécialités.

Un jour, j'ai animé deux sessions d'enseignement. Celle du matin, consacrée à « l'annonce des mauvaises nouvelles », rassemblait une quarantaine d'étudiants de troisième année, qui n'avaient pas encore mis le pied à l'hôpital. Lorsque j'évoquai devant eux la manière d'annoncer une maladie grave – à un patient ou à un de ses proches –, la réaction fut réconfortante : ils me parlèrent de bienveillance, d'empathie, de soutien moral, de compassion, d'écoute, d'accompagnement. Ils étaient résolus à prendre, le jour venu, le temps qu'il faudrait. Ils se juraient de ne jamais faire subir à « leurs » patients ce qu'ils avaient vu d'autres médecins faire subir à des amis, à des membres de leur famille, parfois à eux-mêmes. En sortant de cette séance, j'avais le cœur léger, et je me réjouissais de voir à quel point la génération montante était différente des praticiens sans cœur que je dénonçais depuis des années.

L'après-midi, on m'avait confié une séance intitulée « L'approche clinique », destinée à des étudiants de trois ou quatre ans plus âgés que ceux du matin. Dans ce second groupe, tous étaient résidents de médecine générale et certains remplaçaient déjà des praticiens installés. Il y avait là une soixantaine de jeunes gens, plutôt tendus et très préoccupés par ce qu'ils avaient dû abandonner pour assister à cette séance obligatoire.

Pour introduire le sujet, j'ai commencé en disant : « J'imagine que, dans cette pièce, nous sommes tous d'accord sur le fait que notre rôle ne consiste pas à dire aux patients comment mener leur vie… » Stupéfaits, les trois quarts des personnes présentes ont bondi sur leur siège, comme si j'avais éructé une incongruité.

« Faut pas dire aux patients comment mener leur vie ? C'est quoi, ces conneries ? »

Alors que je m'efforçais calmement de préciser ma pensée – écouter plutôt qu'accuser, expliquer plutôt que culpabiliser, accompagner plutôt qu'ordonner, rassurer plutôt qu'inquiéter – l'un des étudiants, que je voyais bouillir comme de l'eau sur le feu, m'a lancé, excédé (et presque mot pour mot) : « Mais bordel ! Quand on a devant nous un type obèse, hypertendu, qui a un cholestérol et une glycémie au plafond, qui picole comme un trou, qui baise n'importe qui, n'importe quand, n'importe comment sans protection et qui nous ment en disant qu'il suit son régime et ses médicaments, faut bien faire quelque chose, non ? »

Par ces mots, ce jeune praticien (qui, trois ans plus tôt, ressemblait probablement comme deux gouttes d'eau aux étudiants vus le matin même) illustrait de manière assez stupéfiante la transformation qu'on lui avait fait subir pendant ses années à l'hôpital. Son enthousiasme s'était transformé en angoisse, son empathie en soupçon, son désir de bien faire (ou de faire du bien) en comportement phobique. Comme beaucoup, il avait fait sienne l'idée que tout patient qui refusait son aide se mettait dans un grave danger, et surtout *le mettait sciemment en échec*. Les patients qui n'obéissaient pas à ses prescriptions allaient mourir et, bien entendu, ce serait de sa faute. Il devait tout faire pour éviter ça, coûte que coûte.

Il ne voyait pas que ce fantasme assassin (« Si je n'arrive pas à lui faire entendre raison, mon patient mourra ! ») était le négatif du fantasme tout aussi mensonger selon lequel le médecin « sauve des vies ».

Il ne voyait pas le patient réel ou caricatural qu'il venait d'invoquer comme un individu, mais comme une collection de symptômes et de syndromes, un chapelet de facteurs de risque – pour tout dire, comme une bombe ambulante. Il ne le percevait pas comme une personne autonome, mais comme une brebis égarée à remettre sur le droit chemin, fût-ce malgré elle.

À défaut de sauver la vie de leurs patients, ce jeune médecin et ses camarades ne comprenaient pas qu'ils se donnaient pour vocation de… sauver des âmes.

Quand on se remémore l'histoire de la médecine et ses liens étroits avec l'Église catholique, l'idée n'est pas si extravagante. Au cours de leur formation et jusqu'aux débuts de leur pratique professionnelle, bon nombre de médecins se sentent progressivement investis par ce que le psychiatre Michael Balint nommait leur « fonction apostolique[1] » : ils éprouvent le besoin de convaincre leurs patients que ce qu'ils disent, proposent, suggèrent ou ordonnent est ce qu'il y a de mieux pour eux, et qu'ils

1. Balint, M., *Le Médecin, son malade et la maladie*, Payot, 1996 (Première édition anglaise : 1957).

doivent absolument s'y plier. Ce faisant, ils ne font pas tant preuve de professionnalisme que de paternalisme, puisqu'ils sous-entendent par là que le patient ne sait pas ce qui est bon pour lui – et, s'il le sait, qu'il *serait mal* (moralement parlant) de ne pas suivre leurs recommandations. Ce faisant, les jeunes médecins sont persuadés que leur comportement est bienveillant et altruiste et que forcer les patients à accepter leurs prescriptions est une attitude justifiée, *puisque c'est pour leur bien !* Comment ne pas voir, dans cette conviction obsessionnelle, la foi du missionnaire qui cherche son propre salut dans l'évangélisation des innocents ?

Par malheur, cet apostolat rend aveugle à la réalité. En prônant telle ou telle attitude, les jeunes médecins agissent souvent en complices, serviles ou ignorants, des chimères et des manœuvres industrielles. Les pratiques dites de *disease-mongering*, désinformation visant à créer de toutes pièces des maladies, telles que les décrit Jörg Blech dans son ouvrage *Les Inventeurs de maladies*[1] ont en effet une puissante influence sur le corps médical, tout particulièrement en France et dans l'enseignement (le rapport sur les conflits d'intérêts à l'AP-HP mentionné plus haut en témoigne abondamment).

Les lacunes de la formation critique et le sentiment de culpabilité (soigneusement martelé par leurs maîtres) à l'idée de condamner à mort les patients dont ils n'auront pas – par exemple – « traité » le cholestérol, exposent ainsi irrémédiablement les étudiants à prescrire des médicaments présentés comme miraculeux. L'endoctrinement médical

1. Blech, J., *Les Inventeurs de maladies – Manœuvres et manipulations de l'industrie pharmaceutique, op. cit.*

contribue à faire de beaucoup d'étudiants en médecine des professionnels apeurés et des prescripteurs dociles.

Le patient fragmenté

Il est par ailleurs assez vain d'enseigner aux étudiants du cycle préclinique comment annoncer une maladie grave, car l'enseignement des années suivantes fragmente le patient en organes séparés et en maladies désincarnées. Ce qui leur fait perdre de vue l'essentiel : ils soignent une personne, pas un niveau de cholestérol ou l'image observée sur un écran d'échographe ; symptômes et maladie n'ont de sens que si le patient se les réapproprie ; quant aux traitements, ils sont autant de choix que le patient peut récuser ou accepter, mais ils ne constituent pas l'essentiel des soins.

Annoncer une maladie grave, c'est descendre dans la fosse pour montrer au patient à quel point elle est profonde. C'est une épreuve morale pour l'un comme pour l'autre. *Réconforter, toujours*. On enseigne aux étudiants en médecine français à décrire des protocoles de traitement. On ne leur enseigne pas à prendre la main du patient et à attendre qu'il reprenne ses esprits.

Au fil des études, le passage dans des services « de pointe » fragmente la perception que les étudiants ont des patients en leur présentant chaque spécialité comme un domaine de développement technologique, comme une carrière à suivre, et non comme un groupe de personnes à soigner.

S'il est admissible qu'un étudiant préfère la chirurgie parce qu'il est habile de ses mains, il n'est pas acceptable que les enseignants survalorisent les activités technologiques aux dépens des pratiques fondées sur la rencontre et l'échange.

Or, c'est exactement ce qui se passe : la structure de l'enseignement médical pousse les étudiants à choisir l'exercice qui, émotionnellement, est le moins éprouvant ; celui qui consomme le moins d'énergie, moralement parlant.

La médecine générale et la psychiatrie sont des pratiques exigeantes parce qu'elles doivent appréhender le patient dans son ensemble – milieu socioéconomique et familial inclus. Ça peut être épuisant, c'est aussi très gratifiant. Mais ce n'est pas toujours ce qu'on fait entendre aux étudiants ; on leur dit plutôt que les psychiatres sont incapables (ils ne savent rien faire de leurs dix doigts), que les généralistes sont incompétents (ils n'ont pas *assez* appris), paresseux (ils n'ont pas fait de spécialité) ou encore illuminés : ils se tuent au travail et frisent en permanence *burn-out* et dépression. J'oubliais : ils croulent sous la paperasse.

La spécialisation accentue le mode de pensée « en cases ». Elle permet au spécialiste de se démettre lorsque les souffrances invoquées ne sont pas de son ressort. En pratique, cela autorise un gastro-entérologue à s'en tenir au symptôme ou à la maladie digestive et, pour tout le reste, à renvoyer le patient à son généraliste. Mais elle est présentée comme une discipline « de pointe » *parce que* technologique ; une forme supérieure d'accomplissement médical ; une expertise.

Alors qu'en Angleterre, aux Pays-Bas, au Canada ou aux États-Unis la médecine générale est considérée comme une spécialité de même niveau que les autres et digne du même respect, l'étudiant français se trouve insensiblement poussé à choisir entre des spécialités bien rémunérées consistant à manier des instruments ultramodernes pour traiter des maladies, et le quasi-sacerdoce de médecin généraliste, qui consiste à porter à bout de bras tous les emmerdements des patients tout en se battant contre une administration kafkaïenne.

Boursouflure et phobie

Les médecins allergiques à ce qui n'entre pas dans leurs « cases » n'ont que deux solutions : se boursoufler d'orgueil ou devenir défensifs et phobiques. Parfois, ils alternent les deux attitudes. Mais qu'on soit « cador » de CHU ou médecin libéral, qu'on compense sa peur d'être médiocre en gonflant la poitrine ou en pratiquant l'esquive, la mission reste la même : dépister des maladies avant qu'elles ne soient graves, si possible avant qu'elles ne commencent, pour « sauver » les patients, même quand ils n'ont rien demandé.

Pour ce faire, le plus simple consiste à adopter des comportements stéréotypés.

Sous prétexte de « conduite systématique », on procède toujours de la même manière : interrogatoire, examen clinique, examens complémentaires, traitement. La caricature qu'est souvent la consultation gynécologique (« Bonjour, allongez-vous, je vous fais votre frottis, un toucher vaginal, l'examen des seins, rhabillez-vous, je vous remets la même pilule ? ») a souvent pour fonction de (se) convaincre qu'on a *tout bien fait comme il faut.* C'est-à-dire le minimum.

Comment ? Écouter la patiente ? Ah, non, désolé, ça ne faisait pas partie de l'enseignement.

Pourquoi tant de patients entrent-ils chez le médecin en disant : « J'espère ne pas vous faire perdre votre temps avec mon petit problème… » ? Sinon parce que beaucoup de praticiens auparavant, bouffis de leur importance, leur ont opposé des fins de non-recevoir ?

Pour le soignant – dont l'objectif, encore une fois, est que le patient *se sente mieux* – il n'y a pas de « petit » problème, *puisque le patient vient lui en parler.* Entendre le patient, le soutenir et l'aider apporte sa propre gratification. Même s'il ne peut rien y faire. *Consoler, toujours.*

Pour le docteur, en revanche, surtout lorsqu'il est boursouflé d'orgueil, l'intérêt du métier réside avant tout dans le diagnostic difficile, l'exploration délicate ou le traitement de pointe. Les « petits problèmes », eux, n'ont pas d'intérêt. *Ils n'ont pas fait dix ans d'études pour ça !*

C'est pourquoi nombre de médecins, quand les symptômes qu'on leur présente ne leur disent pas grand-chose, les balaient du revers de la main. Le « Vous n'avez rien ! » si souvent assené et que les patients supportent – à juste titre – si mal, signifie : « Ce que vous ressentez n'entre pas dans la liste des maladies qu'on m'a appris à reconnaître et à traiter. Ce n'est pas de mon ressort. » Et le patient repart avec une double amertume : non seulement il continue à souffrir, mais ce qui le fait souffrir n'existe pas.

D'autres, en revanche, ont tendance à tout interpréter comme un signe avant-coureur de catastrophe : si tant de gynécologues *imposent* toucher vaginal et examen des seins à des patientes en parfaite santé, ce n'est pas, le plus souvent, par perversité, *mais par peur de passer à côté* d'une de ces tumeurs dont on leur a parlé dans les services où ils sont passés (et dont leurs patrons parlent dans les médias). Là-bas, personne n'a pris le temps de leur dire : « Tu vois beaucoup de tumeurs parce que c'est ici que l'on traite les hommes et les femmes qui en souffrent. Dehors, l'immense majorité des gens n'en ont pas. »

Alors, une fois catapultés dans le monde réel, ils reproduisent à l'identique ce qu'on leur a inculqué à l'hôpital : ne pas s'y conformer, ce serait trop risqué. C'est donc pour lutter contre l'angoisse née de ces injonctions absurdes que de nombreux médecins multiplient radiographies et examens.

Et martyrisent les patients qui ne suivent pas leurs prescriptions.

*

L'endoctrinement médical est tel qu'on rencontre des personnalités dures aussi bien parmi les femmes que parmi les hommes. L'idée selon laquelle les femmes seraient moins maltraitantes que les hommes « par nature » est erronée, car l'acquisition de postures phobiques et d'attitudes autoritaires n'a que faire du genre. Quand on y réfléchit, les femmes qui étudient la médecine sont tout aussi exposées que les hommes à devenir des brutes : celles qui ont le goût du pouvoir n'hésiteront pas à grimper les échelons. Celles qui sont sensibles à la culpabilisation et à l'humiliation n'auront pas de mal à reproduire ce qu'elles ont subi. En fin de cursus, à moins d'avoir été dotées depuis toujours d'une personnalité en acier trempé (ce qui n'est a priori ni moins ni plus fréquent pour elles que pour les hommes), beaucoup de femmes médecins seront tout aussi déformées que leurs confrères masculins.

Quand elles choisissent la gynécologie, la maltraitance est encore plus difficile à combattre, car elles bénéficient d'un préjugé favorable de taille : « Une femme comprend mieux ce que ressentent les femmes. » Malheureusement, rien n'est moins vrai. Et, comme on peut le lire sur les forums en ligne et les réseaux sociaux, des patientes en font chaque jour la cruelle expérience.

Soigner n'est pas une question de genre, mais de personnalité et d'attitude.

Du symptôme « imaginaire » à la demande « abusive »

Souvent, et en toute innocence, l'incompréhension des médecins envers les plaintes des patients resurgit dans les documents pédagogiques.

Pendant mon bref passage à Paris V, j'ai eu l'occasion de débattre avec mes collègues enseignants sur le contenu d'un enseignement dirigé intitulé « La demande abusive ». J'en ai tout de suite, et vivement, critiqué le titre, qui avait tout du jugement de valeur. Qui décide, en effet, que la demande d'un patient est « abusive » ? De qui ou de quoi « abuse »-t-il, exactement ? Ne s'agit-il pas plutôt d'une demande qui dérange certains médecins parce qu'elle n'entre pas dans des cases préétablies ? Le groupe de travail finit par convenir que le terme était malheureux. Je crois me souvenir qu'on rebaptisa l'enseignement « La demande », et qu'elle comprenait une partie consacrée aux demandes « surprenantes » – celles qui désarçonnent le médecin et exigent qu'il fasse preuve d'imagination.

Si l'on vous demande quelles qualités vous attendez d'un médecin, vous répondrez probablement : écoute, douceur et compétence technique. Si vous avez établi une bonne relation, depuis quelques années, avec votre médecin de famille, vous ajouterez probablement à cette liste : comportement chaleureux, humour, confiance et respect mutuels. Et si je vous dis qu'un bon soignant est aussi un individu ouvert, tolérant, curieux et capable d'improviser, vous ne me contredirez pas.

Parmi toutes ces qualités, la capacité d'improvisation est probablement la plus contre-intuitive aux yeux de beaucoup de médecins. L'exigence de compétence sous-entend qu'un bon professionnel doit se ranger aux guides de bonnes pratiques, fondées sur les données de la science. Cette exigence saine, beaucoup de médecins la transforment en une volonté obsessionnelle de suivre les règles à la lettre.

Or, même quand il dispose de directives, le médecin se trouve face à des êtres humains tous différents et dotés d'une personnalité distincte, dans des situations qui ne sont pas *toutes* répertoriées ou prévues par lesdites directives. Bref : il n'a affaire qu'à des « variantes », jamais au patient « type » décrit dans les livres ou le récit du patron.

On devrait prévenir les étudiants en médecine qu'ils auront affaire à toutes sortes de gens. On devrait leur faire acquérir des habitudes de bonne communication, y compris avec les patients difficiles, car il y en a. Mais c'est comme si ces patients-là n'existaient pas. C'est comme si on présupposait que, devant un médecin, tout le monde doit s'incliner.

C'est précisément face à la situation ou au patient « surprenants », sources d'inconfort ou de perplexité, que l'ouverture d'esprit, la curiosité, la capacité à improviser et l'imagination sont de puissants outils : ils permettent au soignant d'adapter son attitude, de nouer le contact, de rattraper la situation au lieu de la laisser déraper.

Or, la médecine française a peur de l'imagination, de l'improvisation – autrement dit : de lâcher prise. Quand on a appris à se soumettre sans discussion aux diktats de mandarins obtus, la tentation est grande d'imposer à son tour des directives rigides. Instaurer un protocole de chimiothérapie sans possibilité de déroger, c'est laisser entendre au patient que, si le protocole n'est pas suivi, il mourra. Ce qui, bien entendu, est archifaux : on peut enfreindre le protocole et survivre, ou le suivre et mourir : le corps humain, même atteint d'un cancer, ne se plie pas toujours aux ordonnances des médecins.

Mais allez donc expliquer ça à des gens qu'on a « éduqués » dans la peur !

Le déni des émotions

De plus, chaque patient s'ingénie à faire ce qu'il veut, à prendre une partie de ce que le médecin propose et à laisser le reste. Stricto sensu, un patient n'a qu'une seule « obligation » à l'égard d'un médecin, c'est de payer les soins ou le service qu'il lui délivre. Il n'en a aucune autre, pas même d'arriver à l'heure, ni d'être souriant.

Non, pas même ça.

J'ai toujours été surpris de lire, sur certains forums, les commentaires de médecins ulcérés par les patients qui ne venaient pas à leur rendez-vous.

J'ai eu ma part de patients qui faisaient faux bond. Ça ne m'a jamais beaucoup gêné, car ça me permettait de souffler avant le patient suivant, ou de passer un coup de fil, ou de compléter un dossier. Les médecins qui s'offusquent des rendez-vous manqués oublient qu'ils sont eux-mêmes rarement à l'heure, que, s'ils reçoivent sur rendez-vous, c'est parce qu'ils peuvent le faire, que tout patient peut avoir un problème de transport ou d'enfant qui lui fait rater l'heure du rendez-vous et qu'il peut se souvenir d'appeler trop tard le soir, et oublier le lendemain. Enfin, un patient a le droit d'être fatigué, désagréable ou discourtois : il est là parce qu'il ne va pas bien. Exiger qu'un patient soit « bien élevé », c'est aussi idiot qu'exiger d'une mère que son nourrisson ne pleure pas pendant une consultation : le boulot d'un soignant consiste à prendre les gens comme ils sont. De plus, l'agressivité verbale d'un patient adulte est le plus souvent liée à la peur, à une attitude défensive ou à des circonstances extérieures au médecin. Un soignant chevronné n'a le plus souvent pas grand mal à désamorcer ce type de désagrément. Encore faut-il, bien sûr, qu'on l'y ait préparé, ce que les facultés de médecine ne font pas.

Pour les médecins, en revanche, être ponctuel[1], courtois et accueillant est une obligation professionnelle. Ça fait partie du métier. Si un patient leur pose un lapin, ils n'ont nul droit (ni besoin) d'être désagréables avec lui la fois suivante. Râler parce qu'un patient n'a pas prévenu de son retard ou de son absence, ou se plaindre de la « discourtoisie » de certains patients, c'est accorder plus d'importance aux conventions sociales qu'aux accidents de vie des gens. Autrement dit, c'est une posture de classe, ni plus ni moins.

En revanche, s'intéresser à ce qui a empêché le patient de venir peut donner lieu à des révélations intéressantes : un conflit conjugal dont ils ont du mal à parler, une relation difficile avec un employeur, la honte de n'avoir pas eu d'argent, ce jour-là, pour prendre l'autocar.

De toute manière, la « discourtoisie » de certains patients ne justifie en rien la violence verbale des médecins envers ceux qui ne leur ont rien fait. Ce n'est pas un prêté pour un rendu, de même que la violence de certains individus dans une manifestation ne justifie en rien le recours à la violence « préventive » de la part des CRS.

Des médecins sans psychologie

Le bon sens voudrait qu'un enseignement de la psychologie fasse partie intégrante de la formation médicale en France. Mais ce serait contraire à la mentalité même de la profession. Se pencher sur les émotions et les comportements des patients, ce serait inévitablement s'interroger sur ceux des médecins.

1. « Un jour que je poireautais dans sa salle d'attente, j'ai vu mon gynécologue à la télévision : il assistait au tournoi de Roland-Garros, au lieu d'assurer ses consultations. » (Témoignage de patiente.)

Et cela, il n'en est pas question.

Il faudrait accepter l'idée qu'un médecin est une personne comme tout le monde, il faudrait abdiquer le vieux précepte cartésien selon lequel la pensée peut se détacher des remous émotionnels, ce qui est tout à fait faux. Il faudrait leur faire lire, par exemple, les travaux de Daniel Kahnemann[1] sur le fonctionnement du cerveau humain et admettre que toute pensée (y compris celle d'un médecin) commence par une émotion et se rationalise seulement après coup. Mais ce serait beaucoup trop dangereux. Les étudiants pourraient, pour commencer, se rendre compte que beaucoup de leurs enseignants les maltraitent et sont eux aussi les jouets de leurs émotions et de leurs peurs. Que certains ont des comportements pervers, et que c'est un trait de personnalité, non une attitude pédagogique. Et qu'ils ne devraient peut-être ni soigner ni enseigner.

Il n'y a pas de médecin « froid, distant, mais compétent ». Comment une personne qui ne manifeste aucune chaleur et semble n'avoir aucun désir de communiquer pourrait-elle être compétente ? Comment pourrait-elle comprendre de quoi le patient a besoin ? Peut-elle le voir autrement que comme un corps-machine qui dysfonctionne et doit être réparé ?

Un médecin qui n'établit aucune communication émotionnelle n'est pas compétent, peu importe le nombre de ses diplômes. En revanche, c'est peut-être un sociopathe.

Pour ma part, je ne voudrais pas de lui comme médecin.

1. *Système 1/Système 2, les deux vitesses de la pensée,* Flammarion, 2012.

Masochisme et instruments de torture

Certains médecins, enfin, devant les souffrances insupportables subies par des patients, font mine de ne pas les voir. Surtout quand ils en sont la cause.

Au début des années 2000, pendant une journée de formation destinée aux professionnels de santé, je critiquais le manque de prise en charge de la douleur dans les hôpitaux français. Un praticien prend la parole et raconte qu'il a récemment subi une exploration du genou sous anesthésie locale. De retour dans sa chambre, il se met à souffrir le martyre. Il demande qu'on lui donne un antalgique. L'infirmière lui répond que l'anesthésiste n'a pas laissé d'instructions. Il proteste : « Je suis médecin, je sais de quoi j'ai besoin. » L'infirmière, à qui on ne doit pas accorder beaucoup d'initiative, secoue la tête, désolée. L'épouse du médecin-patient se rend à la pharmacie du quartier et lui rapporte ce dont il avait besoin.

En me racontant son histoire, le narrateur ajoute : « Mais bon, je l'avais bien mérité, de souffrir comme ça à mon tour. »

— Pourquoi dites-vous ça ? dis-je, très surpris.

— Je suis gastro-entérologue. Pendant dix ans, j'ai fait des coloscopies *sans anesthésie*. Deux ou trois fois par semaine, j'ai vu des patients se tordre de douleur sur la table. On était deux à souffrir : le patient et moi. Au bout de dix ans, j'ai demandé à un anesthésiste de les endormir. À présent, plus personne ne souffre.

— Mais pourquoi donc vous a-t-il fallu *dix ans* avant de vous décider à les soulager ?

Il éclate d'un rire amer, qui ressemble à des sanglots.

— J'y ai beaucoup réfléchi, voyez-vous, et quand j'ai compris, j'ai eu honte. *Parce qu'on m'avait appris à faire comme ça.*

L'enseignement des gestes médicaux se fait par imitation ; c'est inévitable et c'est même nécessaire. Ce qui pèche, c'est que, trop souvent, les enseignants oublient que ces gestes ne se font pas sur un objet inerte, mais sur un individu. Ils veulent être « efficaces », mais n'ont pas le *souci* du patient. Au point que certains utilisent leurs instruments non pour soigner ou faire un diagnostic, mais pour confirmer leurs préjugés.

Ainsi ce radiologue, qu'une femme de trente ans consulte un 24 décembre pour une douleur abdominale insupportable. Avant même de l'avoir fait allonger pour pratiquer une échographie, il lui lance : « Alors, on fait son cinéma ? »

Elle avait une péritonite aiguë.

6.

Des prescripteurs dociles : les médecins français et l'industrie pharmaceutique

Depuis toujours, l'industriel du médicament est le meilleur ami du médecin français. Au médecin hospitalier, l'industrie apporte non seulement des moyens matériels considérables (fonds de recherche, appareillages, médicaments expérimentaux), mais aussi la possibilité d'étendre son prestige en tant que conférencier à des congrès (inter)nationaux et la publication en revues. Lesquels congrès et revues sont intégralement financés… par les industriels.

Pour le médecin libéral, le laboratoire a dans son sac tout un tas de cadeaux de tailles et de formes diverses, depuis le porte-clés orné de son logo jusqu'au « Colloque de formation continue » en mer des Caraïbes ou dans une cave du Bordelais.

Et, contrairement aux médecins français, les responsables du marketing médical (tout comme ceux de l'agroalimentaire ou de l'industrie cosmétique) lisent soigneusement les travaux des neuropsychologues contemporains et en tirent de précieuses informations sur la manière d'influencer les prescripteurs. Pourquoi croyez-vous donc que les firmes pharmaceutiques dépensent tant d'argent dans une escouade de visiteurs médicaux ? Le feraient-ils sans s'être soigneusement assurés que les résultats seront profitables à leur chiffre d'affaires ?

Par une naïveté confondante, qui confine parfois à la bêtise, un nombre considérable de médecins pense, en toute bonne foi, qu'un industriel du médicament n'a qu'un objectif : le bien de l'humanité. C'est évidemment faux. Un membre de Big Pharma fait partie d'une entreprise commerciale, avant tout. Comme un fabricant d'armes, une compagnie pétrolière ou une multinationale de l'agroalimentaire. L'oublier, c'est confondre les produits (des médicaments) avec les objectifs (faire du profit).

Quoi qu'il en pense, lorsqu'un médecin s'associe à un industriel, il devient inévitablement son débiteur, son porte-parole et son complice. (Tout comme le pneumologue qui reçoit de l'argent d'un groupe pétrolier et affirme que le diesel ne contribue pas aux maladies respiratoires [1].) Le conflit d'intérêts commence dès qu'un laboratoire pharmaceutique paie les frais de location d'une salle et offre les petits-fours d'une association de formation continue. Présenté comme « bienveillant » (il a payé le traiteur) et « désintéressé » (ses produits ne sont presque pas évoqués), l'industriel voit son image insensiblement bonifiée, ce qui suffit à influencer en sa faveur les prescriptions ultérieures des participants. Et, au bout d'un an ou deux, lorsque le « sponsor » suggérera d'accueillir « à titre de courtoisie » un orateur choisi par lui, l'association pourra difficilement refuser, de crainte de se voir privée de son petit budget de fonctionnement – ou de paraître ingrate. Comme par

1. Je fais ici allusion au docteur Aubier, pneumologue à l'hôpital Bichat, poursuivi en 2016 pour avoir fait de fausses déclarations au Sénat sans signaler ses conflits d'intérêts avec Total…

hasard, l'orateur recommandé viendra leur parler d'une maladie traitée par... l'un des produits phares du sponsor reconnaissant.

Et il n'y a pas de « petit cadeau » ou de « cadeau anodin ». De nombreux travaux ont en effet montré que le passage dans un service médical d'un représentant commercial, la mise à disposition des dépliants décrivant ses produits, voire le simple fait d'utiliser un bloc-notes ou un stylo portant le logo de l'entreprise prédisposent médecins et étudiants à prescrire les produits de cet industriel.

J'ai pris conscience de l'omniprésence de l'industrie dans le monde médical français au cours des années quatre-vingt, lorsque je suis allé rejoindre la rédaction de *La revue Prescrire*[1]. D'abord subventionnée par le ministère de la Santé, puis totalement autofinancée grâce à ses abonnés, *La revue Prescrire* était alors la première revue française indépendante consacrée au médicament, et pratiquement la seule. Depuis, d'autres organismes indépendants, en particulier le Formindep[2], association vouée à une information médicale indépendante, sont venus grossir les troupes des opposants à l'industrie. Mais, plus de trente-cinq ans après la publication de son premier numéro, force est de constater que l'influence de l'industrie sur la profession médicale française, et en particulier sur le milieu hospitalo-universitaire, ne s'est pas atténuée.

En 2004, plus de 60 % des experts de l'Agence française de sécurité sanitaire (AFSSAPS[3]) déclaraient recevoir des

1. www.prescrire.org
2. http://www.formindep.org/
3. L'AFSSAPS est en 2012 devenue l'Agence nationale de sécurité du médicament, ANSM. C'est elle qui délivre les autorisations de mise sur le marché des médicaments.

honoraires versés par les fabricants des médicaments dont ils évaluaient les dossiers [1].

En 2013, des étudiants en médecine américains (à Harvard, en particulier) interdisaient aux visiteurs médicaux l'accès de leur faculté.

La même année, le doyen de la faculté de médecine de Tours, par ailleurs président de la conférence des doyens de médecine français, organisait au sein de « sa » fac une « journée de l'interne » avec le « soutien institutionnel » du laboratoire Novartis Pharma [2].

Cherchez l'erreur.

Gros prescripteurs, et fiers de l'être !

Si l'industrie n'avait d'influence que sur la recherche, les choses seraient déjà graves. Mais qui dit recherche dit développement et commercialisation. Sur ce point-là aussi, les médecins français se distinguent. Un rapport de la Caisse nationale d'Assurance Maladie datant de 2007 et portant sur la consommation de neuf classes de médicaments révèle que :

> La France reste en tête de la consommation pour six des neuf classes étudiées. Elle apparaît surtout comme la plus dispendieuse avec le montant moyen par habitant le plus élevé des cinq pays européens pour ces neuf classes de médicaments : 130 euros, soit 32 euros de plus que le deuxième pays, l'Italie.

---

1. Voir *Santé, mensonges et propagande*, de Thierry Souccar et Isabelle Robard, Le Seuil, 2004.
2. http://blog-snjmg.over-blog.com/2013/12/indépendance-de-la-formation-médicale-le-président-de-la-conférence-des-doyens-remet-le-couvert-avec-l-industrie-pharmaceutique

> Cette situation est due non seulement à des volumes de consommation élevés, mais aussi à des coûts moyens de traitement plus élevés que dans les autres pays induits par une structure de consommation différente, où les produits les plus récents et les plus chers occupent une place prépondérante au détriment de molécules plus anciennes et de « génériques[1] ».

Autrement dit : les médecins français adorent prescrire les médicaments les plus récents. Ce sont le plus souvent des « variantes » de médicaments anciens, commercialisées par les mêmes laboratoires pour conserver leurs parts de marché. Et ces derniers auraient tort de se priver : bon nombre de praticiens français sont très sensibles aux arguments commerciaux. Aux dépens des patients.

Le contraire serait étonnant ; comme nous l'avons vu, la formation médicale en France est essentiellement centrée sur le diagnostic. La formation thérapeutique, elle, laisse profondément à désirer en ce qui concerne les soins de tous les jours : les étudiants en médecine ne reçoivent aucune formation en psychologie ou en psychothérapie comportementale – pourtant utile au quotidien, avec tous les patients ; ils ne connaissent rien à la physiothérapie ou à la kinésithérapie ; ils ignorent tout de la diététique et de l'hygiène du sommeil. Ceux qui ont eu la chance de faire des stages dans les services d'urgence savent poser un plâtre ou suturer une plaie, mais peu d'entre eux utiliseront cet acquis une fois sortis de fac. Et ne parlons pas de poser un DIU ou un implant !

Alors, quels traitements connaissent-ils ?

---

1. Consommation et dépenses de médicaments en Europe – Caisse nationale de l'Assurance maladie – Point d'information mensuel, 19 octobre 2007.

Eh bien, pour bon nombre d'entre eux, les plus simples à donner : ceux dont on inscrit le nom sur une ordonnance. Et, pour avoir le sentiment d'être savants et efficaces, ils en administrent souvent plusieurs ! Ce serait déjà pas mal si on leur avait appris à les prescrire correctement, à bon escient et en étant critiques et conscients de leurs prescriptions. Mais ce n'est pas le cas. L'enseignement de la pharmacologie (le fonctionnement des médicaments) et de la thérapeutique (leur bon usage) sont notoirement insuffisants dans beaucoup de facultés de médecine française.

De sorte que de nombreux médecins français se retrouvent, une fois en exercice, dans la situation suivante : quand un patient leur présente un symptôme ou un syndrome qu'ils n'ont pas appris à traiter à l'hôpital, ils cherchent la « solution », le « remède miracle » auprès des représentants des laboratoires pharmaceutiques. Et tous les pharmaciens savent à quelle date un visiteur médical est passé dans leur secteur : dans les heures et les jours qui suivent, la vente de ses produits s'envole.

Prescriptions dangereuses

En 2014, *La revue Prescrire* publiait une liste des médicaments à écarter portant sur l'ensemble des molécules dont elle avait commenté la commercialisation entre 2010 et 2013. Cette liste comporte des médicaments actifs, « mais qui exposent à des risques disproportionnés par rapport aux bénéfices » ; des médicaments anciens dont l'utilisation est dépassée ; des médicaments récents dont le rapport bénéfice/risques est moins bon que leurs équivalents anciens ; des médicaments dont l'efficacité n'est pas prouvée et qui exposent à des risques d'effets secondaires graves. La liste complète mentionne soixante-huit médicaments : des médicaments cardiologiques, destinés au diabète et aux maladies rhumatologiques, mais aussi des antidépresseurs, des produits destinés au sevrage du tabac, ainsi qu'une molécule de la famille des neuroleptiques commercialisée pour traiter la constipation, mais susceptible de provoquer des troubles cardiaques... Sans oublier les deux médicaments utilisés pour traiter la maladie d'Alzheimer disponibles en France à cette date. À l'objection souvent invoquée pour utiliser des médicaments « afin de donner de l'espoir aux patients », *La revue Prescrire* répond d'emblée : « Même dans les situations graves, une impasse thérapeutique ne justifie pas d'exposer les patients à des risques graves, quand l'efficacité clinique n'est pas démontrée. »

J'oubliais : la liste des médicaments à écarter comprend cinq anticancéreux de commercialisation récente.

*

Malheureusement, le bon sens de la vaillante petite revue peut difficilement contrebalancer l'influence des industriels du médicament sur des médecins français facilement manipulables.

En 2013, la plainte déposée contre le laboratoire Bayer par Manon Larat, jeune femme victime d'un accident vasculaire très grave, a déclenché ce qu'on a nommé l'« affaire des pilules de troisième génération ». Le grand public découvrait alors que, sous l'influence de l'industrie, beaucoup de médecins décident unilatéralement de la contraception des femmes *sans informer celles-ci des risques qu'elles courent et des choix dont elles disposent.*

Il faut dire que, dans le domaine de la contraception, les médecins français sont plutôt mal lotis. Son enseignement est presque entièrement réservé aux gynécologues et a été longtemps absent de la formation des généralistes, pourtant infiniment plus nombreux et mieux placés pour la prescrire. (En 2015, l'Ordre des médecins dénombrait cent cinq mille généralistes et quatre mille cinq cents gynécologues obstétriciens. Prétendre, comme le font leurs syndicats, que les spécialistes peuvent suffire à s'occuper de toutes les femmes françaises est grotesque ; suggérer que la formation appropriée des généralistes à la gynécologie courante leur ôterait le pain de la bouche est, tout bonnement, indécent.) Aujourd'hui encore, l'immense majorité des généralistes n'apprend pas à poser les DIU ou les implants, ce qui limite beaucoup leurs possibilités de prescription. Quant aux autres méthodes (diaphragmes, capes cervicales, méthodes dites « naturelles »), considérées comme « sans intérêt », leur utilisation n'est pratiquement pas enseignée.

Du service de CHU aux cabinets de ville, les gynécologues sont, de la part des industriels, les cibles d'un marketing effréné. C'est ce marketing – également dirigé vers les dermatologues – qui déclencha la prescription massive de « pilules-qui-traitent-l'acné », dont l'effet contraceptif n'était pas meilleur que celui des pilules plus anciennes, mais les effets secondaires graves, plus nombreux.

Depuis cette affaire, un grand nombre de femmes françaises ont changé de pilule, sont passées au DIU ou à une autre forme de contraception.

J'ajouterai qu'aujourd'hui un médecin qui « ne sait pas » n'a aucune excuse. Quand j'ai commencé à exercer au début des années quatre-vingt, il fallait être abonné à *La revue Prescrire* pour savoir que les pilules de troisième génération étaient une manœuvre de marketing et non un progrès pour les femmes. Mais, depuis le début du XXIe siècle, les possibilités de recherche via Internet donnent des informations instantanées. Prescrire un médicament « mécaniquement » ou parce que le visiteur médical vient d'en faire la promotion n'est pas seulement inexcusable sur le plan scientifique et intellectuel, c'est une faute professionnelle.

Le Mediator, un scandale français

Autre exemple spectaculaire – et mortel – de l'influence néfaste de l'industrie : l'affaire du benfluorex (Mediator). Ce médicament a été mis sur le marché en 1976 par un laboratoire français, Servier. Il était « proposé » pour traiter certains patients diabétiques. « Proposé » signifiait que son intérêt n'avait pas été démontré par des recherches rigoureuses. Dès 1986, *La revue Prescrire,* fidèle à ses principes, questionne l'intérêt pour les médecins de recommander un médicament qui ne sert à rien. D'autant que ledit médicament est un proche cousin du dexfenfluramide (Isoméride), un « coupe-faim » dérivé de l'amphétamine prescrit à tour de bras par les médecins français entre 1985 et 1997 puis retiré du marché parce qu'il provoquait des anomalies des valves cardiaques et une hypertension artérielle pulmonaire. Aux États-Unis, le dexfenfluramide a été autorisé en 1996, et retiré du marché... l'année suivante ! Aux États-Unis et au Canada, le laboratoire a dû débourser vingt et un milliards de dollars pour régler des poursuites collectives engagées par plus de cent cinquante-cinq mille patients victimes de ses effets néfastes. En France, trois actions en justice ont été intentées et une seule victime indemnisée, au bout de dix ans de procédure.

En 1997, année de l'interdiction du dexfenfluramide, *La revue Prescrire* demande aussi le retrait du benfluorex, dont les effets sont similaires. Un médicament inefficace, quasi-copie d'un médicament toxique, cela devrait suffire aux médecins pour éviter d'en prescrire à leurs patients.

Mais non ! Il faut dire que le benfluorex est vraiment un « coupe-faim », mais n'a pas été étiqueté comme tel. Beaucoup de médecins en prescrivent *larga manu* aux patients obèses pour leur faire perdre du poids. En 2006, le docteur Irène Frachon, pneumologue à Brest, se penche sur les troubles cardiaques dont souffrent plusieurs patients ayant pris du benfluorex et découvre que des complications similaires frappent des patients dans toute la France. En 2009, malgré tous les efforts de Servier, le médicament est retiré du marché. Un calcul fait à l'époque estime que, chaque année de sa commercialisation, cent cinquante patients *au moins* ont été hospitalisés pour des effets graves du médicament[1]. Deux millions de personnes en ont pris.

Et, malgré le retrait du benfluorex, rien n'est résolu. Les victimes atteintes par les effets nocifs du médicament le sont une deuxième fois lorsqu'on découvre, en 2013 que des dossiers ont été falsifiés, et une troisième fois quand il leur faut se battre et attendre des années pour que le fabricant les indemnise. En octobre 2015, *Le Monde* indiquait les chiffres suivants : l'Office national d'indemnisation des accidents médicaux (Oniam) avait reçu huit mille huit cent quatre-vingt-six dossiers de victimes du benfluorex ; mille sept cent treize avaient été acceptés, trois mille rejetés pour insuffisance de preuves, les autres étaient en attente de traitement. Le nombre de décès imputables au benfluorex serait, selon les experts, compris entre mille trois cents et mille huit cents. Les hospitalisations comprises entre trois mille cent et quatre mille deux cents cas. L'immense majorité des dossiers d'indemnisation ont été déposés par des femmes, car c'est surtout à des femmes qu'on a prescrit ce médicament, pour leur faire perdre du poids.

1. Frachon Irène, *Mediator 1976-2009, Enquête sur une toxicité attendue,* editions-dialogues.fr, 2010.

*

Dans cette catastrophe sanitaire, un certain nombre de médecins ont leur part de responsabilité. Les premiers avertissements de *La revue Prescrire* dataient de 1997. Les professeurs de pharmacologie connaissaient la nature de la molécule. Les cardiologues et les diabétologues qu'ils ont formés après cette date étaient censés être au courant des effets nocifs des médicaments qu'ils prescrivaient. Pourquoi ont-ils, en dépit de la dangerosité des dérivés de l'amphétamine, continué à utiliser celui-là ? La seule explication possible est aussi la plus effrayante : *parce qu'on les a efficacement incités à faire comme ça.*

Les médecins français, champions de la prescription

En France, la presse médicale est financée à 95 % par les industriels. En 2015, l'Ordre national recensait deux cent quatre-vingt-un mille médecins. En 2016, *La revue Prescrire* n'avait que... trente mille abonnés, médecins et pharmaciens, installés ou en formation. Par comparaison, en Grande-Bretagne, le *Drug and Therapeutics Bulletin,* publication indépendante similaire à *La revue Prescrire*, est lu par... la quasi-totalité des praticiens. Autant dire que la majorité des médecins français ne cherchent pas à recevoir des informations indépendantes sur les médicaments qu'ils prescrivent. Et que les facultés n'invitent pas les étudiants à les rechercher.

Ce serait pourtant indispensable : chaque année, dans l'Hexagone, cent vingt-huit mille personnes sont hospitalisées pour un accident médicamenteux et on estime qu'entre huit mille et douze mille d'entre elles meurent de ces accidents. Si la fourchette est si imprécise, c'est parce que les autorités sanitaires françaises ne font pas de statistiques sur les accidents médicamenteux ! Elles auraient du mal, d'ailleurs : l'immense majorité des médecins ne déclarent pas les effets secondaires qu'ils observent... En France, on meurt deux fois plus souvent par la faute d'une prescription que d'un accident de voiture, et ni les autorités sanitaires, ni l'Ordre, ni les principaux syndicats, ni les enseignants ne semblent s'en soucier. Et, naturellement, personne n'en parle...

Ajoutons qu'aux Pays-Bas la moitié des patients sortent de chez leur médecin sans médicaments, tandis qu'en France neuf patients sur dix partent avec une prescription. Conclusion : non seulement la majorité des médecins français ne savent pas se retenir de prescrire des comprimés, non seulement ils ne s'interrogent pas sur la nature de ce qu'ils prescrivent, mais, en outre, ils se foutent complètement des dangers qu'ils peuvent provoquer.

L'argument selon lequel « les patients exigent des médicaments, et si on ne leur en prescrit pas, ils vont voir ailleurs » n'est pas recevable. Il laisse entendre que la majorité des patients n'ont qu'une idée en tête : se droguer, et que les praticiens – qui n'hésitent pas, nous l'avons vu, à leur imposer leur point de vue sur tout et n'importe quoi – sont incapables de leur résister... ou de leur expliquer que ce n'est pas nécessaire.

Et pourtant, nombre de médecins chevronnés et dévoués échangent chaque jour des histoires de patients qui entrent en demandant un traitement et qui, après avoir été rassurés, partent en disant qu'ils n'ont besoin de rien : un très grand nombre de patients ne sont pas en quête de traitement, mais d'écoute, de dialogue, d'explications.

En outre, comme l'ont montré de nombreuses enquêtes, les armoires à pharmacie de tous les Français sont pleines de médicaments... qui n'ont jamais été consommés parce que les patients se sont sentis mieux avant d'avoir commencé à les prendre ! Les personnes âgées sont particulièrement touchées par la surprescription, alors même qu'elles devraient faire l'objet de précautions accrues à mesure qu'elles prennent de l'âge. Car l'âge diminue les capacités du foie et des reins à éliminer les médicaments, donc accentue leur toxicité potentielle ! Tout médecin devrait s'efforcer de *diminuer* le nombre de médicaments que consomment les personnes âgées, et non l'augmenter !

Cependant, pour beaucoup de médecins français, il est plus simple d'accuser les patients d'être « exigeants » et de gribouiller un nom de marque sur une ordonnance que de revoir les habitudes de prescription et d'user de son « effet médecin » à bon escient.

Car prescrire un médicament, c'est simple, c'est rapide, et ça ne demande ni effort intellectuel ni investissement relationnel. Et ça peut faire croire qu'on mérite les honoraires demandés.

7.

Des maltraitances institutionnelles

Tout soignant est en position d'être maltraitant, mais les maltraitances sont souvent la conséquence de relations de pouvoir qui leur sont imposées. Ainsi, la hiérarchie hospitalière favorise, dans de nombreux contextes, les maltraitances par délégation. Voici deux exemples concernant les étudiants en médecine.

Au cours des années soixante-dix, alors que je viens d'arriver comme nouvel étudiant dans un service de chirurgie digestive, l'interne (résident) dont je dépendais me charge de pratiquer un examen gynécologique sur une jeune patiente. Je lui demande pourquoi il me charge, moi, apprenti encore inexpérimenté, de pratiquer cet examen, et à quoi il servira. Il me répond : « Il ne servira à rien, ça fait partie du bilan, et faut bien que t'apprennes. » Choqué, je vais bavarder avec la patiente, qui me confirme qu'elle n'a pas du tout de symptôme gynécologique. Je ne lui impose donc pas l'examen en question, mais je note dans le dossier qu'il est « normal » (pour éviter qu'on envoie quelqu'un d'autre le lui faire tout de même). Plus tard, lisant le dossier, l'interne me lance diverses allusions d'un ton supérieur et méprisant, destinées à me faire comprendre qu'il m'a purement et simplement bizuté. Il ne lui était pas venu à l'esprit que cet examen gynécologique abusif était une violence qu'il imposait à deux personnes : la patiente et moi. Je m'étais refusé à le faire, mais j'avais dû mentir sur le dossier, et je n'avais personne auprès de qui dénoncer l'abus de pouvoir et la maltraitance que j'avais soupçonnés.

Dans le premier épisode de *L'École de médecine*, le documentaire de Marie Agostini[1] dont j'ai parlé plus haut, on assiste à cette scène stupéfiante : une étudiante se voit confier la tâche de faire un prélèvement à un patient âgé hémiplégique et aphasique, à demi paralysé et incapable de parler. Elle plonge une longue aiguille dans l'aîne du patient pour aspirer du sang artériel. C'est un geste délicat, que même les professionnels chevronnés peuvent rater, et extraordinairement douloureux pour la personne qui le subit. Dans la séquence en question, on voit le résident expliquer très vaguement à l'étudiante ce qu'elle doit faire, et l'abandonner à son sort. Les séquences suivantes (filmées par un cadreur placé au bout du lit) la montrent essayant vainement, à plusieurs reprises, de pratiquer le prélèvement, avec pour seul accompagnement les gémissements du malade incapable de protester et de se défendre : elle piquait, bien sûr, la jambe paralysée. Elle rate ce prélèvement et doit demander aux infirmières de le faire. Comment aurait-elle pu le réussir ? On ne le lui a jamais montré.

La maltraitance institutionnelle n'est pas du tout anecdotique en France. Elle dépasse largement le cas de l'enseignement. Elle est si fréquente qu'elle a fait l'objet d'un rapport officiel à la Haute Autorité de Santé en 2010[2]. Elle afflige les patients soignés pour des troubles mentaux,

1. Arte, 2007, voir note 1, p. 243.

2. Claire Compagnon et Véronique Ghadi : « Un état des lieux fondé sur des témoignages d'usagers et de professionnels : la maltraitance "ordinaire" dans les établissements de santé », octobre 2009. Disponible sur le site de la HAS, www.has-sante.fr.

les personnes âgées, les personnes handicapées. Elle afflige aussi leurs familles – conjoints, enfants –, celles et ceux qu'on nomme les « aidants naturels » et qui, au lieu d'être accueillis à bras ouverts comme des contributeurs aux soins, sont souvent traités comme des intrus et des indésirables. Elle concerne tous les professionnels de santé, mais elle a pris des dimensions extraordinaires depuis les lois de « tarification à l'activité » qui régissent désormais le fonctionnement des hôpitaux.

La maltraitance en hôpital psychiatrique

Aujourd'hui, on attend d'une institution de santé qu'elle soit « rentable ». C'est bien entendu faire fi de la dimension humaine, imprévisible, de la délivrance des soins.

Le 25 mai 2016, *Libération* révélait que la contrôleuse générale des lieux de privation de liberté venait de rendre un rapport accablant sur le fonctionnement des hôpitaux psychiatriques français : les lieux d'isolement et les procédés de contention se multiplient, le nombre de médecins diminue, le personnel est sans cesse réduit, certains établissements « punissent » les patients tandis que leur intimité est bafouée par le recours à la vidéosurveillance et que les interdictions de visite sont monnaie courante.

Ce témoignage, rapporté par Éric Favereau dans *Libération*, est édifiant :

> « C'est un sentiment d'incompréhension, voire de punition qui domine. Des patients disent aux contrôleurs ressentir la menace de mise en chambre d'isolement s'ils ne se montrent pas assez "dociles" avec les personnels soignants. Certains affirment prendre les médicaments pour ne pas être attachés. » Adeline Hazan parle de

« dignité humaine bafouée ». « Certains malades attachés n'ont d'autre choix que d'attendre le passage d'un infirmier, parfois toutes les deux heures et moins la nuit, pour obtenir à boire, demander le bassin ou signaler un malaise. »

On croyait que ce genre de pratiques d'un autre âge – celui des asiles d'aliénés du XIXe siècle ou des lieux d'internement des pays totalitaires – avait disparu. Pas en France, semble-t-il.

Ailleurs, comme me l'a confié une amie, psychiatre d'un hôpital public en province, les praticiens sont (sans ménagement) « poussés vers la sortie » afin de pouvoir fermer des lits ou des consultations pourtant indispensables au suivi des patients (et à leur insertion dans leur propre milieu) et cela, dans le seul but de procéder à des regroupements à visée économique. La vie d'un patient souffrant de maladie mentale ne vaut pas cher, au pays des Lumières.

Si l'intervention absurde de l'État dans le fonctionnement des CHU cherche le plus souvent à ménager les « mandarins » (on l'a vu au sujet de l'hôpital Georges-Pompidou, p. 258), la gestion des hôpitaux psychiatriques est en revanche arbitraire envers tous les soignants, médecins inclus, et ses effets sont délétères. Car ces institutions ne traitent pas que des patients souffrant de maladie mentale, mais aussi des adultes et des enfants porteurs de handicaps psychomoteurs complexes, parmi lesquels les formes invalidantes d'autisme et beaucoup d'autres affections encore moins bien connues. Pour y voir plus clair, pour donner aux patients les soins dont ils ont besoin, pour séparer les thérapeutiques approximatives des traitements efficaces, il faut du temps, de l'argent et du personnel. Et tout cela manque, parce que, dans la quête absurde de l'équilibre financier, les hôpitaux psychiatriques, qui, au fond, n'intéressent pas du tout les pouvoirs publics, seront toujours perdants : ils ne produisent rien. Ils ont pour mission d'accueillir, de traiter, de soulager si possible, et (en principe) de toujours réconforter des personnes qui souffrent, malgré et avec les épineux problèmes soulevés par la question du consentement dans ces situations. Faut-il le répéter ? *Des personnes qui souffrent !*

L'abandon et le dénuement dans lesquels se trouve le milieu psychiatrique sont compliqués par les guerres d'écoles comme celle qui oppose d'un côté les psychanalystes et pédopsychiatres d'inspiration psychanalytique et de l'autre les partisans de techniques comportementales venues d'outre-Manche ou d'outre-Atlantique. Et comme en France on ne fait pas d'essais contrôlés (c'est-à-dire conçus scientifiquement) pour comparer les méthodes thérapeutiques, et encore moins en psychiatrie qu'ailleurs, cela reste une querelle d'école, dont le vent tourne dans une direction ou l'autre selon les influences qui s'exercent sur le ministère. Or, les luttes de pouvoir ne sont pas propices à la disparition de la maltraitance, bien au contraire.

Ainsi, l'avenir des patients, dans ce domaine depuis toujours très controversé de la délivrance des soins, n'est pas près de s'éclairer.

La maltraitance administrative

Aujourd'hui, les soignants de tous les hôpitaux, de tous les dispensaires sont harassés par la charge de travail croissante, les coupures dans le personnel et le matériel, la comptabilité absurde. Bien entendu, les médecins sont eux aussi soumis aux horaires de travail insensés et aux cadences infernales. Mais l'organisation pyramidale des soignants contribue à cet état des choses : en fragmentant doublement la pratique médicale (horizontalement, en « spécialités », et verticalement, par la hiérarchie et l'esprit de caste), elle fragmente également la délivrance des soins et le cheminement du patient malade.

De plus, la division des soignants permet aux diktats administratifs de mieux régner. Si chaque profession de santé – les médecins en tête – n'était pas occupée à défendre son pré carré contre les attaques des administrateurs d'hôpitaux, si les syndicats de médecins se préoccupaient vraiment de lutter pour l'intérêt des patients et non pour ceux de leurs membres les mieux lotis, si l'on travaillait à gratifier et à faciliter l'installation des médecins dans les zones qui en ont besoin pour répondre aux besoins de la population, si l'on favorisait les soins (y compris palliatifs) à domicile, si l'on cessait de fermer les maternités locales, on diminuerait d'autant le recours aux urgences et aux services hospitaliers coûteux.

Mais comment faire, quand la profession médicale recrute et valorise essentiellement celles et ceux qui veulent exercer en CHU, en ville ou dans les quartiers riches ?

Comment faire quand, en France, on continue à former des aristocrates souvent savants, mais incapables de délivrer des soins à la population ?

Comment faire tant qu'on n'aura pas admis, une fois pour toutes, que la filière médicale produit surtout des *prescripteurs*, et très peu de soignants ?

La destruction de la médecine générale

Lorsque, en 1983, je me suis installé dans un village de mille cinq cents habitants à quinze kilomètres au nord du Mans (Sarthe), j'avais pour objectif de délivrer le plus possible de soins primaires aux patients de la commune et du canton qui feraient appel à moi. En pratique, cela signifiait que je recevais les habitants de tous les âges et leur délivrais de mon mieux le maximum de soins. Pendant mes études, je n'avais pas appris à poser des DIU (« stérilets ») ou à prescrire une contraception orale. Je l'ai appris au centre d'interruption de grossesse de l'hôpital. Je n'avais pas non plus appris à examiner des enfants avant de devenir étudiant puis interne (résident) dans ce même hôpital, non universitaire, mais très ouvert à la formation des jeunes médecins. Si j'avais passé la fin de ma formation en CHU, dont la majorité des services ne formaient que les étudiants voués aux spécialités, je n'aurais pas pu apprendre à soigner les femmes, les enfants et les personnes âgées, patients qui constituent la grande majorité d'une clientèle de médecine familiale.

Ayant pu prendre de nombreuses gardes dans les services d'urgence pour adultes et enfants, j'avais appris à faire le diagnostic d'une fracture *avant* de demander une radiographie, à nettoyer et suturer des plaies sur toutes les parties du corps ou presque, à poser et retirer contentions, attelles et plâtres sur doigts, chevilles, genoux, poignets. Je savais retirer un corps étranger non perforant d'une cornée ou d'une narine, un bouchon d'une oreille, un hameçon d'un pouce. Je savais subodorer l'existence d'une méningite sur des signes discrets et d'apparence bénigne. Je savais examiner l'abdomen douloureux d'une petite fille et entendre la mère lorsqu'elle mentionnait que son fils aîné avait eu *exactement la même douleur* lors de son appendicite. (Eh oui, la fille aussi avait une appendicite, et c'est la mère qui avait fait le diagnostic !) Je savais aussi que lorsqu'un enfant a mal au ventre, ça peut être dû à une migraine sans mal de tête, que lorsqu'un adulte a mal au ventre, ça peut être dû à une hernie de la paroi et non aux organes situés en dessous, et que bon nombre d'hommes sont plus inquiets de leur santé que leurs épouses ne l'imaginent.

J'avais beaucoup appris parce que je m'étais trouvé dans un environnement favorable à l'apprentissage : l'hôpital du Mans était vaste, mais ses services étaient de taille humaine ; les médecins connaissaient leur métier et partageaient leur savoir avec leurs collègues du service voisin ; les infirmières et infirmiers avaient grandi, vivaient et travaillaient au milieu de la population soignée et, inévitablement, la respectaient.

Lorsqu'une femme vivant dans mon secteur avait besoin de se faire poser un DIU, elle n'était pas obligée d'aller consulter un gynécologue à quinze kilomètres de là ; deux généralistes du canton au moins savaient le faire. Lorsqu'un adolescent faisait une chute à vélo et se râpait les genoux sur l'asphalte, il savait qu'il pouvait entrer au cabinet du généraliste local pour être examiné et pansé ; il n'aurait pas forcément besoin d'aller passer des radiographies. Lorsqu'une personne âgée toussait et faisait de la fièvre, elle savait qu'elle ne serait pas contrainte d'aller se faire hospitaliser : son médecin de famille pouvait venir la soigner chez elle.

En 1993, lorsque j'ai cessé de travailler à la campagne pour exercer des vacations en centre de planification, à l'hôpital du Mans, ce type de pratique était encore bien réel. Vingt-trois ans plus tard, ce tableau idyllique de la médecine générale (il l'était du moins à mes yeux, dans mon secteur d'activité, et à une époque donnée ; il ne l'était pas partout) a fait place à une situation catastrophique.

En trente ans, le fossé entre spécialistes et médecins généralistes s'est aggravé. D'après des chiffres publiés par le Conseil national de l'Ordre des médecins français, d'ici à 2020, les spécialistes seront plus nombreux que les généralistes. Il n'y a à cela rien d'étonnant : les étudiants en médecine sont beaucoup plus nombreux à choisir une spécialité, dont les conditions d'installation, d'exercice et de rémunération sont bien plus attractives. La situation est d'autant plus dramatique que les généralistes voient leurs possibilités diagnostiques et thérapeutiques s'appauvrir à mesure que la technologie hospitalière et spécialisée s'accroît. Alors qu'ils sont en première ligne, et devraient donc non seulement assurer les soins de premier recours, mais aussi permettre de distinguer ce qui nécessite des soins spécialisés (lourds et coûteux) et ce qui ne le justifie pas, les généralistes français sont de plus en plus isolés et démunis, de plus en plus harassés, de plus en plus écrasés par la paperasse, et de plus en plus contraints par la baisse de la démographie et la pénurie de remplaçants à ne plus prendre de vacances – bref, à assurer une charge de travail de plus en plus lourde et de plus en plus dévalorisée.

Outre qu'elle devrait rémunérer infiniment mieux la fonction de généraliste, une politique de santé tournée vers les besoins de la population devrait mettre le paquet sur leur formation, pour donner aux praticiens de terrain les moyens de délivrer des soins de qualité et d'éviter le recours inutile à l'hôpital. Or, il n'en est rien : les hôpitaux universitaires sont les fiefs (j'utilise ce terme de la féodalité à dessein) de pratiques spécialisées dont la seule aspiration est de se reproduire. À quelques exceptions près (en province, le plus souvent) très peu de CHU ont un département de médecine générale aussi influent sur la formation des étudiants que le sont ceux de cardiologie, de chirurgie ou d'obstétrique.

C'est d'autant plus rageant qu'ailleurs les choses ont évolué. À l'université de Montréal, la formation des médecins inclut la participation de patients-partenaires à chaque étape de la formation des médecins de premier recours et des spécialistes. Tous les étudiants ont un patient pour mentor ! À l'université McGill, l'une des plus réputées au monde, le département de médecine familiale vient de fêter ses quarante ans d'existence… Comparée à l'enseignement délivré en Angleterre ou au Canada, la filière médicale française a cinquante ans de retard, au bas mot.

Une politique de santé vouée au service de la population devrait chercher à satisfaire les besoins spécifiques de celle-ci. Pour ce faire, il serait indispensable d'enquêter sur place et de dresser la liste des points forts et des points faibles de la délivrance des soins dans une région donnée. Qui serait le mieux à même de contribuer à ce bilan ? Les professionnels de terrain – généralistes et spécialistes de campagne et de petites villes, infirmières, sages-femmes, kinésithérapeutes, psychologues, etc. –, s'ils étaient organisés, coordonnés et rémunérés correctement. Or, en France, on ne soigne pas horizontalement – d'égal à égal, en synergie ; en France, on divise pour régner. Du haut vers le bas. Car il n'est pas question de travailler tous ensemble.

*

Depuis quelques années, le concours français de l'internat a été transformé (élitisme oblige) en examen « classant » national (ECN), obligatoire pour tous. Tous les médecins, enfin, sont internes avant de se mettre à exercer. Chaque année, à l'issue des résultats, les candidats postulent pour telle ou telle fonction dans le ou les hôpitaux de leur choix. Et chaque année, un nombre important de postes d'internes en médecine générale ne sont pas pourvus : les étudiants qui pourraient les obtenir préfèrent repasser le concours pour accéder à une spécialité.

Quand on a été formé dans un CHU, au milieu des appareillages et des technologies les plus complexes et les plus sophistiqués, dans la sainte terreur de « passer à côté d'une saloperie si tu ne fais pas ce qu'il faut », la perspective d'aller exercer loin des « plateaux techniques » est aussi rassurante que celle de sauter d'un avion sans parachute. Face à la rémunération médiocre, aux gardes obligatoires (parfois, sur réquisition) et à l'appauvrissement des zones rurales (pas d'école à laquelle conduire ses enfants, pas de travail pour le conjoint), la plupart des jeunes médecins qui ne feront pas carrière à l'hôpital préfèrent se spécialiser pour s'établir en ville. Ils gagneront leur vie en travaillant aux heures de leur choix, sans devoir assurer les urgences, et près des centres les mieux équipés. Le choix est simple.

Résultat : aujourd'hui, en France, la démographie des généralistes est en chute libre. Harassés, frustrés et noyés par l'isolement, l'absence de soutien et le mépris des pouvoirs publics et des spécialistes, beaucoup de jeunes médecins refusent de s'installer et des omnipraticiens dans la force de l'âge choisissent, souvent la mort dans l'âme, de « dévisser leur plaque » sans avoir trouvé de successeur pour s'orienter vers une autre activité, voire un autre pays [1].

Car cette situation n'est pas inévitable, même dans les pays les plus industrialisés. En Grande-Bretagne – dont le système de santé, il est vrai, pèche par d'autres aspects –, les médecins de famille sont véritablement les points d'ancrage de la délivrance des soins. Ils sont aussi les mieux formés, les plus critiques envers l'industrie, les plus investis dans les recherches portant sur le soin au quotidien, et les plus ouverts au partage des connaissances avec les citoyens. Et, quand le gouvernement les menace de mesures iniques, ils font front commun et le font plier, comme on l'a vu courant 2016.

1. Voir à ce sujet le dernier billet des « Carnets d'un médecin de montagne » – http://genoudesalpages.blogspot.fr/2014/06/bilan-et-point-final.html#more – consulté le 14 août 2014.

Au Québec – comme, d'ailleurs, dans l'ensemble du Canada –, la médecine de famille est une spécialité de même importance que les autres ; les omnipraticiens y sont beaucoup mieux rémunérés qu'en France, et même si devenir médecin confère des privilèges indéniables, cela comporte aussi des obligations civiques. Les professionnels de santé québécois ont pour vocation première de servir la communauté, non de s'isoler dans une caste et de dominer l'ensemble du système. À ce titre, les médecins de famille sont tenus d'exercer en service d'urgences et en maternité, mais aussi de se rendre à tour de rôle, quelques semaines par an, dans des dispensaires ou centres médicaux très éloignés de leur lieu d'exercice habituel. Le Québec est très vaste (deux fois et demie la superficie de la France), mais tout est fait pour offrir des soins de qualité à tous, en particulier aux populations autochtones vivant aux confins de la province. Et les médecins y contribuent, en sachant qu'ils sont des éléments indispensables du système de santé considéré comme un service public.

En France, la profession médicale se présente comme le parangon des vocations soignantes. Mais, parce qu'elle reste perchée sur un maillage d'élitisme, de corporatisme sectaire et de luttes de pouvoir, elle ne remplit pas du tout cette mission supposée : *comment ceux qui se consacrent, dès le début de leur formation, à établir leur statut et leurs privilèges les uns contre les autres pourraient-ils se sentir honorés de délivrer des soins et d'exercer avec humilité ?*

Comment pourraient-ils avoir envie de soigner tout le monde, alors qu'ils visent à montrer qu'ils sont différents de, et supérieurs à, la majorité de leurs concitoyens – y compris leurs collègues ? Ils ne peuvent pas : *ce ne sont pas leurs valeurs !*

Quant à celles et ceux qui échouent à faire une carrière hospitalo-universitaire, comment leur reprocher de préférer le confort d'une pratique spécialisée en ville aux insondables difficultés matérielles, morales et administratives infligées à la médecine générale rurale ou de quartier ?

Malgré ce qu'on leur a fait croire, ils et elles ne sont, après tout, que des êtres humains comme les autres. Pourquoi sacrifieraient-ils leur vie et celle de leur famille pour une vocation altruiste qui non seulement n'est pas valorisée, mais qui, en plus, a toujours été méprisée et rejetée par « l'élite » de ceux qui les ont éduqués ?

Santé publique, médecine libérale

Dernier point, qui n'est pas le moins polémique.

Le système de santé français souffre d'un défaut fondamental : alors qu'il est censé délivrer des soins au public, ses principaux acteurs, les médecins, y interviennent pour bon nombre en tant que professionnels libéraux – c'est-à-dire en défendant des intérêts individuels. Le sacro-saint paiement à l'acte, la possibilité de coter chaque geste technique dont disposent beaucoup de spécialistes, l'absence d'obligation de participer à la permanence des soins dont jouissent des flopées de praticiens sont autant d'obstacles à un système de santé cohérent, solidaire, tourné vers le public.

Le soin est une activité collective et coopérative, entre soignants et patients. Mais le système français s'est édifié sur le pire des dispositifs : la Sécurité sociale, pour délivrer les soins, passe contrat avec des personnes privées. Autant dire qu'elle peut les exploiter à loisir en les sous-payant (le généraliste français gagne en moyenne moitié moins pour chaque acte que les autres généralistes d'Europe) ou, à l'inverse, se faire escroquer par certaines des véritables PME que sont cabinets de spécialistes, cliniques, gros cabinets de cardiologie et autres laboratoires d'analyse. Je ne dis pas que toutes ces structures se comportent de manière déloyale, mais que le système le permet – et que beaucoup le font. Et, dans le monde médical, tout le monde le sait.

Alors, peut-être serait-il temps de repenser tout ça ? Il n'est pas question de changer tout le système d'un coup, mais de donner à ceux qui ont envie de soigner sans se faire exploiter, submerger de paperasses et être harassés de contraintes absurdes la possibilité de le faire.

Si les jeunes médecins refusent aujourd'hui la perspective d'être contraints à l'installation dans des zones où ils ne veulent pas aller, c'est bien sûr parce qu'on ne peut pas s'installer dans des zones désertifiées. Mais c'est surtout parce qu'il est tout à fait déloyal de leur imposer ça *près d'une décennie après qu'ils ont mis le pied dans la fac* ! Contraindre à l'installation ceux qui viennent de finir leurs études est malhonnête et immoral. Nul ne peut accepter un tel changement des règles du jeu. La seule manière équitable de modifier les conditions d'installation serait de passer *aujourd'hui* avec les étudiants qui s'inscrivent un engagement d'installation dans des zones qui auront besoin d'eux à la fin de leurs études. En Amérique, les zones qui n'ont pas de médecins paient l'intégralité des études de ceux et celles qui s'engagent, une fois leur diplôme en poche, à venir s'y installer. On a les moyens de faire la même chose en France.

Si les étudiants qui s'engagent à pratiquer la médecine générale dans les zones qui en auront besoin y sont incités par des aides financières conséquentes *pendant leurs études*, le recrutement changera : des étudiants issus de tous les milieux pourront devenir médecins. Et c'est souhaitable, car la profession a grand besoin de diversifier l'origine de ses membres.

Il faut aussi, en prévision de ces installations, mettre en place des conditions de travail favorables : des cabinets de groupe gérés par la collectivité ; un salaire équivalent à celui des praticiens hospitaliers ; l'organisation de la permanence des soins en équipe ; la perspective de former les généralistes de la génération suivante, etc. Ce type de pratique attirera certainement beaucoup de jeunes *soignants*, libérés de l'angoisse de se retrouver seuls et de l'obligation de « faire du chiffre » pour rembourser leurs dettes.

J'entends d'ici le commentaire : « Vous voulez une médecine d'État, des médecins fonctionnaires ! » Et ce commentaire a tout de la posture de classe encore une fois. Qu'est-ce qu'un praticien hospitalier, sinon un haut fonctionnaire payé par l'État ? Il n'y a aucune honte à être professeur d'université, juge ou préfet que je sache. Pourquoi serait-il honteux d'être un médecin payé par une collectivité locale ou par la Région ? Le système de santé appartient aux citoyens, il n'appartient pas aux médecins ! Il est juste que les médecins sachent pour qui ils travaillent. Et l'assument.

Il serait également temps de repenser la manière dont sont facturés les actes des spécialistes les plus lourdement équipés, car celle-ci est en elle-même une invitation à choisir une spécialité, plutôt qu'une incitation à devenir un soignant de première ligne. S'il est tout à fait souhaitable que des professionnels de santé soient bien rémunérés quand ils soignent, il est en revanche absolument immoral que certains utilisent les techniques qu'on leur a enseignées pour s'enrichir. Où finit la juste rémunération du professionnel de santé ? Où commence le profit ? Tant qu'on ne se sera pas penché sur cette double question, l'intérêt personnel des médecins l'emportera inévitablement sur ceux de la collectivité.

En revanche, si d'autres modes de rémunération sont mis en place…

Enfin, on peut rêver.

Mais je ne suis pas un politicien, je suis un homme de terrain. Sur le terrain, en attendant que ça change, il y a beaucoup à faire contre la maltraitance au quotidien.

Quatrième partie

Que faire face à la maltraitance médicale ?

La maltraitance médicale n'est pas seulement le fait d'actes individuels. Elle est le produit d'un ensemble de conditions défavorables au soin.

Le constat peut paraître désespérant. Cependant, il y a beaucoup de raisons de ne pas baisser les bras. D'abord parce que, quoi qu'en disent, pensent ou fassent les médecins les plus réactionnaires, la relation entre patients et médecins a changé et elle continuera à évoluer. Le temps n'est plus où l'immense majorité des patients acceptaient sans broncher qu'on les traite comme des objets.

C'est particulièrement vrai en ce qui concerne la santé des femmes, où, même s'il reste beaucoup à faire, les progrès sont considérables. Grâce aux citoyennes.

En 2009, dans mon roman *Le Chœur des femmes,* je décrivais en détail ce que devrait être une consultation gynécologique respectueuse. Cette description n'est pas passée inaperçue. Le roman s'est vendu à près de deux cent mille exemplaires et je reçois chaque jour des messages à son sujet.

Il y a quelques jours, une correspondante me racontait l'histoire suivante :

Ma fille de dix-neuf ans m'annonce qu'elle vient de lire *Le Chœur des femmes* et que ça l'a « préparée » à son premier rendez-vous chez le gynécologue. Justement, elle doit s'y rendre le jour même.

Par SMS je lui écris : « Dis bien ce que tu veux et veux pas (être toute nue… etc.) / c'est TOI qui choisis. » Elle me répond : « Pas de problème, j'ai bien précisé au téléphone que je ne voulais pas d'examen, mais juste un entretien, et la gyneco était d'accord, me disant qu'elle ne faisait jamais d'examen gynéco la première fois. »

Elle me rappelle juste après la consultation : « Je ne retournerai JAMAIS la voir ! Elle a commencé par un interrogatoire digne de la police, je ne pouvais pas en placer une. J'ai dit que je voulais juste parler contraception.

— Bon, ben je suppose que vous y avez déjà réfléchi ?!

— Oui, je ne veux pas de pilule, les hormones, ça m'embête, et j'ai peur d'oublier. Je pensais au DIU. »

La gynéco, outrée, lui a répondu : « Ah ben oui, y a des avantages, et pour les écolos comme vous y a pas d'hormone. Mais dans un utérus tout petit, le DIU peut tomber, alors que la pilule, c'est génial. Si vous avez peur d'oublier, prenez un patch. Y en a un nouveau qui sort en juin, il est transparent ! »

Ma fille était scandalisée qu'elle lui mente. « Elle voulait me vendre sa soupe ! »

Ensuite, la gynéco a voulu prendre sa tension et la peser. Mais quand elle a voulu lui faire un examen des seins, ma fille a répliqué : « Je vous ai dit que je ne voulais pas ! »

Bref, elle en est repartie fâchée : « T'imagines, si j'avais pas lu Martin Winckler et si ma mère s'intéressait pas à ça, je serais encore jambes écartées dans son cabinet ! »

L'attitude de cette jeune femme m'a rempli de joie. Elle était impensable il y a seulement quinze ans. Alors oui, les choses changent. Pas très vite, c'est vrai, mais le temps travaille pour ceux qui vont de l'avant. C'est-à-dire, concrètement : les citoyen.ne.s.

Il a fallu de nombreuses années pour que les femmes accèdent au droit de vote, aux méthodes de contraception, à la liberté d'avorter sans risque. La route est longue, mais on avance. Seuls ceux qui veulent maintenir le statu quo font du surplace.

Aujourd'hui, grâce à des livres, à des forums, aux réseaux sociaux, et plus généralement aux nouvelles initiatives que permet Internet, l'information circule, et beaucoup de femmes refusent de se soumettre aux examens arbitraires et aux affirmations mensongères de certains médecins.

Pour autant, il ne faut pas se faire d'illusions : ce n'est pas de sitôt qu'en France les facultés de médecine diplômeront des « soignants ». Les structures institutionnelles sont trop lourdes pour qu'on puisse espérer les changer du jour au lendemain. Tout au plus peut-on espérer qu'un Parlement plus progressiste que les autres permette par ses lois de créer de nouvelles structures, formant des médecins issus de toutes les catégories socioprofessionnelles, respectueux, dévoués et qui se consacrent au soin.

Mais il n'est pas nécessaire d'agir sur les structures pour changer les relations entre les gens. Il est tout à fait possible d'œuvrer de manière plus modeste, autour de soi, pour améliorer grandement le sort des patients et la manière dont ils se feront soigner.

Contre la maltraitance médicale ordinaire, il y a beaucoup à faire, *individuellement et collectivement.*

Conseils généraux lors d'une consultation médicale

Tous les médecins ne sont pas maltraitants, mais une consultation chez le médecin peut être un moment de stress et certains gestes peuvent être difficiles ou pénibles. Voici quelques conseils pour rendre toute consultation courante aussi facile que possible.

Il est bien évident qu'avec un professionnel soucieux, ces conseils sont superflus. Mais ils peuvent être utiles avec un.e inconnu.e.

1. Gardez toujours à l'esprit que **c'est le médecin qui a des obligations à votre égard**, non l'inverse. Le Code de déontologie est clair. Lisez-le. Le moment venu, vous pourrez l'évoquer. Restez calme. Le calme est toujours plus efficace que la colère.

2. **Si vous avez le sentiment d'être face à une discrimination**, de quelque nature qu'elle soit, **signalez-la au médecin concerné**. Il n'en a peut-être pas conscience.

3. **N'acceptez jamais de régler une consultation à l'avance**. Il n'a pas le droit de l'exiger de toute manière.

4. **N'acceptez jamais de vous déshabiller avant qu'il vous ait écouté.e.** N'acceptez jamais qu'on vous examine sans qu'on vous ait expliqué à quoi cet examen va servir et sans que vous ayez donné votre consentement. Vous n'êtes jamais obligé.e de vous déshabiller si vous n'en voyez pas l'utilité. Si vous décidez de vous faire examiner, n'acceptez pas non plus de vous dévêtir complètement. Le plus souvent, on peut parfaitement vous examiner en sous-vêtements ou partiellement habillé.e (garder le haut pour un examen gynécologique, par exemple).

5. **N'acceptez jamais un geste instrumental dont vous ne connaissez pas la nature sans qu'on vous ait expliqué précisément son déroulement, son but et les informations qu'on souhaite en tirer**. Tout geste peut être fait de manière indolore ou presque, à condition que le médecin prenne son temps. Lorsqu'on vous fait mal, dites-le et interrompez le geste immédiatement. « Arrêtez » veut toujours dire : « Arrêtez tout de suite ! » Un médecin qui fait

mal sans l'avoir voulu présente des excuses. Un médecin qui n'exprime ni regret ni excuses a un comportement anti-professionnel. Un médecin qui continue à faire mal sans s'arrêter est passible d'une plainte pour coups et blessures.

6. **Exigez *toujours* une explication détaillée de ce que le médecin a constaté, de ce qu'il pense ou croit avoir diagnostiqué.** S'il ne sait pas, qu'il le dise. Et qu'il vous dise aussi ce qu'il compte faire pour en savoir plus. Assurez-vous qu'il note précisément ses constatations dans votre dossier.

7. **Demandez toujours au médecin qui pratique un examen (échographie, radiographie en particulier) qu'il vous remette les examens effectués et vous explique le compte rendu et les images obtenues**. Ils vous appartiennent, ils n'appartiennent ni à ce spécialiste ni au médecin qui les a demandés. De même, votre dossier médical avec tout ce qu'il contient vous appartient. Vous êtes en droit d'en demander copie à tout moment.

8. **Quand un médecin vous remet une lettre pour un autre médecin, demandez à la lire.** N'oubliez pas ; le secret professionnel n'est pas opposable au patient lui-même. Ce qu'il écrit à votre sujet ne peut pas être secret pour vous.

9. Quand vous consultez un médecin pour un problème complexe ou émotionnellement difficile, **préparez vos questions par écrit**. Si vous craignez de ne pas bien tout comprendre, **faites-vous accompagner par une personne de confiance**, en lui demandant de prendre des notes. Dites au médecin que vous autorisez votre accompagnant.e à poser des questions, même s'il ne s'agit pas d'un membre de votre famille : le secret médical qui vous concerne, vous êtes en droit de le lever pour la personne de votre choix. Et le médecin n'a pas le droit de refuser de vous recevoir avec elle si c'est ce que *vous* voulez.

10. **Ne partez pas sans avoir compris. Ne prenez pas de décision sans prendre le temps de réfléchir.** En dehors

d'une hospitalisation en urgence, rien n'est pressé à la minute. Au besoin, assurez-vous que vous pouvez rappeler le médecin (ou lui écrire par courriel) pour lui poser des questions supplémentaires et qu'il y répondra.

11. **Si le médecin tente de faire pression sur vous d'une quelconque manière (verbalement ou moralement), dites-lui que vous ne l'acceptez pas. S'il persiste, sortez et partez sans payer.**

Au cours d'une consultation médicale, il est inacceptable qu'un médecin :

– vous demande des honoraires non prévus (en principe tout médecin affiche les siens dans la salle d'attente), vous fasse payer d'avance en liquide ou refuse de vous donner un reçu pour les sommes versées ;

– refuse d'écouter votre récit ou de répondre à vos questions ;

– insiste pour vous faire déshabiller dès votre entrée, pour vous examiner entièrement nu.e, pour vous imposer un examen ou traitement, une hospitalisation ou toute autre démarche dont vous ne voulez pas ;

– exige de vous examiner. En revanche, vous êtes en droit de demander qu'il vous examine si vous le jugez nécessaire (ne serait-ce que pour vous rassurer) ;

– vous impose la présence d'un.e professionnel.le en formation. Vous êtes en droit de refuser qu'un.e étudiant.e assiste à la consultation, et à fortiori que cet.te étudiant.e pratique sur vous quelque geste que ce soit, si vous ne le désirez pas ;

– fasse quelque geste que ce soit sur vous sans votre consentement explicite ; s'il n'y met pas un terme dès que vous le demandez et/ou s'il récidive, levez-vous, rhabillez-vous et sortez immédiatement. Rappelez-vous (et, au besoin, rappelez-le au médecin) : pour le Code pénal, toute pénétration sexuelle sans autorisation (examen gynécologique, toucher rectal, échographie vaginale) est un viol ;

– pose des questions concernant votre vie personnelle (votre sexualité ou votre situation professionnelle, familiale, socio-économique), sans relation avec votre motif de consultation. Vous n'êtes pas obligé. e d'y répondre. Si le médecin insiste, demandez-lui de vous expliquer en quoi c'est médicalement pertinent. Et si vous n'êtes pas convaincu. e, demandez-lui de ne pas insister ;

– porte des jugements de valeur sur votre aspect physique, vos vêtements, votre activité professionnelle, votre origine sociale ou ethnique. Les « compliments » appuyés ou séducteurs sont également inacceptables. Si on vous en fait, relevez-les et exigez que le médecin vous parle autrement ;

– profère des cris, des reproches, des insultes, des commentaires désagréables ou désobligeants. Demandez-lui de cesser. Si cela ne cesse pas, levez-vous, rhabillez-vous et sortez immédiatement ;

– vous soumette à un chantage, vous culpabilise, vous fasse peur ou vous menace, pratique l'ingérence dans vos affaires privées ou vous bombarde de leçons de morale. Demandez-lui de cesser. Si cela ne cesse pas, levez-vous, rhabillez-vous et sortez immédiatement ;

– vous assène une mauvaise nouvelle sans précaution et sans prendre le temps de vous aider à « encaisser ». Un médecin vous doit une information loyale sur votre état, mais n'a pas le droit d'utiliser cette information comme une massue. Ni celui de vous laisser en plan ;

– insiste pour que vous preniez une décision sur-le-champ alors qu'il n'y a pas d'urgence vitale ;

– vous prescrive un médicament à titre « expérimental » ;

– mente ou vous impose des contre-vérités scientifiques. Si le médecin présente comme « avérée » une information que vous pensez erronée, vous êtes en droit de lui demander d'où il la tient — c'est-à-dire qu'il vous indique ses sources scientifiques ;

– évoque une information qu'il connaît à votre sujet pour faire pression sur vous (en menaçant de révéler à votre conjoint ou à vos parents le contenu d'une consultation, par exemple) ;

– vous parle de ses soucis, de ses impôts ou de sa vie intime. Interrompez-le immédiatement : ça ne vous concerne pas. De même, s'il se met à vous parler d'une personne que vous connaissez (un membre de votre famille, l'ami dont il est le médecin, un collègue de travail), car un médecin n'a pas à vous révéler quoi que ce soit au sujet d'un tiers ;

– marchande une prescription à laquelle vous avez droit (par exemple : « Je vous prescris la pilule seulement si vous me laissez vous examiner. ») ou refuse de vous soigner si vous n'obéissez pas à ses instructions ;

– invoque la clause de conscience à tort et à travers : aux yeux de la loi, il n'y a que deux choses qu'un médecin peut *refuser* de faire par « clause de conscience » : une IVG et une stérilisation. Mais si vous demandez une IVG, il a l'obligation de vous adresser à un médecin ou un service qui les pratiquent. Si vous demandez une stérilisation, il doit également vous indiquer à qui vous adresser. Dans un cas comme dans l'autre, il n'a nullement le droit de vous faire la morale ou de vous mentir (en disant, par exemple, que la loi l'interdit) ;

– vous refuse une contraception ou toute autre mesure de prévention sans justification médicale. C'est un refus de soin, interdit par la loi ;

– refuse de vous informer sur les effets secondaires du médicament qu'il vous prescrit ;

– vous fasse courir un risque ou vous laisse démuni.e face à une situation angoissante (un risque de grossesse, par exemple) ;

– vous fasse sortir de son bureau sans vous donner le temps de vous rhabiller ;

– vous impose une hospitalisation alors que vous n'en voulez pas ; vous impose un lieu de soin (clinique, cabinet de radiologie, laboratoire biologique) de son choix sans respecter le vôtre.

Devant un ou plusieurs comportements de ce type, vous êtes en droit de demander au médecin d'y mettre fin immédiatement. S'il/elle refuse ou insiste, levez-vous, rhabillez-vous, sortez immédiatement et partez sans payer. Vous n'avez pas à payer un médecin qui se comporte de manière antiprofessionnelle.

Que faire quand on a été victime d'un médecin maltraitant ?

Tout le monde peut être de mauvaise humeur une fois de temps à autre, et les soignants n'échappent pas à la règle. Le soignant le plus attentif peut avoir un geste ou une parole blessants par fatigue ou par accident, ça n'en fait pas un professionnel maltraitant.

Ce qui signe la maltraitance, c'est la *répétition* des brutalités par un médecin qui trouve ça normal.

Quand on récidive, ce n'est plus un accident.

La maltraitance est plus facile à identifier quand on a vu le médecin plusieurs fois. Mais, parfois, on la subit dès la première entrevue. Quoi qu'il en soit, lorsqu'un professionnel se comporte de manière inappropriée ou inacceptable, de deux choses l'une : ou bien c'est involontaire, ou bien c'est une attitude systématique.

Comment faire la différence ? En le mentionnant, et en voyant comment le professionnel réagit. Certains patients peuvent le faire sur le moment en indiquant au médecin qu'il leur parle ou se comporte de manière incorrecte. Un professionnel consciencieux l'entendra et présentera des excuses. Un professionnel qui ne l'est pas le prendra de haut. On est tout de suite fixé.

Parfois, cependant, il n'est pas possible de parler au médecin dont le comportement a été choquant ou brutal. Ça ne veut pas dire qu'on n'y peut rien, au contraire.

Comme je l'ai dit plus haut, la première chose à faire si l'on se sent maltraité.e consiste, simplement, à ramasser ses affaires et à s'en aller sans payer.

Ensuite, tout dépend de la gravité de la maltraitance que vous avez subie.

La caractéristique des médecins maltraitants, c'est qu'ils répètent leurs maltraitances en se pensant intouchables du fait de leur statut et du silence de leurs victimes. Si un médecin vous a maltraité.e, il a sûrement agi de même avec d'autres. Il y va de la maltraitance médicale comme des violences conjugales, du viol ou des violences à enfant : les dénoncer haut et fort, c'est rompre le silence, encourager d'autres personnes à en parler et mettre hors d'état de nuire ceux ou celles qui les commettent.

Il est par ailleurs indispensable de se faire entendre des instances concernées (l'établissement qui l'emploie, la CPAM, l'Ordre, éventuellement un syndicat professionnel, le Collectif interassociatif sur la Santé – CISS, voir plus loin), car l'une des manières les plus efficaces de briser le silence, c'est d'impliquer des tiers – ce que, le plus souvent, les maltraitants détestent, car c'est le silence qui les protège. L'acteur le plus important, si les maltraitances sont graves, c'est bien sûr la justice. Une maltraitance verbale peut faire l'objet d'un simple courrier adressé au médecin qui l'a commise ; une maltraitance grave doit faire l'objet d'une plainte au pénal.

Si vous avez été victime de maltraitances verbales ou psychologiques

– **rédigez (ou dictez à quelqu'un) le récit de la consultation**, telle qu'elle s'est passée, en citant précisément les paroles du médecin, telles que vous vous les rappelez. Indiquez le plus de détails possible ;

– **rédigez une courte lettre destinée au médecin**, en citant les articles du Code de déontologie qu'il a enfreints par son attitude et en joignant copie du récit de la consultation ;

– si la maltraitance verbale est très grave (propos racistes, par exemple), indiquez au médecin que vous vous réservez le droit de faire appel à un avocat et de porter plainte ;

– patientez une quinzaine de jours. Il est très possible que le médecin vous réponde en vous présentant des excuses. S'il le fait, vous êtes en droit de lui donner une seconde chance. Ou non. C'est à vous de voir ;

– s'il ne répond pas à votre lettre, ou s'il répond par un courrier aussi inacceptable que son comportement, ne retournez pas le voir. S'il a répondu par une lettre insultante ou contenant des menaces, **allez déposer plainte au commissariat** en citant les articles du Code de déontologie concernés ;

– **envoyez copies de la lettre et du récit** au directeur de l'établissement où le médecin travaille (hôpital ou clinique) ; à la Caisse primaire de votre département ; au

Conseil départemental de l'Ordre, en indiquant tous les destinataires (« Copie a été adressée à… ») sur toutes les lettres ;

– **envoyez *à tous les destinataires* les lettres en recommandé avec accusé de réception.**

Si vous avez été victime d'une maltraitance physique ou d'une faute professionnelle (geste imposé sans consentement, refus de soin, viol de la confidentialité, attitude de discrimination, par exemple)

– comme dans le cas précédent, rédigez (ou dictez) très précisément le récit de la consultation, des paroles et des gestes ;

– **allez déposer plainte** (gratuitement) au commissariat ou à la gendarmerie ; demandez un récépissé et une copie du procès-verbal ; envoyez votre plainte au procureur en recommandé avec accusé de réception ;

– **demandez conseil à un avocat** (il existe des permanences de conseil gratuites dans tous les tribunaux d'instance) pour savoir si vous n'êtes pas aussi en droit de porter plainte contre l'établissement qui emploie le médecin maltraitant (cabinet de groupe, clinique, hôpital) ; dans certains cas, ils peuvent aussi être tenus pour responsables ; si les faits sont très graves, vous pouvez envisager de vous porter partie civile, ce qui contraindra le parquet à ordonner une instruction ; mais cette démarche, contrairement à la plainte simple, est payante ; discutez avec l'avocat de l'éventualité de rendre la plainte publique (il est parfaitement légal de faire savoir aux journaux que vous portez plainte contre cette personne) ;

– inutile, cette fois-ci, d'écrire au médecin ; il est préférable qu'il ne sache pas que vous avez porté plainte, car il lui sera plus difficile de préparer des réponses toutes faites quand il sera convoqué au commissariat ;

– prenez contact avec le CISS (adresse en fin de chapitre) pour l'informer de votre démarche.

Pourquoi porter plainte au pénal et non devant l'Ordre des médecins ?

Si votre conjoint.e était agressé.e et volé.e dans la rue, si quelqu'un brutalisait votre enfant ou si vous faisiez l'objet d'une tentative de viol, vous iriez porter plainte. Il est *indispensable* que vous fassiez de même si vous êtes maltraité.e gravement par un médecin. La maltraitance commise par un médecin est aussi grave que les attouchements commis par les prêtres pédophiles ou les violences policières. Ne les subissez pas sans rien faire. Les maltraitances physiques commises par un médecin sont passibles de la correctionnelle, il n'y a aucune raison qu'elles fassent l'objet d'un traitement de faveur.

Personnellement, je déconseille de déposer plainte devant le Conseil de l'Ordre, car celui-ci recherche toujours un compromis, ce qui n'est pas forcément dans l'intérêt du patient. Si le médecin maltraitant a enfreint ses obligations légales, il relève du tribunal correctionnel et il n'y a aucune raison de le lui épargner. Si le parquet donne suite, l'Ordre des médecins sera *contraint* d'examiner son dossier.

Porter plainte au pénal est donc le meilleur moyen de vous faire entendre.

Comment faire pour porter plainte ?

1. Allez au commissariat ou à la gendarmerie les plus proches de votre domicile.

Un officier de police ou de gendarmerie prendra alors votre déposition et vous remettra un **récépissé de dépôt de plainte**[1].

Demandez une copie du procès-verbal de plainte, vous en aurez besoin pour la suite de la procédure[2].

2. Écrivez au procureur de la République du lieu de l'infraction (Modèle de lettre à: https ://www.service-public.fr/particuliers/vosdroits/R11469).

Si un policier ou un gendarme a refusé de prendre votre plainte, indiquez-le dans votre lettre et précisez dans quel commissariat ou quelle gendarmerie.

Relatez les faits et seulement les faits, et indiquez aussi le plus précisément possible ce qui s'est dit.

Envoyez votre plainte par lettre recommandée avec accusé de réception.

Et ensuite ?

Le médecin devra se rendre au commissariat, lui aussi, pour y faire sa propre déposition. Ce sera pour lui un moment très désagréable. Le dossier sera transmis au procureur. Il n'est pas sûr que celui-ci donnera suite, mais lorsque plusieurs personnes portent plainte contre

---

1. Un.e mineur.e peut porter plainte, seul.e ou accompagné.e d'un parent.

2. Les policiers peuvent vous proposer de déposer une main courante. Mais il s'agit d'une simple déclaration qui restera sans suite : pas d'enquête ni de saisine du tribunal. Insistez pour déposer une plainte. C'est un droit : on ne peut pas vous en empêcher ! Si les policiers ou gendarmes refusent de prendre votre plainte, écrivez directement au procureur de la République.

le même médecin, le procureur se penche sérieusement sur la question.

3. Saisissez le Défenseur des droits.

Le Défenseur des droits est un personnage clé dans la lutte contre les discriminations et la protection des droits et libertés. Il a près de quatre cents représentants en France (qu'on trouve via le site http://www.defenseurdesdroits.fr/) et propose une ligne dédiée aux questions concernant la santé.

Suggestions d'actions collectives

1. Aider les autres patients à identifier et reconnaître la maltraitance. Ce livre est une des sources qui peuvent aider au « diagnostic » ; il y en a beaucoup d'autres ;

2. Faire des appels à témoin dans les réseaux sociaux ou la presse locale pour recueillir des témoignages concernant un médecin ou une structure maltraitants ;

3. *Faire circuler* les témoignages de maltraitance, par tous les moyens (blogs, articles de journaux, émissions de radio, vidéos en ligne) ;

4. Dresser des annuaires de médecins bienveillants et corrects (comme les sites Gyn & Co et Médecins Gay-Friendly), mais aussi de médecins maltraitants. Les sites de « notation » de médecins ne sont pas interdits en France. Ils n'ont jamais vraiment rencontré de succès, mais ça ne veut pas dire qu'il ne faut pas réessayer. Un site affichant le nom et le lieu d'exercice des médecins contre lesquels des patients ont déposé plainte serait très éclairant ;

5. Constituer des associations de patients et se rendre dans les facultés de médecine pour sensibiliser les

médecins, étudiant.e.s et enseignant.e.s en médecine à l'existence de la maltraitance. Inviter des professionnels, mais aussi des membres du Conseil de l'Ordre, des syndicats, des associations locales de médecins à vos réunions et en leur envoyant votre bulletin d'information.

Aux professionnel.le.s de santé, en ville ou à l'hôpital

Si vous assistez à des actes de maltraitance, si vous recueillez des témoignages de patient.e.s, ne restez pas sans rien faire. Et d'abord ne détournez pas les yeux. Ne gardez pas le silence. Si vous êtes étudiant.e, vous pouvez partager ce que vous avez vu par des blogs, des forums, des réseaux sociaux. Si vous êtes un.e professionnel.le en activité, intervenez auprès des institutions : caisses primaires, Ordre, direction d'établissement. Ne soyez pas complice par inaction ou par indifférence.

Votre obligation première, c'est de soutenir les patients. Par tous les moyens.

Conclusion : Faites-vous entendre !

La maltraitance médicale est une réalité en France, et elle est très répandue. Pour autant, elle n'est pas inévitable. L'arme principale des professionnels maltraitants, c'est de laisser entendre qu'on ne peut rien contre eux. Il est temps qu'ils cessent de se croire tout-puissants. Pour cela, il faut que les citoyens agissent.

Et, en ce domaine, il n'y a pas de petit combat : demander qu'on vous écoute et qu'on vous explique, dire non quand on cherche à vous imposer ce que vous ne voulez pas, c'est déjà une victoire.

Vous méritez d'être bien soigné.

Faites entendre votre voix.

Documents, ressources et adresses

Les droits des patients dans la loi du 4 mars 2002 (« Loi Kouchner ») :

http://onc-oriant.org/wp-content/uploads/2015/04/DROITSPATIENTS.pdf

Les Droits du patient par Salomé Viviana et Martin Winckler (Fleurus, 2007) est encore d'actualité, même s'il est un peu difficile à trouver.

Le Code de déontologie des médecins peut être téléchargé sur le site de l'Ordre national des médecins : https :// www.conseil-national.medecin.fr/

Site du Défenseur des droits : http://www.defenseurdesdroits.fr/. Ligne dédiée à la santé : 0810 455 455.

Le Collectif interassociatif sur la santé (CISS – www.leciss.org) regroupe 44 associations de patients et d'usagers. Il a des antennes dans toutes les régions, donc près de chez vous. Son service SOS Info Droits répond à vos questions sur la santé et la loi au 01 53 62 40 30.

Le collectif Gyn & Co, liste de soignant.e.s féministes : https ://gynandco.wordpress.com/

Le site Médecins Gay-Friendly : medecin-gay-friendly.fr

Un annuaire (remis à jour périodiquement) des chirurgiens qui acceptent de pratiquer des ligatures de trompes et des vasectomies est disponible sur mon site, www.martinwinckler.com. Tapez « Annuaire stérilisations » dans la zone de recherche.

Comment porter plainte : https ://www.service-public.fr/particuliers/vosdroits/F1435

Remerciements

Merci à toutes les personnes, patientes ou impatientes, qui se sont un jour adressées à moi pour me demander un conseil ou me confier un problème de santé, de vive voix ou par écrit, il y a trente-cinq ans ou aujourd'hui. Elles m'ont appris à soigner et continuent à le faire.

Merci au personnel de « Médecine 1 » à l'hôpital local de Pithiviers, à l'équipe du centre d'IVG et de Planification au CH du Mans, ainsi qu'aux membres des groupes Balint auxquels j'ai participé. Ils m'ont aidé à comprendre que chacun de nous peut être maltraitant, et m'ont aidé à faire de mon mieux pour ne plus l'être.

Merci à Flavia Luchino, Danièle Perrier-Palisson, Frédérique Mauduit, Yvonne Lagneau, Joëlle Molina, Sandrine Thérie, Marie-Noëlle Clément, Marie-Hélène Lahaye, Clara de Bort, Andrée Duplantie, Ange Zaffran, André Garcia, Jean-Pierre Basileu, Olivier Monceaux, Philippe Van Es, Yves Lanson, Philippe Bagros, Michel Dugay, Patrick Nochy, Pierre Ageorges, Alain Metrop, Jean Doubovetzky, Pierre Bernachon, Jackie Collet, Alain Gahagnon, Yves Ferroul, Serge Tisseron, Christian

Lehmann, Franck Wilmart, Pierre Badin, Bruno Schnebert et Daniel Weinstock. S'ils ne savent pas pourquoi, moi je le sais.

Merci aux internautes et professionnel.le.s de santé qui m'adressent leurs messages, interpellations, contributions et interventions sur Facebook, sur Twitter et dans la blogosphère. Grâce à leurs paroles – parfois contradictoires, mais toujours vivantes – ma réflexion s'est beaucoup enrichie.

Merci à Muriel Hees, qui m'a invité à écrire ce texte et m'a prodigué conseils et encouragements pendant sa rédaction ; merci à Thierry Billard, Claire Le Menn, Charlotte Ajame et Marie Trang qui, pour me permettre de le partager, en ont fait un livre.

Table

Suite du même auteur

Nous sommes tous des patients, entretiens avec Catherine Nabokov, Stock, 2003.

J'ai mal là…, Les Petits Matins/Arte Radio, 2006.

Les Droits du patient, avec Salomé Viviana, collection « Soigner », Fleurus, 2007.

Choisir sa contraception, coll. « La Santé en questions », Fleurus, 2007.

Tout ce que vous vouliez savoir sur les règles, coll. « La santé en questions », Fleurus, 2008.

Profession, médecin de famille, Presses de l'Université de Montréal, 2012.

Le Patient et le médecin, Presses de l'Université de Montréal, 2014.

Site internet : www.martinwinckler.com
Blog littéraire : wincklersblog.blogspot.ca
Blog médical : ecoledessoignants.blogspot.ca

Cet ouvrage a été achevé d'imprimer en août 2016
dans les ateliers de Normandie Roto Impression s.a.s.
61250 Lonrai
N° d'impression : 1603402
N° d'édition : L.01ELKN000616.N001
Dépôt légal : septembre 2016

Imprimé en France

Cet ouvrage a été mis en page par IGS-CP
à L'Isle-d'Espagnac (16)